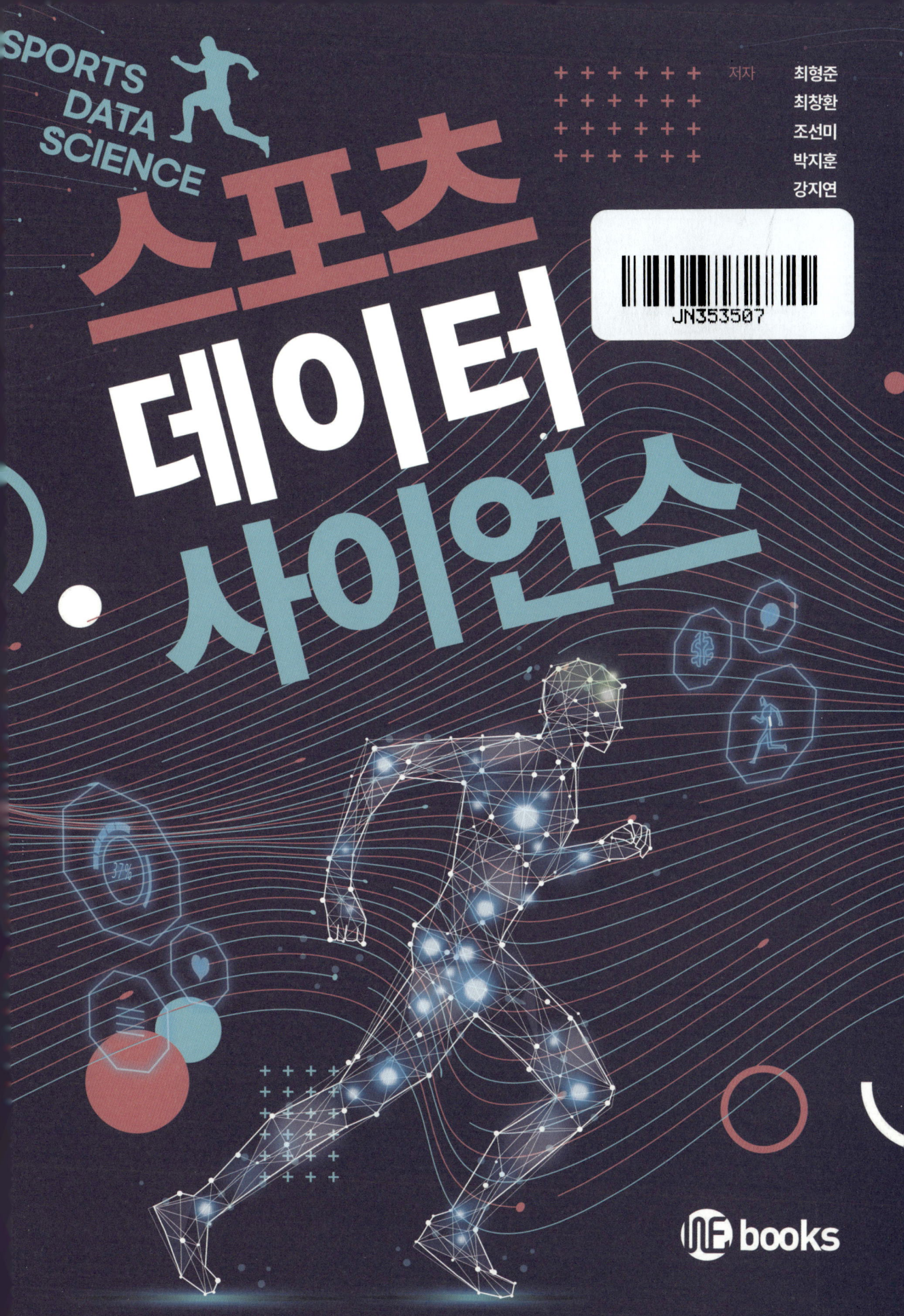

SPORTS DATA SCIENCE
스포츠 데이터 사이언스

contents

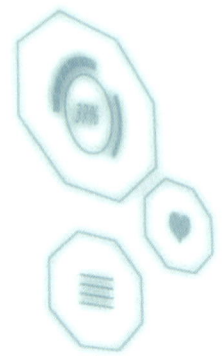

05
I. 스포츠빅데이터의 이해
최형준
1. 4차산업혁명과 스포츠데이터　　006
2. 스포츠빅데이터와 데이터사이언스　　013

19
II. 스포츠통계의 이해
최창환, 최형준
1. 스포츠통계 용어의 이해　　020
2. 가설검증과 추리통계　　036
3. 데이터 마이닝의 이해　　043

55
III. 스포츠데이터의 활용
조선미, 박지훈
1. 엑셀을 활용한 스포츠데이터 분석　　056
2. 파이썬을 활용한 스포츠데이터사이언스　　088

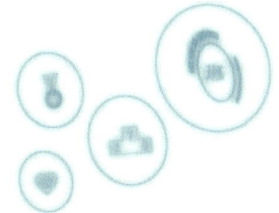

147
IV. 스포츠데이터와 인공지능(AI)
최형준
1. 인공지능과 머신러닝의 이해　148
2. 지도학습, 비지도학습, 강화학습　154

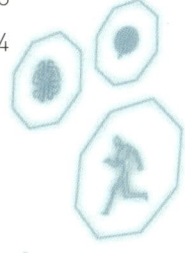

157
V. 스포츠데이터의 인공지능 기법 적용
강지연
1. 데이터 정제　158
2. 지도학습의 적용　169
3. 비지도학습의 적용　188
4. XAI(eXplainable AI)　200
5. 강화학습의 적용　206

211
VI. 생성형 인공지능 (Generative AI)
최형준
1. 생성형 인공지능(Generative AI)의 이해　212
2. 생성형 인공지능(Generative AI)의 전망　221

저자의 말

이 책의 출판을 위해 물심양면으로 지원을 아끼지 않으신 주변의 많은 분께 감사드립니다.

스포츠를 공부하고 싶은 사람, 데이터를 공부하고 싶은 사람, 스포츠를 즐기면서 데이터를 자유자재로 다루고 싶은 사람. 모든 사람은 제각기 본인들만이 세워놓은 목표를 향해 달리고 있습니다. 이 책을 위해 노력하신 모든 분도 평상시에 진행하고 있는 업무나 연구, 강의 등이 있음에도 불구하고 이 책을 출판하기 위해 시간을 쪼개고, 아낀 것을 대표 저자는 잘 알고 있습니다. 그렇기에 이 책의 출판은 너무나도 의미 있다고 생각합니다.

우리는 지금 격동의 시대에 살고 있습니다. 이 책의 집필을 처음 시작하던 시기만 하더라도 이렇게도 빠르게 AI(인공지능)가 우리 일상생활에 들어올 거라고 장담할 수 있었던 사람은 없었을 겁니다. 이 책의 집필을 한창 진행하는 중에 OpenAI사의 ChatGPT가 인기를 얻어 세상을 놀라게 하였고, 이 책의 집필을 마무리하는 단계에서 스포츠 분야에도 데이터 사이언스뿐만 아니라, AI, DX(디지털 전환) 등의 키워드가 거론되는 시점이 되었던 것 같습니다. 그래서 우리 집필진도 이 책을 출판하면서 고민도 많았고, 아쉬운 마음도 컸습니다.

앞으로 우리는《스포츠 데이터 사이언스》를 토대로 스포츠 분야에 적용되어야 하고, 스포츠 분야가 발전할 수 있도록 도움을 줄 수 있는 분야에 관해서 이야기하고자 합니다. 아무쪼록《스포츠 데이터 사이언스》를 읽고, 스포츠가 좋아지는 사람들, 스포츠 데이터가 친숙해지는 사람들, 그리고 무엇보다 우리와 함께 나아갈 수 있는 사람들이 많아지길 기대해 봅니다.

《스포츠 데이터 사이언스》 저자 일동

I. 스포츠 빅데이터의 이해

최형준

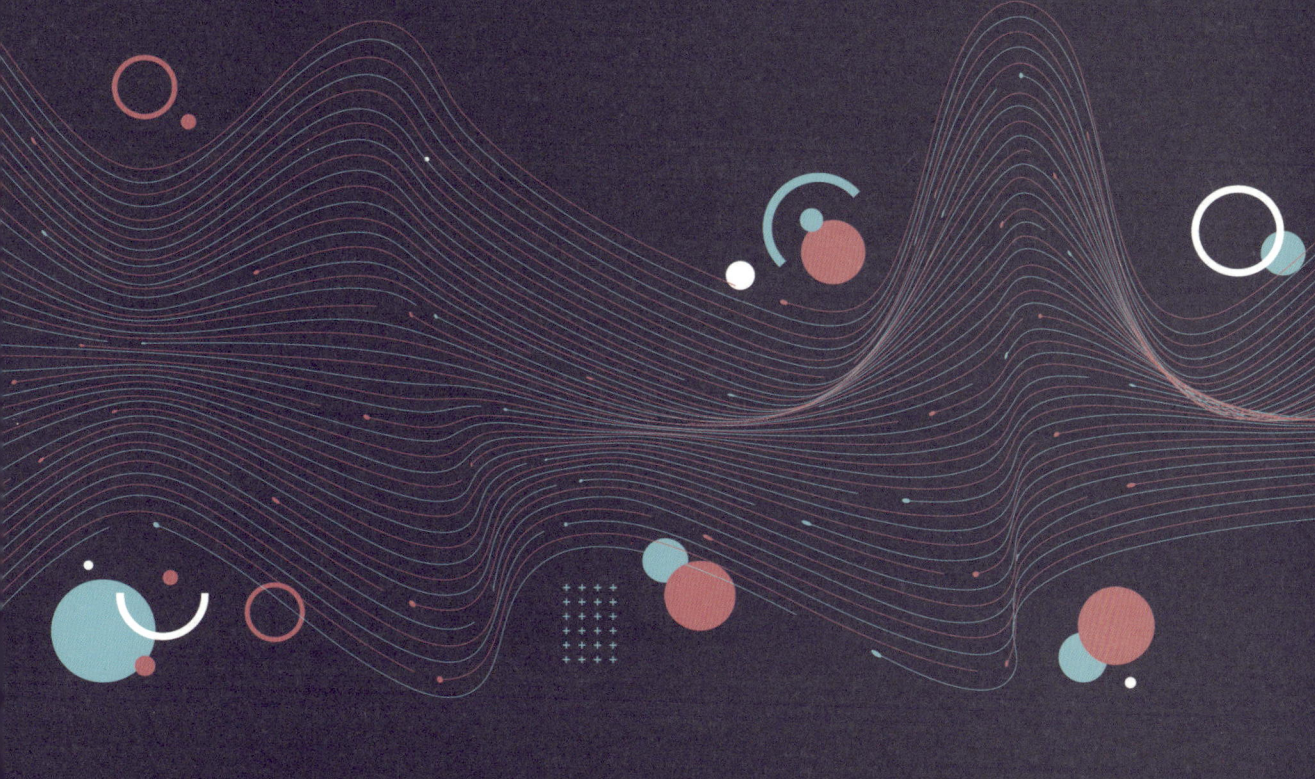

1. 4차산업혁명과 스포츠데이터
2. 스포츠빅데이터와 데이터사이언스

1. 4차산업혁명과 스포츠데이터

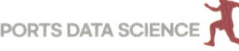

1) 빅데이터의 등장 배경

빅데이터의 등장은 오래되지 않았다. 지난 2016년 1월 다보스 포럼에서 다보스 포럼 회장인 클라우스 슈밥(Klaus Schwab)은 '디지털, 물리적, 생물학적 영역의 경계가 허물어지고 기술이 융합되며, 모든 것이 연결되는 새로운 시대가 4차 산업혁명'이라고 정의하였다[01]. 특히, 4차 산업혁명의 핵심 기술로 논의되는 기술(사물인터넷, 인공지능, 빅데이터, 로봇, 가상현실 등) 중 빅데이터는 영상, 센서, SNS를 비롯한 각종 데이터로부터 의미 있는 정보를 추출하여 여러 사회 문제들을 해결할 수 있다는 점에서 모든 학계 및 산업 분야에서 크게 주목받고 있다[02].

표 I-1 제4차 산업혁명의 발전단계 및 정의(박지은 등, 2017; 현대경제연구원, 2016; 송재일, 2018)

구분	특징	의미
제1차 산업혁명 (1784년)	• 철도 건설과 증기 기관 발명을 기반으로 한 기계에 의한 생산	증기기관, 철도, 면사방적기와 같은 기계적 혁명을 의미
제2차 산업혁명 (1870년)	• 전기와 생산 조립 라인의 출현 • 품질기준, 운송방법, 작업방식 등의 표준화는 국소적인 기능의 자동화를 기업/국가수준의 자동화된 대량생산으로 발전시킴[03]	전기와 조립 라인을 통한 대량 생산체계 구축을 의미
제3차 산업혁명 (1969년)	• 반도체, 메인프레임 컴퓨팅, PC., 인터넷이 발달을 주도한 컴퓨터 및 디지털 혁명[04] • 보다 정교한 자동화를 가능하게 하고, 사물 및 사람 간의 연결성 증가	메인프레임 컴퓨터, 개인용PC, 인터넷 등을 통한 정보기술 시대의 개막을 의미
제4차 산업혁명 (현재)	• 유비쿼터스 모바일 인터넷, 인공지능과 기계학습, 더 저렴하면서 작고 강력해진 센서 • 극단적 자동화를 통해 저급 및 중급 기술자들의 업무를 로봇이 대체하면서 경제적 불평등 문제가 심화	인공지능, 빅데이터와 같이 자동화와 연결성이 극대화되는 변화를 의미

---

01 박지은, 권혜선, 김성철 (2017). 국내 통신사업자의 제4차 산업혁명 대응전략. 방송통신연구, 97, 37-59.
02 현대경제연구원 (2016). 2016년 다보스 포럼의 주요 내용과 시사점.
03 송재일 (2018). 미래시대 농업·농촌을 위한 법적 과제. 영남법학, 46, 93-131.
04 최창열 (2017). 제4차 산업혁명과 e-비즈니스 발전전략과 시사점. e-비즈니스연구, 18(3), 39-55.

4차 산업혁명에서 빅데이터가 중요하게 다루어지는 이유는 빅데이터의 원천인 데이터의 급증이 그 원인으로 지목되고 있다. 과거에는 기업들이 제품 생산 및 판매, 유지보수를 통해 생성된 데이터를 저장·관리를 위한 인프라 구축에 많은 비용이 필요했지만, 데이터 저장 장치의 성능 개선, 유지보수 비용의 감소 등은 이러한 인프라 구축 비용을 크게 감축하는데 기여했다. 또한, 각 제품 및 기기, 심지어 사람의 몸에도 센서를 부착하여 데이터를 수집할 수 있는 환경 구축(IoT)이 과거보다 상대적으로 쉬워졌고, 모바일 기기 사용 증가는 다양한 단말기로부터 동영상, 이미지, 텍스트 데이터의 수집과 이동이 자유로워짐으로써 각종 사회문제 해결(식량, 에너지, 의료, 환경, 공공행정 등)에 빅데이터를 이용한 사례들이 증가하고 있다[05].

빅데이터에서 중요한 것은 우리가 상상할 수 없는 데이터 속에서 중요하고 의미 있는 것(Insight)을 어떻게 찾아낼 것인가 하는 것이다. 즉, '가치를 어떻게 도출할 것인가'이기 때문에 데이터의 크기가 항상 중요한 것은 아니다. 사용자는 사용자가 원하는 의도에 따라서 신속성(재난재해, 스포츠에서는 경기 중 전략분석 등), 정확성(테러, 정부 정책, 스포츠에서의 선수 영입 등) 혹은 다른 가치들을 결정하는 대로 빅데이터에 대한 정의 및 중요성을 다르게 설정할 수 있다. 데이터의 다양성은 빅데이터 투자에 가장 큰 영향을 미치며, 이질적인 데이터의 속성을 기술적으로 연결하고 처리하는 방법이 가장 중요하다고 말한다. 다시 말해서 산업 분야에서 빅데이터는 알고자 하는 정보를 찾아내기 위해서 수집하고 분석해야 하는 데이터의 속성을 가장 중요한 요소로 선정하고 있다[06].

하지만 빅데이터는 새로운 개념이 아니다. 1990년 이후 인터넷이 확산되면서 정형 데이터와 비정형 데이터가 무수히 발생했고, 이를 '정보의 홍수(Information Overload)' 라는 개념으로 정의하면서 지금의 빅데이터로 확대 발전된 것이다[07]. 현재 사용되고 있는 빅데이터의 개념은 초기 3V로 정의되었는데, 여기서 3V는 데이터의 규모(Volume), 다양성(Variety), 속도(Velocity)이다. 그 후, IBM의 보고서에서 3V에 진실성(Veracity)과 가치(Value)를 추가하여 최근엔 5V로 정의되고 있으며[08,09], 특히 최근에는 5V에 객관성(Validity)과 휘발성(Volatility)을 추가하여 7V로 정의되고 있다.

---

05 조완섭(2014). 빅데이터 활용과 데이터 과학자. 정보과학회지, 32(1), 59-65.
06 https://www.tableau.com/ko-kr/resource/top-10-big-data-trends-2017
07 김정미 (2012). 빅데이터 시대의 데이터 자원 확보와 품질 관리 방안. 한국정보화진흥원 IT & Future Strategy, 5, 1-21.
08 Philip Russom. (2011). Big data analytics, TDWI Research Towi Best Practices Report, 1-6.
09 박두순, 문양세, 박영호, 윤찬현, 정영식, 장형석 (2014). 빅데이터 컴퓨팅 기술. 한빛아카데미(주): 서울.

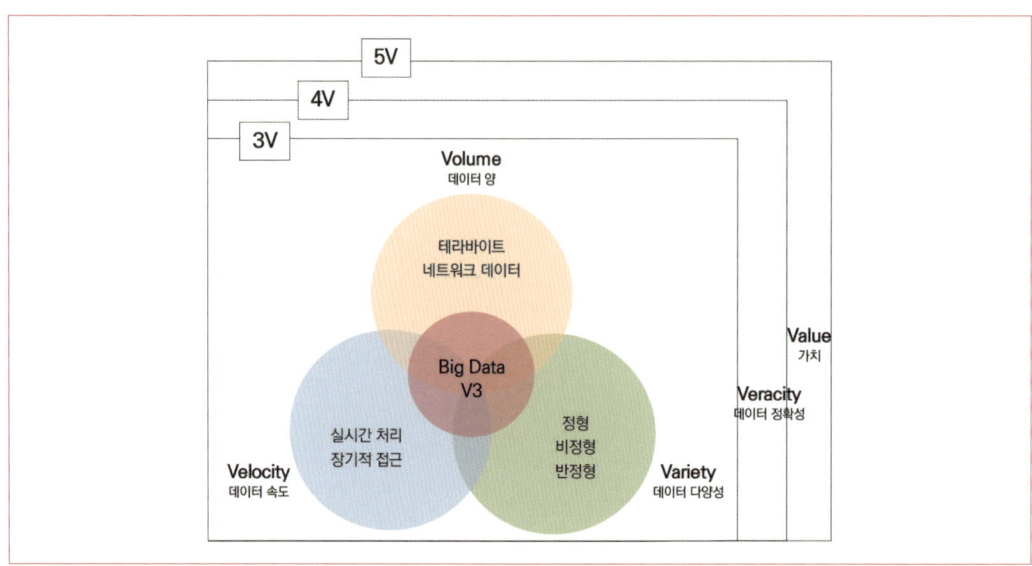

그림 I-1 빅데이터의 속성 (P. Russom(2011)를 인용한 박두순 등(2014)의 자료를 재인용함)

규모(Volume)는 사용자가 미디어, 위치, 동영상 등을 수집·처리·분석해야 하는 데이터 크기를 말한다. 물리적인 크기뿐만 아니라 사용자가 운영하는 시스템으로 처리 가능한 양인지, 불가능한 양인지에 따라(디지털 데이터 단위 참고) 빅데이터의 개념을 판단한다.

참고 Note
디지털 데이터 단위

1기가바이트(GigaByte; GB = 1,024 MB)	1엑사바이트(ExaByte; EB = 1,024 PB)
1테라바이트(TeraByte; TB = 1,024 GB)	1제타바이트(ZetaByte; ZB = 1,024 EB)
1페타바이트(PetaByte; PB = 1,024 TB)	1요타바이트(YottaByte; YB = 1,024 ZB)

다양성(Variety)은 데이터의 종류를 의미하며, 수집·처리·분석되는 데이터가 이미지, 영상, 음성, 텍스트 등의 비정형 데이터인지, 열(column)과 행(raw)으로 이루어진 스프레드시트(spread sheet)에 정렬된 정형화된 데이터인지, 그리고 이러한 데이터 속성을 모두 포함하는 것인지 판단해야 한다.

참고 Note
데이터의 종류

정형 데이터	고정된 필드에 저장된 데이터; 관계형 데이터베이스, 스프레드 시트(엑셀)
반정형 데이터	고정된 필드에 저장되어 있지는 않지만 메타데이터나 스키마 등을 포함하는 데이터
비정형 데이터	고정된 필드에 저장되어 있지 않은 데이터(텍스트 문서, 이미지, 동영상, 음성)

속도(Velocity)는 대용량의 데이터를 빠르게 처리하고 분석할 수 있는 속성을 말한다. 이때, 실시간의 개념을 정의하는 것이 매우 중요하며, 실시간 처리 시 필요한 하드웨어 및 소프트웨어, 분석에 사용되는 알고리즘 및 분석 결과의 성능 등에 차이가 나타날 수 있다.

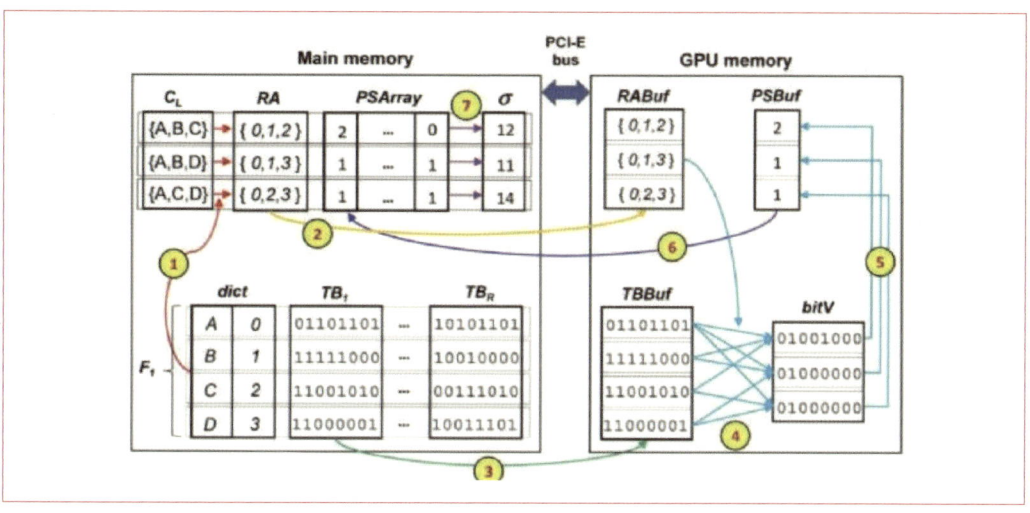

* 출처: https://zdnet.co.kr/view/?no=20180528093317

진실성(Veracity)은 데이터에 부여할 수 있는 신뢰도를 의미한다. 수집된 원천 데이터의 오류를 어떻게 검증할 것인지, 원천 데이터로부터 1차 가공을 거쳐(통계) 추출된 데이터가 정확한 것인지는 빅데이터에서 매우 중요한 요소가 될 수 있다.

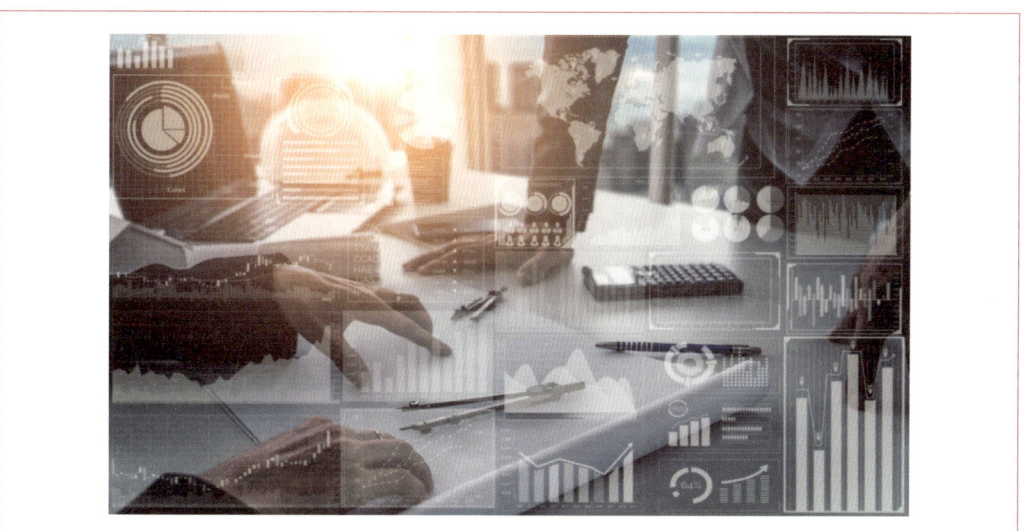

* 출처: https://www.epnc.co.kr/news/articleView.html?idxno=201708

가치(Value)는 빅데이터로부터 의미 있는 정보를 도출하는 것을 의미하며, 데이터마이닝(data-mining)과 그 개념이 유사하다. 기존 데이터마이닝과 빅데이터의 차이점은 데이터의 규모와 다양성, 속도에서 기존 기술로는 처리하기 어려운 것을 처리할 수 있다는 점, 데이터 처리 및 분석 시 기존 알고리즘 및 분석 방법의 성능 개선을 이끌어냈다는 점 등이다.

객관성(Validity)은 데이터의 객관성을 의미하며 진실성(Veracity)와 비슷한 개념이다. 데이터에 객관성이 없다면 노이즈와 편향(bias)으로 인해 잘못된 결론을 이끌어 낼 수밖에 없으며, 데이터 규모가 클 경우에는 더욱 그렇다.

휘발성(Volatility)은 데이터가 얼마나 오랫동안 보관되고 보존될 수 있을 것인가에 관한 것이다. 아무리 데이터의 양이 많고 잘 정리되어 있다고 하더라도 데이터의 처리 결과에 유효한 의미를 가질 수 없는 경우에는 해당 데이터는 무의미하다. 따라서 데이터 처리 결과가 유효한 의미를 가질 수 있는 기간 내 처리가 중요한 데, 이러한 개념이 바로 휘발성이다.

빅데이터 기술은 IT 분야에서 시작하여 현재는 의료, 생명공학, 마케팅, 생산 관리, 공공 분야 등 다양한 영역에서 필수적인 도구로 자리 잡고 있다. 이러한 확장은 데이터 관리 및 활용에 대한 전략적 접근이 필요함을 의미하며, 이를 위한 데이터 거버넌스의 중요성을 강조한다. 데이터 거버넌스는 데이터의 품질 보증, 개인정보 보호, 데이터 수명 관리, 법률적인 데이터 소유권 및 관리권의 명확화, 데이터 관련 조직 및 인력 양성, 그리고 정책적 제도의 개선을 포함하는 포괄적인 프레임워크이다. 이러한 요소들은 데이터의 안정성, 신뢰성 및 법적 준수를 보장함으로써 조직의 데이터 관리 역량을 강화한다.

빅데이터를 효과적으로 활용하기 위해서는 적절한 데이터 프레임의 설계가 필수적이다. 〈그림 Ⅰ-2〉는 빅데이터 거버넌스 프레임워크를 3차원으로 개념화한 예시이다.

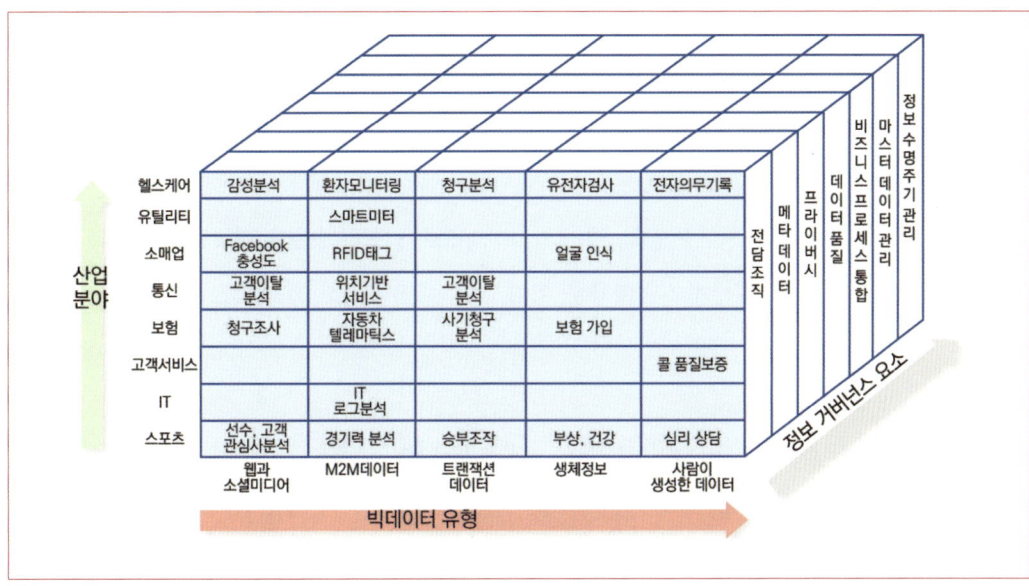

그림 I-2   빅데이터 거버넌스 프레임 워크 (조완섭(2014)의 연구를 인용하여 재구성함)

데이터 프레임은 데이터의 구조를 정의하며, 일반적으로 3차원 큐브 모델로 표현된다. 이 모델에서 X축은 데이터의 유형을 나타내며, 웹과 소셜미디어 데이터, M2M(기계간 통신) 데이터, 트랜잭션 데이터, 생체 정보 및 사람이 생성한 데이터 등 다양한 데이터 소스를 포함한다. Y축은 데이터가 적용되는 산업 분야를 의미하고, Z축은 기존 정보 거버넌스의 요소들, 즉 데이터 관리와 관련된 법적, 조직적, 기술적 측면을 나타낸다[10].

스포츠 분야에서의 빅데이터 활용은 매우 다양하며 혁신적인 사례를 제공한다. 스포츠 이벤트, 특히 프로리그, 올림픽, 월드컵과 같은 대규모 이벤트에서 빅데이터 분석은 경기의 이해와 팬들의 경험을 풍부하게 한다. 웹과 소셜미디어에서 수집된 텍스트 데이터를 분석함으로써, 팬들의 선호도, 경기에 대한 반응 및 감성을 파악할 수 있다. 이러한 정보는 마케팅 전략, 팬 참여 증진 및 맞춤형 콘텐츠 제작에 활용될 수 있다.

선수들의 성능 분석에 있어서는, 선수가 착용하는 장비에 부착된 센서를 통해 수집된 데이터가 중요하다. 이동 거리, 이동 경로, 점프 횟수 등의 데이터는 선수의 체력, 기술, 전략적 이동을 분석하는 데 사용된다. 이 정보는 코칭 전략의 개선, 선수 개인의 기술 발달 및 팀 전략의 최적화에 기여한다. 승부조작 예방에 있어서도 빅데이터는 중요한 역할을 한다. 승부조작이 의심되는 시기와 해당 경기 정보를 대조 분석함으로써, 이상 징후를 사전에 포착하고 승부조작을 방지하는 데 기여한다. 이는 스포츠의 공정성을 유지하고 신뢰성을 보장하는 데 필수적이다. 또한, 유전자 검사와 같은 생명공학

10 조완섭(2014). 빅데이터 활용과 데이터 과학자. 정보과학회지, 32(1), 59-65.

기술을 활용한 빅데이터 분석은 선수의 잠재력을 조기에 평가하고, 부상 위험을 사전에 감지하여 예방 조치를 취할 수 있게 한다. 이러한 접근은 선수의 경력 관리 및 장기적인 건강 유지에 기여하며, 최적의 성능을 발휘할 수 있는 환경을 조성한다.

이처럼 빅데이터의 활용은 스포츠 분야에서 경기의 이해, 선수 관리, 팬 참여, 공정성 유지 등 다양한 측면에서 혁신적인 변화를 가져오고 있다. 데이터 기반의 접근 방식은 스포츠 과학의 발전을 촉진하며, 스포츠 산업 전반의 성장과 발전에 기여하고 있다.

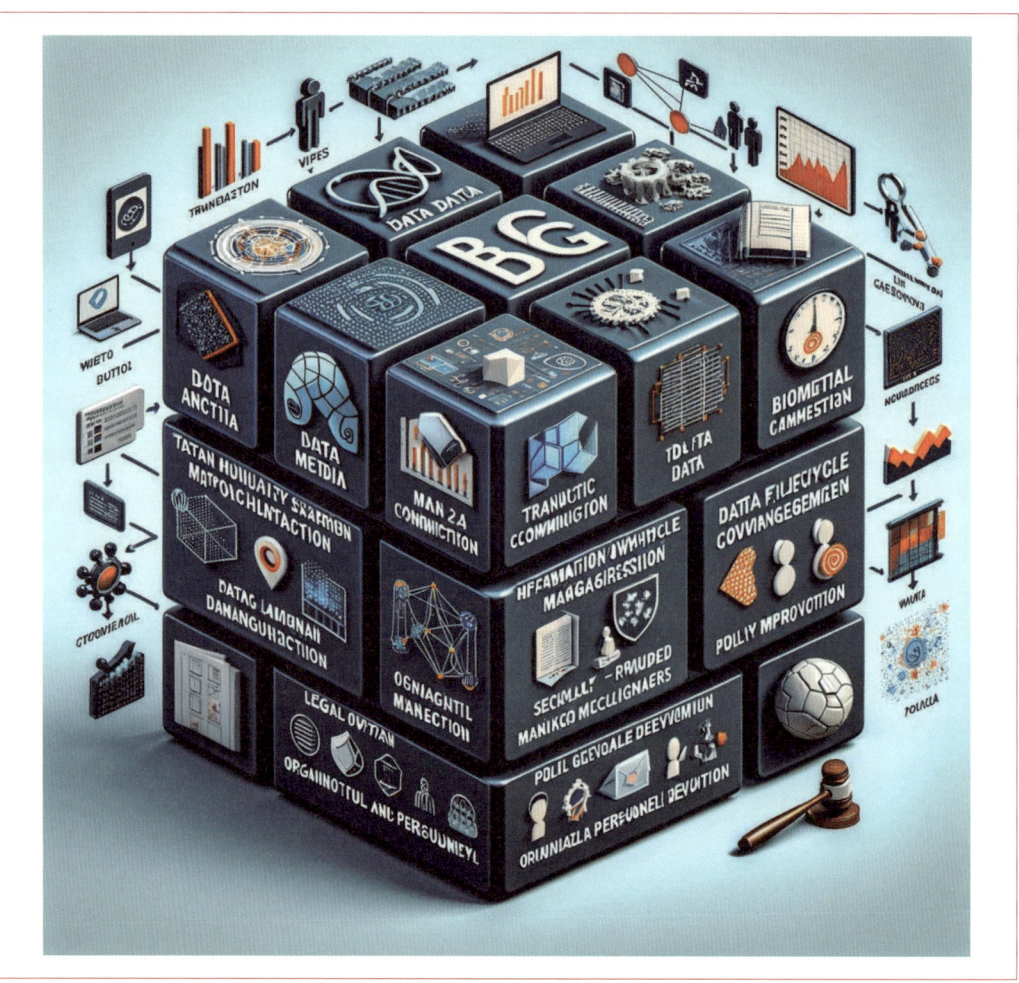

그림 I-3 빅데이터 거버넌스 프레임 워크 구상도(Midjourney 생성 이미지)

2. 스포츠빅데이터와 데이터사이언스

SPORTS DATA SCIENCE

1) 스포츠빅데이터

스포츠 빅데이터란 다양한 스포츠 활동에서 발생하는 대량의 데이터를 말한다. 이 데이터는 경기 및 선수의 성능 분석, 팬들의 선호도 조사, 스포츠 마케팅 전략 수립 등에 활용된다. 스포츠 빅데이터의 의의는 데이터 기반의 의사결정을 가능하게 하여 스포츠 산업의 효율성과 경쟁력을 향상시키는 데 있다. 활용 범위는 경기 분석, 선수 관리, 팬 참여 증진, 스포츠 상품 개발 등으로 광범위하며, 기대효과로는 경기력 향상, 상품 및 서비스의 맞춤화, 스포츠 산업의 지속 가능한 성장 등이 있다. 스포츠 빅데이터의 정의는 스포츠 경기와 관련된 다양한 형태의 대량의 데이터를 수집, 저장, 분석하여 가치 있는 정보를 추출하고, 이를 스포츠의 성능 향상, 경기 전략 수립, 팬들과의 소통 방법 개선 등에 활용하는 과정이라고 말한다. 하지만 아직까지 지속적으로 발전하고 있는 스포츠분야의 빅데이터에 대해서 명확하게 정의를 내릴 수 있는 연구자는 없을 것이다. 하지만, 빅데이터 기술을 통해서 수집할 수 있는 데이터는 경기 중 생성되는 통계 데이터, 선수들의 생체정보, 소셜 미디어 상의 팬들의 반응, 경기장 내외의 여러 센서들로부터 수집되는 데이터 등을 포함하기 때문에 스포츠빅데이터의 주된 재료로 활용된다. 스포츠 빅데이터의 의의는 크게 두 가지 측면에서 볼 수 있다. 첫째, 스포츠 성능 향상에 기여한다. 데이터 분석을 통해 선수 개개인의 장단점을 정밀하게 파악하고, 이를 기반으로 한 개인 맞춤형 훈련 프로그램을 개발할 수 있다. 또한, 경기 중 발생하는 다양한 상황을 분석하여 최적의 전략을 수립하는 데 필수적인 정보를 제공한다. 둘째, 팬 경험의 향상과 새로운 비즈니스 기회의 창출이다. 스포츠 경기의 실시간 데이터 분석을 통해 팬들에게 더 깊이 있는 경기 분석 정보를 제공하거나, 팬들의 선호도에 기반한 맞춤형 콘텐츠를 제공함으로써 팬들의 경험을 풍부하게 한다. 이는 스포츠 팀이나 리그의 마케팅 전략에도 중요한 역할을 하며, 새로운 수익 창출의 기회를 제공한다.

스포츠 빅데이터의 활용 범위는 매우 넓다. 경기력 분석 및 향상, 선수 건강 관리 및 부상 예방, 팬 참여 및 마케팅 전략 수립, 스포츠 이벤트 관리, 스포츠 장비 및 용품 개발 등 다양한 분야에서 활용된다. 예를 들어, 선수의 실시간 위치 데이터를 분석하여 팀의 전술적 배치를 최적화하거나, 경기 중 선수의 심박수와 같은 생체 정보를 모니터링하여 선수의 체력 관리를 돕는 것이 가능하다. 또한, 팬들의 소셜 미디어 상의 반응을 분석하여 팬들의 선호도를 파악하고, 이를 바탕으로 한 마케팅 전략을 수립할 수 있다. 또한 우리는 스포츠 빅데이터를 통해 다양한 효과를 기대할 수 있다. 우선, 경기력의 지속적인 향상을 통해 스포츠의 경쟁력을 강화할 수 있다. 또한, 데이터 기반의 의사결정을 통해 스포츠 관련 조직의 운영 효율성을 높일 수 있다. 팬들에게 제공되는 맞춤형 콘텐츠와 경험은 팬들의 만족도를 높이고, 이는 다시 스포츠 산업의 지속 가능한 성장으로 이어진다. 스포츠 상품과 서비스의 개발에 있어서도 빅데이터는 중요한 역할을 하며, 이는 새로운 비즈니스 모델의 창출로 이어질 수 있다.

일반적으로 빅데이터가 처리되는 과정은 데이터 소스의 종류에 따라 수집되는 방식이 달라진다. 또한, 수집되는 데이터는 정형·반정형·비정형 데이터 유형으로 구분해야 하며, 데이터 수집 및 저장이 완료되게 되면 데이터 전처리가 진행된다. 데이터 전처리(data preprocessing)란 데이터 분석이나 모델링 작업을 시작하기 전에 원시 데이터(raw data)를 분석하기 적합한 형태로 변화하는 과정이다. 해당 내용에 대해서는 데이터사이언스 장에서 다시 한번 설명한다. 기술적으로는 데이터 전처리 단계에서 일괄로 데이터를 처리 할 것인가 분산으로 처리할 것인가를 결정해야 한다. 일괄처리(batch process)와 분산처리(distributed process)의 차이점은 〈그림 Ⅰ-4〉와 같다.

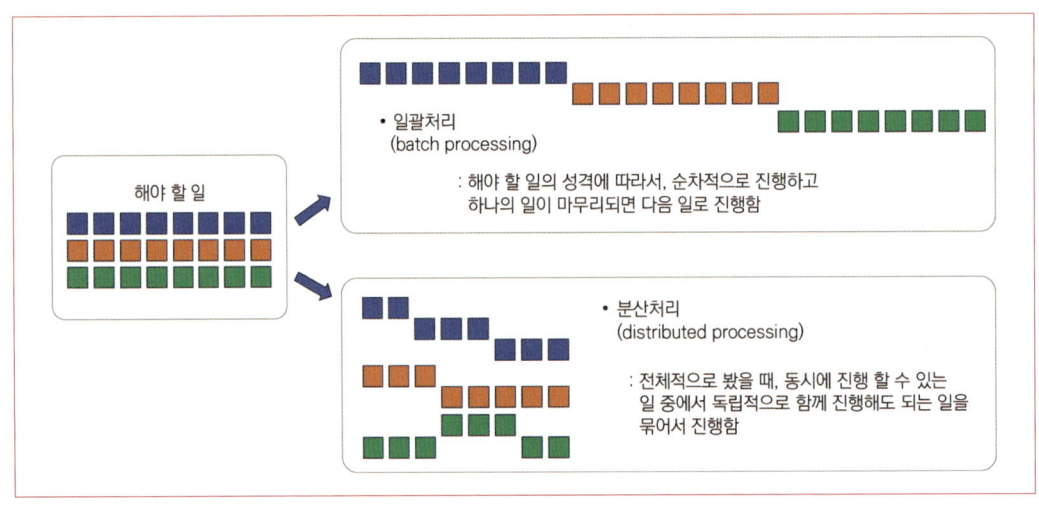

그림 Ⅰ-4 일괄처리(batch process)와 분산처리(distributed process)의 차이점

데이터의 처리 방법이 결정되면, 사용자는 최종적으로 원하는 결과물을 얻기 위해 사용해야 될 통계 방법 및 알고리즘(algorithm)을 결정한다. 분석된 결과는 표, 그래프, 그림 등 다양한 매체를 통해서 분석 결과를 사용할 사용자를 위해 제작되어야 한다〈표 Ⅰ-2〉[11,12].

---

[11] http://en.wikipedia.org/wike/Apache_Thrift
[12] P. Warden. (2011). Big Data Glossary, O'Reilly Media.

표 I-2 빅데이터 처리 과정별 기술 영역 (Warden, 2011*)

과정	영역	개요
생성	내부 데이터	• 자체적으로 보유한 내부 파일이나 데이터베이스 관리 시스템
	외부 데이터	• 인터넷으로 연결된 외부에서 정형/비정형 데이터를 수집
수집	크롤링(Crawling)	• 인터넷 링크를 따라다니며 방문한 웹 사이트의 웹 페이지, 방문자수, 텍스트 등 인터넷에 공개된 데이터를 수집
	ETL(Extraction, Transformartion, Loading)	• 소스 데이터의 추출·전송·변환·적재의 약자로 다양한 소스 데이터를 취합해 데이터를 추출하고 하나의 공통된 형식으로 변환하여 데이터웨어하우스에 적재하는 과정을 지원
	Open API	• 서비스, 정보, 데이터 등을 어디서나 쉽게 이용할 수 있도록 개발된 API로 데이터 수집방식을 제공
	RSS(Really Simple Syndication)	• RSS는 웹 기반 최신 정보를 공유하기 위한 XML 기반 콘텐츠 배급 프로토콜
저장	RDB	• 관계형 데이터를 저장/수정/관리가 가능한 프로그램(Oracle, mySQL)
	NoSQL (Not-only SQL)	• 데이터 모델을 단순화해서 관계형 데이터 모델과 SQL을 사용하지 않는 모든 DBMS 또는 데이터 저장 장치 (Cloudata, HBase 등)
	분산파일 시스템	• 파일 읽기/쓰기 같은 단순 연산을 지원하는 대규모 데이터 저장소 (HDFS)
처리	일괄 처리 기술	• 여러 서버로 분산하여 처리하고, 이를 다시 모아서 결과를 정리하는 분산·병렬 기술 방식(MapReduce, Hadoop 등)
	실시간 처리 기술	• 실시간으로 생성된 데이터를 스트림으로 처리할 수 있는 기술InforSphere Streams, Storm 등)
분석	자연어처리 (Natural Language Processing)	• 인간의 언어로 쓰인 비정형 텍스트에서 유용한 정보를 추출하거나 다른 데이터와의 연계성을 파악하여 분류나 군집화 등 빅데이터에 숨겨진 의미를 발견하는 것(텍스트마이닝이라고도 불림)
	기계학습 (Machine Learning)	• 인공지능 분야에서 인간의 학습 방식을 모델링한 것으로 Decision Tree, Bayesian, Hidden Markov 등 다양한 기법이 있음
	통계학	• 기존에 알려진 기술통계 및 추론 통계 기법을 이용하여 모형 설계, 분류, 검증 등을 수행
표현	가시화 (Visualization)	• 데이터를 도표, 그림 등 그래픽적으로 표현하여 사용자가 알기 쉽도록 표현하는 것

* 출처: 박두순 등(2014) "빅데이터 컴퓨팅 기술"을 인용하여 재구성함

2) 데이터사이언스

데이터 사이언스란 다양한 분야에서 발생하는 대량의 데이터를 수집, 저장, 분석하여 유용한 정보를 추출하고, 이를 바탕으로 지식을 생성하거나 의사결정을 지원하는 학문 분야이다. 이는 수학, 통계학, 컴퓨터 과학, 정보 과학 등 여러 학문의 교차점에 위치하며, 빅데이터, 인공지능, 머신러닝 등과 밀접한 관련이 있다. 데이터사이언스의 목적은 데이터에 내재된 패턴이나 관계를 발견하고, 이를 통해 실제 문제를 해결하거나 새로운 가치를 창출하는 것이다.

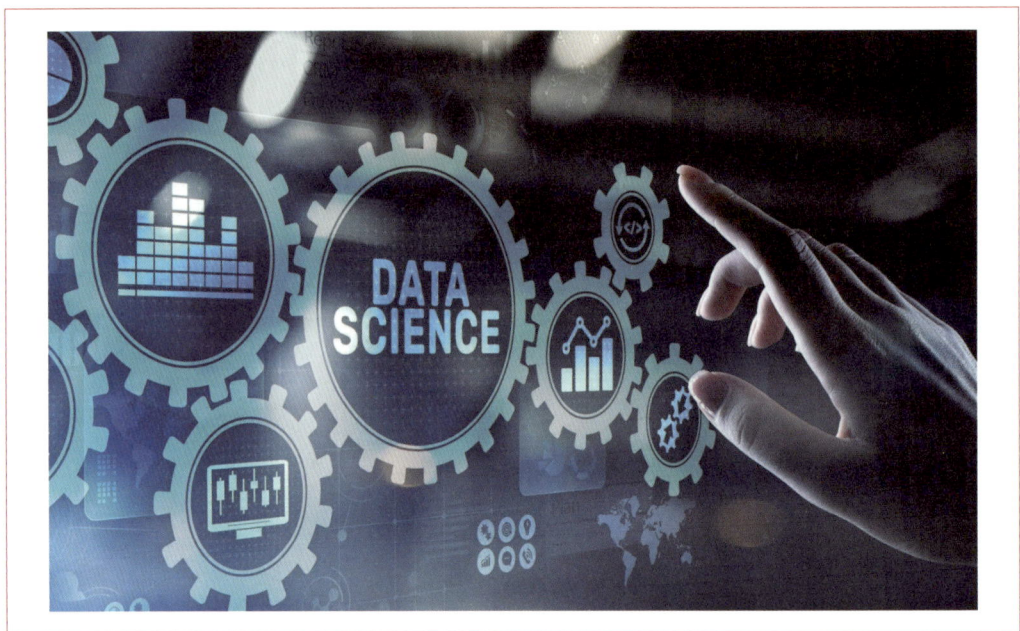

* 출처: Mid journey 생성 이미지

데이터사이언스는 크게 데이터 수집, 데이터 처리, 데이터 분석, 정보 시각화 등 여러 단계로 구성된다. 앞선 빅데이터의 이해에서도 말한 바와 같이 데이터를 수집, 처리, 분석, 시각화하는 것에 대한 방법론을 다룬다.

데이터 수집 단계에서는 다양한 소스로부터 데이터를 수집한다. 이 데이터는 구조화된 데이터, 비구조화된 데이터 등 다양한 형태로 존재할 수 있다. 구조화된 데이터란 행과 열로 이루어진 데이터베이스 형태의 데이터를 말하며, 비구조화된 데이터란 텍스트, 이미지, 비디오 등 정해진 형태가 없는 데이터를 의미한다.

데이터 처리 단계에서는 수집된 데이터를 분석에 적합한 형태로 전처리한다. 이 과정에는 데이터 클리닝(오류나 누락된 값 처리), 데이터 통합(서로 다른 소스로부터 수집된 데이터를 하나의 데이터 세트로 통합), 데이터 변환(데이터를 분석에 적합한 형태로 변환) 등의 작업이 포함된다. 이러한 데이터 처리 과정을 통해 분석에 사용할 수 있는 고품질의 데이터 세트를 준비한다.

데이터 분석 단계에서는 처리된 데이터를 바탕으로 통계적 방법, 머신러닝 알고리즘 등을 사용하여 데이터에서 유의미한 정보를 추출한다. 예를 들어, 회귀 분석, 분류, 군집화, 연관 규칙 학습 등 다양한 분석 기법을 사용할 수 있다. 이 과정에서 데이터사이언티스트는 데이터 내에 숨겨진 패턴을 발견하고, 이를 통해 사업 전략 수립, 고객 행동 예측, 제품 개발 등 다양한 분야에 적용할 수 있는 인사이트를 도출한다.

정보 시각화 단계에서는 분석 결과를 이해하기 쉬운 형태로 표현한다. 데이터 시각화는 복잡한 데이터 분석 결과를 직관적으로 이해할 수 있도록 도와주며, 대시보드, 그래프, 차트 등 다양한 시각적 도구를 사용한다. 이를 통해 데이터 사이언티스트는 분석 결과를 비전문가에게도 쉽게 설명할 수 있으며, 의사결정 과정에서 유용한 정보를 제공한다.

데이터사이언스의 응용 분야는 매우 다양하다. 금융 분야에서는 사기 탐지, 위험 관리, 고객 세분화 등에 사용되며, 헬스케어 분야에서는 질병 예측, 치료 효과 분석, 환자 데이터 관리 등에 활용된다. 또한, 소매 및 전자상거래 분야에서는 고객 구매 패턴 분석, 재고 관리, 가격 최적화 등에 사용되어 비즈니스 성과를 향상시킨다. 이 외에도 교통, 에너지, 정부 및 공공 서비스 등 거의 모든 산업 분야에서 데이터사이언스의 중요성이 점점 더 커지고 있다.

데이터사이언스는 끊임없이 발전하는 분야이다. 빅데이터의 양이 기하급수적으로 증가하고, 인공지능과 머신러닝 기술이 발전함에 따라 데이터사이언스의 가능성은 더욱 확대되고 있다. 이에 따라 데이터 사이언스 교육과 연구에 대한 수요도 증가하고 있으며, 데이터 사이언티스트는 현대 사회에서 가장 중요한 직업 중 하나로 인식되고 있다.

데이터사이언스는 데이터로부터 가치를 창출하고, 지식을 추출하여 의사결정을 지원하는 중요한 학문 분야이다. 데이터의 중요성이 계속해서 증가함에 따라, 데이터사이언스의 역할은 앞으로도 계속해서 확대될 것이다. 데이터사이언스는 단순히 데이터를 다루는 기술을 넘어서, 다양한 분야의 문제를 해결하고 새로운 기회를 창출하는 데 핵심적인 역할을 수행한다.

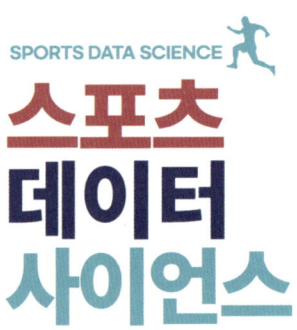

II. 스포츠통계의 이해

최창환, 최형준

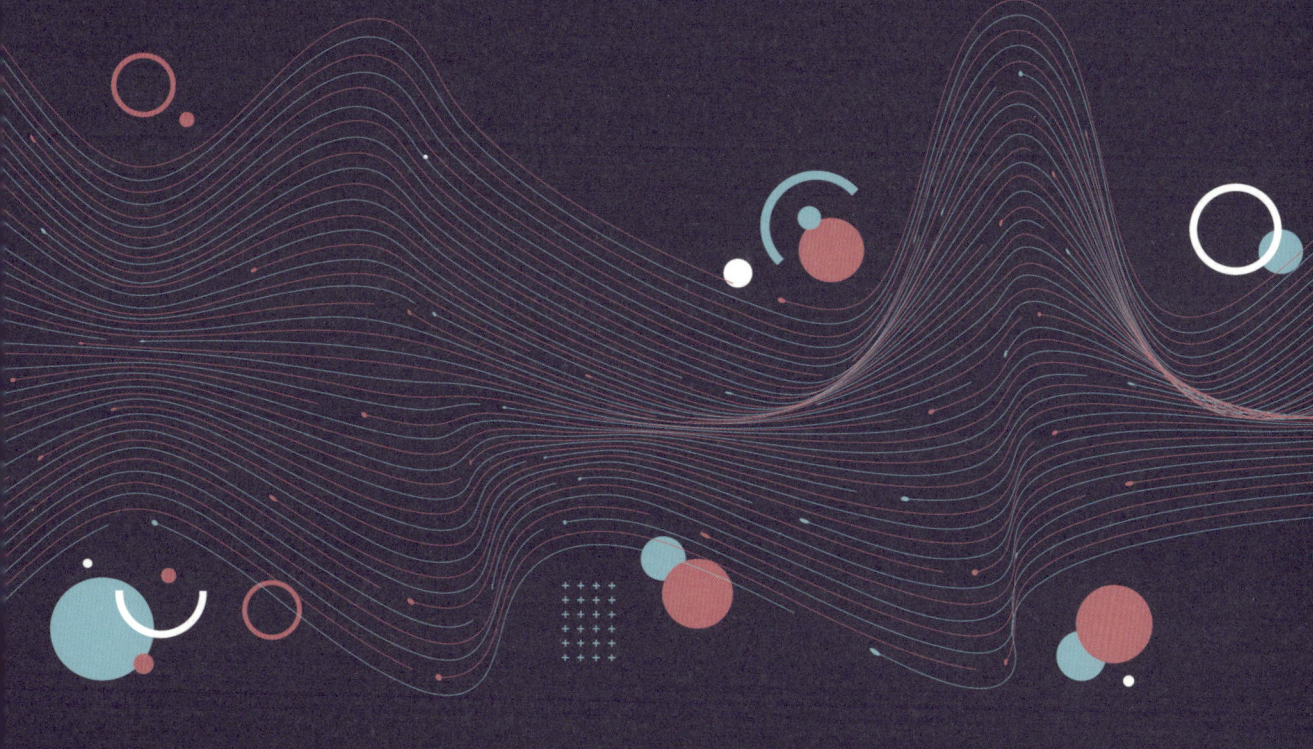

1. 스포츠통계 용어의 이해
2. 가설검증과 추리통계
3. 데이터 마이닝의 이해

1.
스포츠통계 용어의 이해

SPORTS DATA SCIENCE

1) 통계의 의미와 역할

통계(statistics)는 많은 사람에게 어려운 대상으로 인식되고 있다 해도 과언이 아니다. 특히 스포츠 전공자들에게 통계에 대한 두려움은 더욱 크다고 할 수 있다. 이는 수학에 대한 빈약한 배경, 용어나 공식에 대한 경험의 부족 등, 몇 가지 이유가 있을 것이다. 하지만 통계는 스포츠 데이터를 논리적으로 정리하고 분석하는데 필요한 방법으로 데이터 분석을 위해 갖추어야 할 필요조건이라고 할 수 있다. 다시 말하면 통계란 수집된 자료를 적절하게 처리함으로서 특정 현상을 정확하고 간결하게 기술, 설명, 예언하는 것으로 정의할 수 있으며, 스포츠 자료를 분석하는 데 필요한 방법론이자 도구(tool)이다.

스포츠 데이터 분석을 위한 통계적 방법은 매우 다양하다. 승자 및 패자집단 등, 집단에 따른 변인들의 차이를 검증(t-검증, F-검증 등)하거나, 변인들 간의 관계성을 검증(상관, 회귀, 판별분석 등)하기도 한다. 자료의 유형과 형태에 따라 통계적 기법은 다양성을 지니고 있으며, 동일한 형태의 자료이지만 분석자의 목적에 따라 적용되고 있는 통계적 기법은 그 양을 가늠할 수 없을 정도로 많다. 다양한 통계적 기법을 이해하고 적용할 수 있다면, 스포츠 데이터 분석을 위한 분명 큰 능력(방법론적 능력)을 갖추고 있음으로 평가하는 것이 일반적이다. 통계는 앞서 설명한 대로 스포츠 자료를 기술, 설명, 예언할 수 있는 정보처리 차원에서 매우 중요한 도구(방법론)이기에 다양한 통계적 기법을 깊이 있게 공부할 것을 추천한다. 모든 통계적 기법을 이해하기에는 적지 않은 통계적 지식습득의 시간이 필요로 하다. 이 장에서는 스포츠 데이터를 분석하기 위한 기초적인 통계의 개념과 종류에 대해 배워보도록 하자.

통계는 크게 기술통계(descriptive statistics)와 추리통계(inferential statistics)로 구분할 수 있다. 기술통계는 한 집단으로부터 얻은 자료를 통해 그 집단의 특성을 간략하게 설명하는 것이라면, 추리통계는 한 집단으로부터 얻은 자료를 통해 그 집단이 속한 전체의 특성을 예측(추리)하는 것이다. 예를 들어, 100명으로 구성된 스포츠 전공 학생들의 심폐지구력을 측정하였다고 하자. 얻은 100개의 기록을 설명하는 값으로 간략하게 나타내는 것이 기술통계라면, 얻은 100개의 기록을 통해 더 많은 스포츠 전공 학생들의 심폐지구력이 어느 정도가 될 것인지를 예측하는 것이 추리통계다. 통계의 개념을 전체적으로 이해하는 데는 기술통계와 추리통계의 개념을 명확히 인지해야한다. 통계가 무엇인가에 대한 대답은 수집(기록)자료의 특성을 보다 이해하기 쉽게 나타내거나 그 자료를 통해 전체의 특성을 예측하는 것이다.

현재 컴퓨터는 각종 통계치를 산출하는데 매우 유용한 도구로 활용되고 있다. 계산을 정확하고 신속하게 할 수 있기 때문에 수학적인 어려움을 가진 스포츠 전공자들에게도 통계를 통한 자료 분석은 쉽게 이루어질 수 있다. 자료를 분석할 때 적용할 수 있는 통계 프로그램은 쉽게 찾아볼 수 있기 때문에 스포츠 데이터 분석을 위한 통계의 적용은 어렵지 않다.

2) 변수와 척도

일반적으로 자료(data)란 "어떤 현상이나 특성을 숫자의 형태로 갖추고 있는 것"으로 정의할 수 있다. 자료는 어떤 현상이나 집단의 특성을 나타내고 있는데, 이러한 특성을 변인(variable) 또는 변수라고 부른다. 인간이 통상적으로 사용하고 있는 개념은 그 속성이 질 혹은 양의 측면에서 다른 가치를 가지고 있으며 이러한 다른 가치를 가지고 있는 개념을 변인이라고 부를 수 있다. 예를 들면 축구 선수집단은 개인마다 성, 신장, 체중, 슈팅수, 슈팅방향 등에서 차이를 발견할 수 있으며 서로 다른 가치를 가지고 있는데 이러한 특성을 변인이라 부른다. 즉, 성을 변인이라고 부르는 이유는 성을 기록할 때 남자와 여자의 서로 다른 가치로 자료화 될 수 있기 때문이며 득점 수 역시 선수별로 0골에서부터 수십 골까지 다른 가치로 기록할 수 있기 때문에 변인이 될 수 있다. 따라서 변인은 데이터 분석을 위한 최소의 단위이며 우리는 스포츠 경기와 관련된 변인의 값(가치)을 체계적으로 기록하고 수집함으로써 다양한 정보를 생성할 수 있다. 변인은 인과관계에 의한 독립변인, 종속변인, 속성에 의한 질적변인과 양적변인으로 구분하며, 양적변인은 연속성에 의해 연속변인과 비연속변인으로 구분한다.

독립변인(independent variable)은 변인간의 관계에서 영향을 미치거나 예언해 주는 변인을 말하며, 종속변인(dependent variable)은 변인간의 관계에서 영향을 받거나 예언이 되는 변인을 말한다. 독립변인은 예언변인(predictor variable)이라고 표현할 수 있으며, 종속변인은 준거변인(criterion variable)이라고 표현할 수도 있다. 예를 들어 운동량이 심폐지구력에 미치는 효과를 분석하고자 할 때, 운동량이 심폐지구력에 영향을 미치는 독립변인이고, 심폐지구력이 운동량에 영향을 받는 종속변인이 된다. 한편, 자료를 분석하다보면 분석자가 관심을 갖지 않은 변인으로서 독립변인과 함께 종속변인에 영향을 미치는 제 3의 변인이 존재할 수 있다. 이를 매개변인(extraneous variable) 이라고 한다. 매개변인은 종속변인에 영향을 주는 독립변인 이외의 변인으로 분석에서 통제되어야 할 변인을 말한다. 앞의 예를 통해 매개변인을 이해해 보자. 운동량에 따른 심폐지구력의 차이를 알아보기 위해 운동을 하는 집단과 그렇지 않은 집단의 심폐지구력을 측정하였다고 하자. 예상 밖으로 운동을 하지 않는 집단의 심폐지구력이 운동을 하는 집단보다 더 낮은 것으로 나타났다고 가정하자. 그런데 우연히도 운동을 하는 집단은 흡연을 즐겨하는 사람들이, 그리고 운동을 하지 않은 집단은 전혀 흡연을 하지 않는 사람들이 할당되었다면 그 결과는 심폐지구력에 차이가 있었다고 하더라도 그것은 운동량에 의한 효과라고 판단하기는 힘들다. 이는 운동량 이외 심폐지구력에 영향을 줄 수 있는 흡연 여부가 통제되지 않았기 때문이다. 따라서 매개변인을 통제하지 않고 효과를 분석하였다면 분석결과의 타당성은 결여된다고 할 수 있다.

변인이 지니는 속성에 따라 양적변인(quantitative variable)과 질적변인(qualitative variable)으로 구분된다. 양적변인은 양의 크기를 나타내기 위해 수량으로 표시할 수 있는 변인을 말한다. 질적변인은 변인이 가지고 있는 속성을 수량화 할 수 없는 것을 말한다. 다시 말하면, 양적변인은 수량으로 표시할 수 있기 때문에 계산이 가능한 변인이라면, 질적변인은 수량으로 표시할 수 없기 때문에 계산이 불가능한 변인이다. 즉, 수량으로 계산이 가능한 신장, 체중 등이 양적변인이라면, 수량으로 계산이 불가능한 성별, 학력은 질적변인이 된다.

양적변인은 변인의 연속성에 따라 연속변인(continuous variable)과 비연속변인(uncontinuous variable)으로 구분하여 설명된다. 연속변인은 주어진 범위 내에서는 어떠한 값도 가질 수 있는 변인이다. 즉, 소수점으로 표시가 될 수 있는 변인을 말한다. 비연속변인은 특정한 수치만을 가지는 변인이다. 즉, 소수점으로 표시가 될 수 없는 변인을 말한다. 예를 들어 체중은 소수점으로 측정되기 때문에 연속변인이며, 성별(남자와 여자)은 소수점으로 표시하여 나타낼 수 없기 때문에 비연속변인이라고 할 수 있다. 소수점으로 측정이 가능한 연속변인은 사칙연산이 모두 가능하며, 자연수로만 측정되는 비연속변인은 덧셈, 뺄셈만 가능하다는 특징을 가지고 있다.

앞서 독립변인과 종속변인에 대해서 설명했다. 독립변인과 종속변인은 양적변인일 수도 있으며 질적변인일 수도 있다. 예를 들어 운동량이 심폐지구력에 미치는 효과를 연구하기 위해 운동량을 어떻게 측정하느냐에 따라 양적변인일 수 도 있고 질적변인일 수 도 있다. 만일 운동량 측정을 단순히 운동을 한다, 그렇지 않다로 측정한다면 그 양을 수량으로 표시할 수 없는 질적변인이 된다. 심폐지구력은 측정도구를 통해 특정한 수량(VO2max)으로 측정한다면 그 양을 수량으로 표시할 수 있는 양적변인이 된다. 즉 이러한 측정은 독립변인은 질적변인이며 종속변인은 양적변인이다.

반대로 생각해 보자. 운동량을 측정도구를 통해 특정한 수량으로 측정한다면 운동량이 양적변수가 된다. 심폐지구력을 전문가의 주관적인 판단으로 좋다, 나쁘다로 측정한다면 질적변인이 된다. 분석 주제에 따라 독립변인과 종속변인을 구분하고, 그 변인이 자신의 분석에서 양적변인인지 질적변인인지를 판단하는 것은 통계적 분석을 이해하는데 기초가 된다.

스포츠 분석에 사용되고 있는 수치는 크게 빈도와 측정치로 구분할 수 있다. 빈도는 하나, 둘, 셋 혹은 한 명, 두 명, 세 명 등으로 한 범주에 속하는 행위 혹은 대상의 수를 통해 얻는 수치이다. 측정치는 100cm,

200.3cm 혹은 10초, 15초, 20초등과 같이 어떤 대상의 속성에 대하여 숫자로써 표시한다. 측정치는 변인의 속성에 따라서 각각 다른 척도를 사용하게 되는데, 측정치는 척도의 성질에 따라 명명척도, 서열척도, 동간척도 그리고 비율척도로 분류할 수 있다.

(1) 명명척도

명명척도는 개인이나 대상을 식별하거나 분류하는 기능만을 지닌 척도이다. 이 척도는 성별(남자와 여자), 포지션(공격수와 수비수) 그리고 득점여부(득점상황과 비득점상황)같이 논리적 순서 없이 단순히 몇 개의 범주로 분류되는 척도이며 비연속적이고 질적인 특성을 가지고 있다. 예컨대, 한 야구팀의 전체 선수를 대상으로 등 번호를 기록하여 평균값을 산출한다면 그 평균값은 어떤 의미를 가질까? 등 번호가 클수록 야구 경기력이 우수하거나 혹은 열등하다고 평가한다면 잘못된 해석이다. 즉, 야구선수의 등에 붙어있는 번호는 어떤 속성에 대한 양을 의미하지 않고 단순히 선수의 식별과 대상을 분류하는 기능을 가지고 있기 때문에 이러한 유형의 측정치는 더하거나 빼거나 곱하고 나눌 수가 없다. 이러한 특성을 가지고 있는 변인에 대한 숫자를 부여할 때 명명척도를 사용할 수 있다.

(2) 서열척도

서열척도는 분류와 서열의 기능을 가지고 있을 뿐 수치들 간에 거리가 일정하지 않는 척도를 말한다. 스포츠 상황에서는 등위(등수)기록이 대표적이며, 순위 또는 등급과 관련된 데이터들이 서열척도에 해당한다. 서열척도의 특징으로는 동간성이 없다는 것이다. 동간성에 대해 예를 들면, 수영 경기에서 1등과 2등은 한 단위 간격의 등위차이에 있다. 또한 4등과 5등간의 간격 역시 같은 한 단위의 간격이다. 그렇다면 1등과 2등간의 경기력차이와 4등과 5등간의 경기력차이가 동일할까? 이 경우 1등은 2등보다 잘 달린 것을 의미하고 4등은 5등보다 앞섰다는 것을 의미한다. 즉, 마라톤 경기력의 우수정도로 정리해보면, 1〉2〉4〉5의 관계가 성립된다. 그러나 1−2 = 4−5의 관계는 반드시 성립된다고 할 수 없다. 예를 들면 1등과 2등의 시간차이는 2초, 4등과 5등의 시간차이는 10초가 될 수 있기 때문이다. 즉 이러한 숫자들은 서열의 기능을 가지고 있지만 숫자들 간의 거리는 일정하지 않기 때문에 동간성이 없다는 것을 알 수 있다. 이러한 특성을 가지고 있는 변인에 숫자를 부여할 때 서열척도를 사용할 수 있다.

(3) 동간척도

동간척도는 분류와 서열의 기능과 함께 숫자들 간 간격이 일정하고 동일한 동간성을 가지고 있는 척도를 말한다. 동간척도에 해당하는 대표적인 변인으로는 온도, 시력, 체력 및 운동기능검사 점수 등이 있다. 동간척도는 절대영점을 가지고 있지 않다는 특징 때문에 곱하기와 나누기의 관계는 성립하지 않는다. 체력 및 운동기능과 같은 측정점수들에서 0점을 받았다면 체력이 전혀 없는 상태로 보기는 어렵다. 즉, 현재 점수의 0점은 임의적으로 설정한 점수로 보아야 할 것이다. 그러나 스포츠 현장에서는 몇 가지 단서를 붙이는 조건(조작적 정의) 하에서 동간척도도 곱하기와 나누기를 할 수 있다. 윗몸일으키기 검사를 사용한 근지구력 측정치가 0점 인 경우 해당 검사라는 조건 하에서 볼 때 윗몸일으키기를 한 개도 실시하지 못했다는 해석이 가능하기 때문이다.

(4) 비율척도

비율척도는 분류, 서열, 동간성 및 절대영점 등 모든 조건을 갖추고 있는 척도이다. 따라서 비율척도로 측정된 수치는 수학적 제한을 받지 않는다. 스포츠 데이터 분석에 사용되는 시간, 길이, 무게 그리고 이들 간의 조합에 의해 만들어지는 각종 수치들은 모두 비율척도에 해당된다. 예컨대, 체중이 0kg이라면 무게가 없다는 뜻이며 0cm는 길이가 없다는 것을 의미한다. 앞에서 정리하였듯이 네 가지 측정척도 명명척도, 서열척도, 동간척도 그리고 비율척도에 의한 측정치들은 보기에는 모두 동일한 숫자의 형태를 가지고 있지만 그 수를 의미 있게 정리하는 수리적 방법은 차이가 있다. 스포츠 데이터를 분석하면서 분석 대상이 되는 변인이 어떤 유형의 척도로 분류되는지에 대한 이해가 요구된다.

3) 집중경향치와 변산(분산)도

스포츠 현장에서 수집한 데이터를 적절하게 기술(설명)하기 위해서는 일반적으로 다음과 같은 두 가지 정보가 필요하다. "데이터를 대표하는 값은 무엇인가?", "데이터는 어느 정도 분산되어 있는가?"이다. 우리가 데이터의 특성을 알고 있다는 것은 이 두 가지 질문에 대한 답을 알고 있다는 것이 된다. 이 질문과 관련하여 가장 보편적으로 사용하고 있는 첫 번째 질문은 집중경향치(central tendency)이며 두 번째 질문에 관한 것은 변산도(variability)이다.

(1) 집중경향치(central tendency)

집중경향치는 다수의 데이터를 하나의 값으로 요약, 기술해 주는 지수로서 데이터를 대표하는 수치를 알고자 할 때 사용한다. 집중경향치는 평균치($\overline{X}$: mean)와 중앙치(Mdn: median), 최빈치(mode)가 있다. 이들은 측정치의 종류에 따라 달리 적용되지만 데이터 분석에서 주로 사용하는 대표치는 평균치이다. 왜냐하면 표집에 따른 변화가 적고 안정성 있는 대표치를 얻을 수 있기 때문이다. 평균치는 한 집단에 속해 있는 모든 개개인의 점수(X)의 합(Σ)을 사례수로 나눈 것으로 정의된다.

최빈치는 조사된 자료에서 가장 많이 나타나는 수치를 말한다. 즉 빈도가 가장 높은 수치가 최빈치다. 최빈치는 서열척도, 동간척도, 비율척도인 경우 뿐만아니라 명명척도의 경우에도 사용이 가능하다는 장점을 지니고 있지만 빈도가 너무 적은 경우 최빈치를 산출하는 것이 불가능하다.

평균치는 신뢰롭고 안정성 있는 대표치를 구하고자 할 때, 점수분포가 좌우대칭일 때, 동시에 다른 통계치, 예를 들면 표준편차(s), 상관계수(r), t치 등을 산출할 필요가 있을 때, 그리고 측정치가 동간척도나 비율척도일 때 즉, + − 혹은 × ÷가 가능한 측정치일 때 사용할 수 있다. 그러나 평균치는 가장 안정성 있는 대표치임에도 불구하고 점수 분포상에 극단적으로 이탈된 몇몇의 수치가 있을 경우에는 평균치보다는 중앙치를 사용하는 것이 바람직하다. 예를 들어 10명의 운동선수로부터 측정결과 얻은 점수가 5, 5, 4, 6, 3, 5, 26, 3, 4라면 평균치는 6.6이 될 것이다. 그런데 이 평균치는 한 사람의 점수(26)를 제외한 나머지 모든 사람의 점수보다 크다. 그리고 26을 기록한 사람의 자료를 제외한 9명의 평균치는 4.4이다. 즉, 단 한 사람의 점수만이 평균치보다 크게 나타나고 있기 때문에 평균치 6.6은 이 집단의 대표치가 되기에 부적합하다. 이와 같은 경우에는 평균치보다는 중앙치를 사용하는 것이 바람직하다.

$$\overline{X} = \frac{\Sigma X}{N}$$

$\overline{X}$ = 평균치[X바아(bar)라고 읽음]
X = 측정치(개인의 점수)
Σ = 총합 혹은 합(합)
N = 전체사례수

예를 들어 8명의 운동선수로부터 얻은 턱걸이 기록이 16, 12, 14, 20, 13, 18, 10, 17이라면 평균치는 다음과 같다.

ΣX = 16+12+14+20+13+18+10+17
N = 8
$\overline{X}$ = 120/8 =15

중앙치는 한 점수분포를 서열 혹은 점수의 크기순으로 나열했을 때 포함된 전체 사례수의 정중앙에 위치하는 점수를 말한다. 중앙치는 측정치가 동간척도나 비율척도일 때에도 사용할 수 있으나 서열척도일 때 가장 적합한 집중경향치이다. 예를 들어 7명의 학생으로부터 얻은 측정치가 5, 13, 8, 9, 10, 11, 13일 때 중앙치를 알아보기 위해서는 먼저 각 측정치를 서열에 따라 배열해야 한다. 서열 순으로 배열하면 5, 8, 9, 10, 11, 13, 13이 될 것이다. 여기에서 전체 사례수($N=7$)의 중앙에 해당하는 사례의 점수는 위에서부터 4번째, 아래에서부터도 4번째인 10이다. 바로 10이 중앙치가 된다. 이와 같이 중앙치는 분포가 어느 한쪽으로 편포되었을 때, 극단적인 사례가 포함되어 있거나 + - × ÷가 불가능한 서열적인 측정치일 때 효과적으로 사용할 수 있다.

(2) 변산도(variability)

변산도는 한 집단의 점수분포가 어느 정도 밀집 혹은 분산되어 있는지를 나타내 준다. 집중경향치가 집단을 대표하는 수치를 얻고자 할 때 사용하는 통계치라면, 변산도는 집단구성원의 개인차가 어느 정도인가를 알고자 할 때 사용하는 통계치이다. 변산도는 크게 범위, 사분편차, 표준편차, 변량으로 나타낸다. 점수분포의 분산정도를 표시하는 방법으로는 사분편차(quartile deviation), 표준편차(s: standard deviation)가 스포츠 데이터 분석에서 많이 쓰이고 있는 변산도 지수다.

표준편차는 표집(sampling)에 따른 변화가 적기 때문에 변산도치 중에서 가장 안정성 있고 신뢰할 수 있는 통계치이다. 표준편차를 계산하기 위해서는 먼저 편차($\chi = X - \overline{X}$)의 개념을 이해하여야 한다. 편차(χ)는 개인의 점수(X)가 그 집단의 평균($\overline{X}$)으로부터 떨어져 있는 정도를 의미한다. 표준편차는 편차 즉, 개개인의 점수가 집단의 평균에서 떨어져 있는 거리를 제곱(자승)하여 합한 후 사례수로 나눈 다음 평방근(루트)을 씌워 얻은 값이다. 앞의 평균치 계산에 사용된 자료를 이용하여 표준편차를 계산해 보기로 한다.

표 II-1　표준편차의 계산 예

X		$X-\overline{X}$	$(X-\overline{X})^2$	X^2
16	(16−15)	1	1	256
12	(12−15)	−3	9	144
14	(14−15)	−1	1	196
20	(20−15)	5	25	400
13	(13−15)	−2	4	169
18	(18−15)	3	9	324
10	(10−15)	−5	25	100
17	(17−15)	2	4	289
$\Sigma=120$		0	78	1878

$n=8$

$\overline{X}=15$

$$S=\sqrt{\frac{\Sigma(X-\overline{X})^2}{N-1}}=\sqrt{\frac{78}{7}}=\sqrt{11.1429}=3.34$$

$$=\sqrt{\frac{N\Sigma X^2-(\Sigma X)^2}{N(N-1)}}=\sqrt{\frac{8\times 1878-(120)^2}{(8\times 7)}}$$

$$=3.34$$

표준편차는 평균치 계산과 마찬가지로 측정치가 동간척도이거나 비율척도에서 얻어진 것일 때만 계산할 수 있다. 표준편차와 관련하여 알아두어야 할 것은 표준편차를 자승하면 변량(variance: s^2)이 된다는 것이다. 이 개념은 집단 간의 평균치 차이를 검증하는데 사용되는 변량분석(F 검증)의 기초가 된다.

4) 표준점수와 정상분포

앞서 집중경향치와 분산도가 무엇이며 어떠한 목적으로 사용될 수 있는가에 대해 배웠다. 이러한 통계치들은 집단의 특성을 기술해 주고는 있으나 집단 내에서 개인의 위치에 대한 정보를 확인하거나 서로 다른 측정 방법을 통해 산출된 자료를 비교하고자 할 때 필요한 정보는 제공해 주지 못한다. 예를 들어 한 운동선수 A가 근지구력을 측정하는 팔굽혀펴기 검사에서 1분에 40회를 기록하였고, 윗몸일으키기는 60회 했다고 가정하자. 이 검사 결과를 근거로 선수는 윗몸일으키기를 팔굽혀펴기보다 잘한다고 할 수 있는가?

이 점수 즉, 측정결과 얻은 원점수는 그 크기를 절대적으로 지시해 줄 수 있는 준거점(reference-point)이 없기 때문에 상호비교가 어렵다. 이 때 집단의 평균치에 대한 정보가 제공된다면 검사결과가 평균보다 높거나 낮다는 정보는 확인할 수 있다. 예를 들어 운동선수 집단의 팔굽혀펴기 평균이 30회, 윗몸일으키기의 평균이 70회라면 A 운동선수의 팔굽혀펴기 검사결과는 전체 학생의 평균보다 높다고 할 수 있다. 그러나 아직까지도 어느 검사결과가 더 좋은지에 대한 판단은 불가능하다. 왜냐하면 원점수간에는 동간성이 없기 때문이다. 예를 들어 팔굽혀펴기 10회의 기록차이와 윗몸일으키기에서 10회의 기록차이는 동일하지 않다는 뜻이다. 이와 같은 제한점 때문에 개인이 운동수행 결과 얻은 원점수를 상호 비교하기 위해서는 다른 척도점수로 환산하여 사용하게 되는데 이 환산점수를 표준점수(standard score: Z점수)라고 한다.

$$표준점수(Z) = \frac{원점수(X) - 평균치(\overline{X})}{표준편차(s)}$$

원점수를 상호비교가 가능하도록 하기 위한 하나의 방법은 표준편차를 측정단위로 사용하는 것이다. 표준점수(Z)는 바로 원점수가 평균치로부터 떨어져 있는 거리를 표준편차 단위로 나눈 통계치이다. Z점수는 원점수를 평균이 0, 표준편차가 1인 점수로 환산한 것이다. 앞의 예에서 팔굽혀펴기의 평균이 30회, 표준편차가 5이고 윗몸일으키기의 평균이 70회, 표준편차가 10라고 가정하고 이들 검사의 표준점수를 계산해 보자.

Z(팔굽혀펴기) = (40-30)/5 = 2.0
Z(윗몸 일으키기) = (60-70)/10 = -1.0

위의 표준점수에 의하면 A 운동선수의 팔굽혀펴기 기록(40회)은 평균으로부터 2.0 표준편차만큼 떨어진 위치에 있으며 윗몸일으키기 기록(60회)은 평균으로부터 -1.0 표준편차만큼 떨어진 위치에 있다. 따라서 "운동선수 A는 윗몸일으키기보다는 팔굽혀펴기의 능력이 더 우수하다"라고 할 수 있다. 이와 같이 Z점수는 원점수 분포를 그대로 유지하면서 원점수의 상대적 위치를 알려준다는 장점을 가지고 있다. 그러나 원점수는 대부분 소수점 이하의 숫자가 나타나기 때문에 사용하기가 불편한 단점이 있다. T점수는 바로 이러한 단점이 보완된 표준점수로서 각종 체력, 운동기능검사의 규준으로 널리 사용되고 있다. T점수는 먼저 Z점수를 산출하고 여기에 10을 곱한 후 50을 더한다.

$$T = 50 + (\frac{X - \overline{X}}{s})$$

예를 들어 $\overline{X}$=30, s=5인 분포에서 원점수 40의 T점수를 구해보면 다음과 같다.

$$T = 50 + (\frac{40 - 30}{5}) = 50 + 10(2)$$
$$= 70$$

이외에 표준점수의 일종으로 9간점수(9間点數: stanine)가 사용되고 있는데 Stanine이란 용어는 'standard'와 'nine'이 합성된 단어이다. 9간점수의 평균은 5이고 표준편차는 2이다. 즉, 9간점수는 먼저 Z점수를 산출하고 여기에 2를 곱한 후 5를 더하면 된다.

$$\text{Stanine} = 5 + 2\,(\frac{X + \overline{X}}{s})$$

예를 들어 $\overline{X}$=30, s=5인 분포에서 원점수 40의 9간점수를 구해보면 다음과 같다.

$$\text{Stanine} = 5 + 2\,(\frac{40 - 30}{5}) = 5 + 2(2) = 9$$

앞에 제시된 여러 표준점수 중 분석자가 어떤 것을 사용할 것인가 하는 결정은 분석의 성격과 요구자에게 분석결과를 어느 수준까지 해석해 주어야 하느냐의 정도에 따라서 달라진다. 따라서 어떤 표준점수를 사용할 것인가 하는 것은 본질적으로 선택의 문제임을 밝힌다.

5) 상관도와 상관계수

상관분석은 두 변인 간의 상관성이나 관계의 정도를 정량적으로 나타내기 위한 분석 방법이다. 상관계수는 상관분석을 통해 두 변인 간의 관련 정도를 수량적으로 나타낸 통계치 이다. 예컨대, 신장과 체중의 관련 정도가 궁금하여 두 변인에 대한 상관분석을 통해 상관성을 확인할 수 있다. 또한 상관분석을 통해 산출된 상관계수가 높은 상관성을 나타낸다면, 신장과 체중의 관련 정도가 높다고 해석하게 된다.

상관계수를 산출하기 위해서는 반드시 두 변인(예 신장과 체중)의 측정치가 있어야 한다. 상관계수는 이러한 두 변인의 관련정도와 방향을 나타내 준다. 그 관련정도는 .00(완전 무상관)으로부터 1.00(완전 상관)까지로 표시하고 그 방향을 +(정적상관)와 -(부적상관)로 표시한다. 따라서 상관 계수는 ±1.00 사이의 어떤 수치로 표시된다.

(1) 상관의 방향

① 정적 상관(+ 방향)
정적 상관(양의 상관)은 두 변인의 관계에서 하나의 값이 증가 할 때, 다른 하나의 변인 값도 증가하는 관계를 말한다. 예를 들어, 운동량과 경기력의 관계로 설명하면, 충분한 운동 시간을 가질수록 경기력 수준도 함께 높은 경우가 정적 상관관계에 해당한다.

② 부적 상관(- 방향)
부적 상관(음의 상관)은 두 변인의 관계에서 하나의 변인의 값이 증가할 때, 다른 하냐의 변인 값은 감소하는 관계를 의미한다. 신체활동과 체지방률의 관계를 분석하였을 때, 신체활동 시간이 높을수록 체지방률은 낮은 값이 나타나면 부적 상관관계에 해당한다.

③ 무상관(특정한 방향성이 없을 때)
무상관은 두 변인의 관계에서 자료의 특정한 관계와 방향성이 없음을 의미한다. 예를 들어, 신장과 스포츠 데이터 분석 능력의 관계처럼 두 변인 간의 관계성을 찾아볼 수 없는 경우가 이에 해당한다.

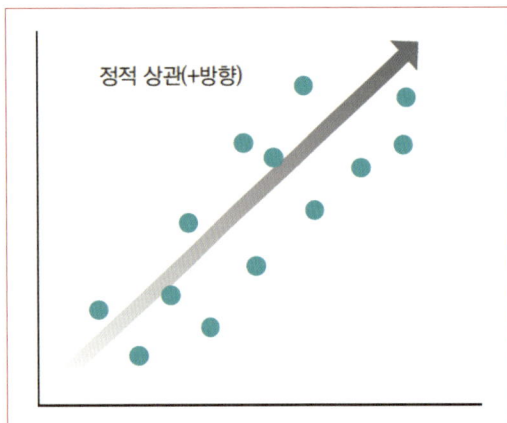
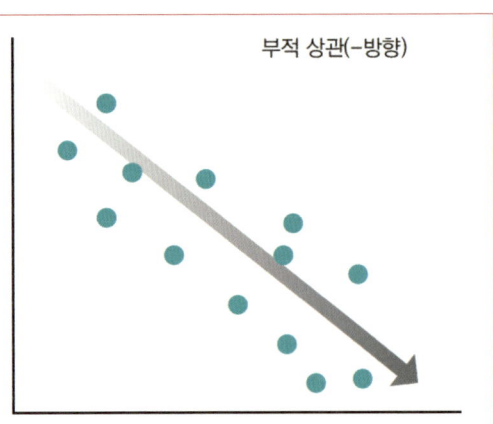

(2) 상관의 정도

두 변인의 상관에 대한 정도는 상관분석을 통해 산출된 상관계수로 알 수 있다. 상관계수는 두 변인간의 관계를 수치로 나타낸 값이다. 상관계수는 상관의 정도에 따라 0에서 1의 값을 갖게 된다. 0의 값은 두 변인간의 관계가 없음을 뜻하며, 1의 상관계수는 두 변인 간에 완전한 상관관계가 있음을 의미한다. 상관계수가 0에 가까울수록 낮은 상관의 정도를 말하며, 1에 가까울수록 높은 상관을 의미한다. 상관계수에 대한 언어적 해석은 학자들 마다 다소 상이하나 일반적인 해석은 아래와 같다.

- 상관계수의 언어적 해석

상관계수	상관계수 해석
0.8 ~ 1.0	두 변인 간 매우 높은 상관이 있다.
0.6 ~ 0.8	두 변인 간 높은 상관이 있다.
0.4 ~ 0.6	두 변인 간 보통 상관이 있다.
0.2 ~ 0.4	두 변인 간 낮은 상관이 있다.
0.0 ~ 0.2	두 변인 간 상관이 거의 없다.

(3) 상관분석의 적용 : 피어슨 적률상관계수

스포츠 데이터 분석에서 가장 많이 사용되고 있는 상관계수 산출방법은 피어슨의 적률상관계수(r)다. 피어슨의 r은 개개인으로부터 얻은 두 변인의 점수를 곱하여 모두 합한 후 평균한 것을 표준점수(Z점수)로 제시한 것이다. 피어슨의 상관분석을 산출하는 공식과 간단한 계산 예를 제시하면 다음과 같다.

표 II-2 적률상관계수의 계산

X(신장)	Y(제자리멀리뛰기)	X^2	Y^2	XY
170	250	28900	62500	42500
180	280	32400	78400	50400
165	265	27225	70225	43725
190	285	36100	81225	54150
178	280	31684	78400	49840
168	260	28224	67600	43680
1051	1620	184533	438350	284295
ΣX	ΣY	ΣX^2	ΣY^2	ΣXY

$$r = \frac{N\Sigma XY - (\Sigma X)(\Sigma Y)}{\sqrt{[N\Sigma X^2 - (\Sigma X)^2][N\Sigma Y^2 - (\Sigma Y)^2]}}$$

$$r = \frac{(6)284,295 - (1051)(1620)}{\sqrt{[(6)(184,533) - (1051)^2][(6)(438,350) - (1620)^2]}}$$

$$= .82$$

표 Ⅱ-2는 신장과 제자리멀리뛰기 기록간의 상관계수(r)를 산출한 예이다. 표에서 X는 신장, Y는 제자리멀리뛰기 기록을 뜻한다. 분석결과 신장과 제자리멀리뛰기 기록 간에는 .82라는 정적(+)상관을 나타내고 있다. 여기에서 정적상관 이란 신장이 증가함에 따라 제자리멀리뛰기 기록이 높은 결과를 나타난다는 것을 의미한다. 즉, 신장이 큰 사람일수록 제자리멀리뛰기 기록이 좋다는 뜻이다. 다만, 상관계수의 해석에 있어서 유의할 점은 상관분석의 결과는 두 변인간의 관계성을 나타내지만, 두 변인의 인과관계를 나타내지는 못한다는 점이다. 즉, 앞선 결과에서 신장이 크기 때문에 제자리멀리뛰기 기록이 좋아진다는 인과적 해석은 가능하지 않다는 말이다. 인과관계를 설명하기 위해서는 회귀분석의 적용이 필요함을 인지하여야 한다.

상관계수를 산출하는 데는 변인에 척도에 따라 여러 가지 통계 계산법이 적용된다. 여러 가지 상관계수를 산출방법 중 가장 적절한 것을 선택하고자 할 때 고려해야 할 사항은 변인의 측정치가 어떠한 척도(명명, 서열, 동간, 비율)에서 얻어진 것인가를 확인해야 한다. 분석하고자 하는 데이터의 척도에 따라 적용되는 상관분석의 종류는 다양하기 때문에 데이터에 적합한 상관분석 방법을 이용하고 해석해야 한다.

		X 변인의 측정치척도			
		명명-비연속	명명-연속	서열	동간/비율
Y 변인의 측정치 척도	명명-비연속	1. ① phi(φ)계수			
	명명-연속	5※	2. 사간 상관계수		
	서열	8. 동위양분 상관계수 r_{rb}	6※	3. ①스피어먼(Spearman)의 상관계수(ρ) ②켄달(Kendall)의 Tau(τ)	
	동간/비율	10. 양류상관계수 r_{pb}	9. 양분상관계수 r_b	7※	4. 피어슨의 r

※ 아직 규명되지 않은 상관계수

그림 Ⅱ-1 척도에 따른 상관분석의 종류

(4) 회귀분석과 예언

두 변인간의 상관계수를 알면 한 변인에 의해 다른 변인의 점수를 예언할 수 있다. 흔히 스포츠 데이터 분석에서는 경기 관련 변인들에 의해 경기력을 예언하고자 한다. 예를 들어, 예언변인(예 축구에서의 패스성공률)이 준거변인(승률)과 높은 관계를 보인다고 가정해 보자. 이는 패스성공률을 통해 승률을 예측할 수 있으며, 경기에서 승리하기 위해 어느 정도의 패스성공률을 기록하여야 한다는 정보를 산출할 수 있다. 이를 통해 지도자는 훈련 계획이나 전술 계획을 성립할 수 있을 것이다. 또한 스포츠 팬들에게는 다양한 흥미정보도 제공할 수도 있다. 이 같은 이유로 스포츠 데이터 분석 분야에서는 변인들 간의 관계성을 확인하고 예측 정보를 산출하기 위한 방법론으로 회귀분석을 적용하게 된다.

또한 두 변인의 인과관계를 설명하기 위해서도 회귀분석과 회귀식을 적용한다. 앞의 상관분석 예제에서 살펴보았던 신장과 제자리멀리뛰기 기록에 대해 회귀분석을 적용하게 되면, 신장이 제자리멀리뛰기 기록에 어느 정도의 영향을 미칠수 있다는 인과관계로 설명이 가능하기 때문이다.

예언은 상관계수에 근거를 두고 있다. 두 변인 간에 상관이 높으면 높을수록 한 변인에 의해 다른 변인을 예언하는 예언의 정확성은 높아진다. 만일 완전상관(1.00)의 관계를 가졌다면 오차 없이 정확하게 예언할 수 있다. 예언식의 기초는 대수학()의 일차방정식 $Y=bX+a$에서 찾을 수 있다. 예를 들어 신장(Y)과 체중(X)의 관계가 $Y=2X+50$의 일차식으로 나타난다고 한다면, 체중이 60kg인 사람은 신장이 $(2 \times 60)+50=170$cm가 된다고 짐작할 수 있다. 회귀식은 일반적으로 다음과 같이 표시한다.

$Y = bX + a$

여기서
  Y = 예언점수
  b = 기울기(회귀계수)
  a = Y의 절편

기울기(b)는 X가 한 단위 증가함에 따라 Y가 어느 정도 증감하는가를 나타내 주는 비(ratio)로 정의된다. 예언식을 만든다는 것은 결국 b와 a(기울기와 y 절편)를 결정한다는 것을 의미한다. 회귀식(regression equation)은 위의 일차식 $Y=bX+a$와 동일하며, 단지 최소자승법을 만족시키기 위해 상관계수와 두변인 X, Y의 표준편차가 고려되고 있다는 점에서 개념상 차이가 있을 뿐이다. X에 의해 Y를 예언할 경우의 회귀식을 제시하면 다음과 같다.

$$\widehat{Y} = r\frac{S_y}{S_x} + (\overline{Y} - r\frac{S_y}{S_x}\overline{X})$$

여기서
$\widehat{Y}$ = 예언된 Y점수
r = 상관계수
S_x = X변인의 표준편차
S_y = Y변인의 표준편차
$\overline{X}$ = X변인의 평균치
$\overline{Y}$ = Y변인의 평균치

이 식이 바로 X에 의해서 Y를 예언할 때 사용하는 방정식이며 $\widehat{Y}$는 예언된 Y값이다. 위 식을 $Y=bX+a$와 비교해 보면 다음과 같다.

$$b = r\frac{S_y}{S_x}$$

$$a = (\overline{Y} - r\frac{S_y}{S_x}\overline{X})$$

예를 들어 30명의 선수들에게 턱걸이(Pull-ups: X)와 팔굽혀펴기(push ups: Y)를 실시하여 다음과 같은 결과를 얻었다. 두 검사 간의 상관계수는 .75로 나타났다. 자료를 통한 예언식은 다음과 같다.

턱걸이	$\overline{X}$ = 11.50
	S_x = 4.55
팔굽혀펴기	$\overline{Y}$ = 14.00
	S_y = 4.64
상관계수	rxy = .75

$$Y = .75\left(\frac{4.64}{4.55}\right)X + \left[14.00 - .75\left(\frac{4.64}{4.55}\right)11.50\right]$$
$$= .76X + 5.20$$

예언식 $Y=.765X+5.20$에 의해 우리는 턱걸이 횟수만 알면 팔굽혀펴기 횟수를 예언할 수 있다. 예를 들어 턱걸이를 10회 한 사람은 팔굽혀펴기를 몇 회할 수 있다고 예측할 수 있을까? 턱걸이(X) 횟수

10회를 공식에 대입하면 (.765× 10+5.20=) 12.85 즉, 팔굽혀펴기는 약 13회를 할 수 있다고 예측할 수 있다. 회귀식에 의해 예언을 할 때 예언결과 얻은 준거변인(Y)의 예언치(Y)는 상관계수가 1(완전상관)이 아닌 이상 실제의 Y치와는 일치하지 않는다는 점을 기억해 두어야 한다. 즉, 상관계수가 1이 아닐 경우에는 오차를 수반하기 때문에 예언된 Y치는 반드시 어느 정도의 오차의 범위를 가지게 된다. 예언에서 이러한 오차범위를 지정해 주는 표준편차를, 우리는 추정의 표준오차(standard error of estimate)라고 부른다. X에 의해 Y를 예언할 경우 Y의 추정의 표준오차는 다음과 같다. 그리고 앞의 턱걸이(X) 횟수에 의해 팔굽혀펴기(Y) 횟수를 예언하고자 할 때 추정의 표준오차를 계산하면 다음과 같다.

$$S_{xy} = S_y \sqrt{1-r^2}$$
$$= 4.64\sqrt{1-.75^2}$$
$$= 3.07$$

추정의 표준오차 해석은 표준편차와 동일하다. 예를 들어 앞의 예언식 Y=.765X+5.20에 의해 팔굽혀펴기(Y) 횟수를 예언하고자 할 때 Y치들의 약 68%는 예언된 Y를 중심으로 ±3.07의 범위에 놓이게 될 것으로 해석할 수 있다. 또한 X=10일 경우 앞의 예언식에 의해 (Y=.765×10+5.20) 즉, Y=12.85가 되는데 이때 X=10에 대한 여러 Y치는 12.85±3.07 사이에 전체의 68.26%가 놓여 있다고 해석할 수 있다. 그리고 12.85±(1.96×3.07) 사이에 전체의 95%가 놓여 있다고 해석할 수 있다.

본 장에서는 하나의 예언(독립) 변인과 준거(종속) 변인에 관한 회귀분석에 대해 알아보았다. 다수의 예언 변인으로부터 준거 변인에 관한 예측과 예언을 위해서는 중다회귀(multiple regression)분석을 적용할 수 있으며, 준거 변인의 척도가 동간이나 비율이 아닌 명명척도에 해당하는 자료의 분석을 위해서는 로지스틱회귀(logistic regression)분석과 같은 통계적 방법을 적용할 수 있다. 스포츠 데이터 분석을 위한 회귀분석의 보다 자세한 내용은 강상조(2017)의 체육통계 저서를 참고할 수 있다.

2. 가설검증과 추리통계

앞 절에서는 자료의 분포에 대한 특성을 기술하고 요약하는 집중경향치, 변산도, 상관분석 등에 대해 살펴보았다. 스포츠 데이터를 보다 정확하게 설명하고 표본에서 얻은 통계치에 의해 전집의 모수치를 추정하기 위해서는 추리통계(inferential statistics) 다양한 통계적 방법을 적용해야 한다. 이 절에서는 추리통계를 이해하는데 필요한 몇 가지 기본개념에 대해 알아보고자 한다[13].

1) 표본 추출방법

자료 분석 또는 통계에서 사용되는 용어 중 전집(모집단: population)과 표본(sample) 이라는 말이 있다. 전집이란 쉽게 표현하면 한정된 집단의 전체 구성원을 뜻한다. 예컨대, 한국의 고등학교 1학년 운동선수들의 평균 신장을 조사하려고 할 경우, 한국의 고등학교 1학년 운동선수 전체가 바로 전집이 된다. 표본이란 전집의 일부로서 정의된다. 대부분의 분석에서 전집(위의 경우 전국 고등학교 1학년 운동선수)을 조사하기에는 막대한 노력과 비용을 투자해야 하기 때문에 실제로 가능하지 않다. 따라서 전국 고등학교 1학년 운동선수들(전집)을 가장 잘 대표할 수 있는 수백 명의 소수집단을 표집하여 결과를 통해 전집의 특성(예 신장, 체중 등)을 추정하는 방법을 택하게 된다. 이와 같이 전집의 어떤 특성을 추정하기 위해 전집으로부터 선발하여 실제로 분석되는 대상을 표본이라고 한다.

표본을 추출하는 방법은 확률표집(probability sampling)과 비확률표집(non-probability sampling) 으로 구분된다. 확률표집은 표본추출에서 전집의 각 사례가 뽑힐 수 있는 확률이 동일하다는 것을 전제로 한다. 반면에 비확률표집은 전집의 각 사례가 뽑힐 수 있는 확률을 모르는 표집방법이다. 이 방법은 표집오차(sampling error)를 계산할 수 없기 때문에 확률적인 통계처리가 불가능하다. 따라서 표본을 얻었다 하더라도 표본의 통계치를 가지고 전체로 일반화시켜 해석할 수 없는 단점을 가지고 있다.

확률표집에는 단순무선표집, 체계적 표집, 유층표집, 군집표집과 다단계표집 등이 있다. 무선표집(random sampling)은 추출된 표본에서 얻은 결과를 전집에 일반화시키고자 할 때 가장 적절하게 사용할 수 있는 표집방법이다. 분석자는 어떤 전집을 대표하는 표본을 선정하여 조사, 실험을 실시한 후 표본집단에서 얻은 분석결과를 전집의 결과로 해석하고자 한다. 이때 분석결과를 전집에 무리 없이

---

[13] 이 장에서의 내용은 강상조, 박재현, 강민수(2010)의 '체육연구방법'을 일부 인용하였음

일반화시키기 위해서는 무선적으로 표본이 추출되어야 한다. 확률표집 방법과 비확률추출 방법에 대해 살펴보자.

(1) 단순무선표집

단순무선표집(simple random sampling)은 전집을 가장 대표할 만한 표본추출 방법이다. 이 방법은 전집의 모든 사례가 표본으로 추출될 확률이 동일하게 주어진다. 단순무선표집의 예를 들면 전집이 5,000명인 운동선수 집단으로부터 100명을 표집할 경우 각각의 사례가 뽑힐 확률이 1/50이 되도록 표집하는 것이다. 이를 위해서는 5,000명의 이름(혹은 번호)을 적어 통속에 넣고 고르게 섞어 100명을 뽑는 것이다. 또 다른 단순무선표집 방법은 부록의 수표에 제시된 난수표(random table)를 이용하는데, 이 방법이 가장 신뢰롭고 많이 쓰이고 있다.

(2) 체계적 표집

체계적 표집(systematic sampling)은 단순무선표집의 한 방법이다. 이 방법은 전집이 일정한 순서 없이 배열되어 있다고 전제하고 일정한 간격을 두고 표본을 추출해 내는 방법이다. 앞의 예를 들면 전집 10,000명 중에서 100명을 뽑는다면 표본분수는 100/10,000 혹은 1/100이 되며, 따라서 전집 100명당 1명 다시 말해서 매 100번째에 해당하는 사람을 뽑는다. 즉, 전집의 크기(10,000명)를 표본의 크기(100명)로 나눈 값(소수가 나오면 버림)인 100을 간격으로 설정한 후 1번부터 100번 사이에서 어느 한 사례를 무선적으로 표집한다. 이때 표집된 사례가 35라면 35, 135, 235, 335… 등과 같이 체계적으로 표본의 크기(100명)만큼 뽑는 것이다.

(3) 유층표집

유층 표집(stratified sampling)은 전집이 가지고 있는 특성을 고려하여 몇 개의 부분집단(strata)으로 나눈 후 각 부분집단으로부터 표본을 추출하는 방법이다. 예를 들면 성별, 연령별 등의 각 부분집단에서 무선적으로 표집하여 고려한 요인(factor)들의 각 부분 집단이 골고루 표집 되도록 하는 것이다. 부분집단 내에서는 표본의 크기를 전집의 구성비율(ratio of composition)과 동일하게 표집하는 것이 보통인데, 이를 비율적 유층표집(proportional stratified sampling)이라고 한다.

(4) 군집표집

군집표집(cluster sampling)은 표집의 단위가 개인이 아니라 집단(group)인 표집방법이다. 예를 들면 운동선수들을 표집하기 위하여 어느 운동부 팀을 무선적으로 선정하고 선정된 팀의 선수들을 모두 표집대상으로 삼는다든가 성인의 건강의 체력수준을 파악하기 위해 특정 지역을 무선적으로 선정하고 지역주민 전체를 표집하는 방법이다. 이 방법은 전집의 명단을 작성하는 데 필요한 시간과 비용을 절감해주며, 자료수집도 몇 개 지역 혹은 운동부에서 아주 쉽게 수행할 수 있다. 그러나 집단구성원의 성격이 매우 유사하기 때문에 통계치를 과대 혹은 과소 평가할 표집오차의 가능성이 크다.

(5) 편의표집

편의표집(convenience sampling) 추출 방법은 비확률적 표집의 대표적인 방법이다. 편의표집은 모집단에 관한 정보가 없을 때 조사자가 판단하여 표집 범위를 선정하는 방법으로 조사자가 편리하게 표본을 추출할 수 있는 방법으로 잘 알려져 있다. 표집을 위한 비용이 적고 표집 시간을 절약할 수 있다는 장점이 있다. 다만, 모집단 예측에 관한 대표성이 부족하다는 단점이 크게 작용한다. 즉, 표집오차가 크다는 명확한 단점이 존재하는 방법이다.

(6) 판단 표집

판단 표집(judgement sampling)은 비확률적 표집 방법 중 하나로 주관적 판단 표집이라고도 불리운다. 앞서 설명한데로 비확률적 표집은 주관적 견해에서 전집과 같은 구성요소를 가진 대표적인 표집을 얻고자 하는데 있다. 주관적 판단표집은 전문가의 판단에 의해서 전집을 가장 잘 대표한다고 생각하는 일부 대표적인 지역이나 대상만을 임의로 표집하는 방법이다.

(7) 할당표집 방법

할당 표집(quota sampling)은 주관적 판단을 통한 표집 방법의 변형된 형태로서, 전집의 경우에 이를 이용하는 대표적인 표집을 얻기 위하여 전문가의 주관적 판단이 개입되는 표집 방법이다. 할당이라는 말은 인구조사 또는 의견이나 시장조사 등에서 사용되는 방법이다.

(8) 눈덩이 표집법

눈덩이 표집(snowball sampling)은 자료 수집을 위해 일명 입소문의 형태로 표집 하는 방법이다. 눈덩이 표집은 주관적 소문으로 표본이 형성되는 특징을 갖게 되는데, 최근 sns나 메신저 등의 도구를 통해 표집 대상자를 확보하고 자료를 수집하는 표집 방법으로 많이 적용된다. 다만, 불특정 다수가 표집에 포함되고 수집된 자료의 진실성과 타당성 대해 확신할 수 없다는 단점이 존재한다. 쉽고 빠르게 표집할 수 있지만 자료의 질적인 측면에서는 장담할 수 없다는 문제가 있다.

표 II-3 표본 추출 방법의 비교

확률표본추출방법	비확률표본추출방법
• 연구대상이 표본으로 추출될 확률이 알려져 있을 때 • 무작위적 표본추출 • 모수 추정에 편향성(bias)이 없음 • 표본분석 결과의 일반화 가능 • 표본오차의 추정 가능 • 시간과 비용 많이 소요	• 연구대상이 표본으로 추출될 확률이 알려져 있지 않을 때 • 인위적 표본추출 • 모수 추정에 편향성(bias)이 존재 가능 • 표본분석 결과의 일반화 제약 • 표본오차의 추정 불가능 • 시간과 비용 절약

2) 가설(hypothesis)

과학적 분석의 기본은 가설을 설정하고 검증하는 것이다. 가설이란 두개 이상의 변인간의 관계에 대한 예상되는 결과 또는 잠정적 진술이라고 정의할 수 있다. 일반적으로 가설은 사건의 원인을 추리해 보는 것으로 단순한 뜻을 가지나, 이론적 의미에서의 가설은 과학적 연구나 분석에서 쓰이는 가정을 뜻한다. 가설을 설정할 때 연구자는 기분 내키는 대로 잠정적 결론을 내리라는 것은 아니다. 직관적인 사고를 통해서 가설을 설정할 수도 있으나 대개는 문헌조사를 기초로 이미 밝혀진 사실이나 이론을 정리하고 관련된 선행연구의 결과들을 면밀히 분석한 다음, 과학적 지식을 바탕으로 하여 가설을 설정하는 것이 바람직하다. 일반적으로 가설은 다음과 같은 형태로 진술하여야 한다[14].

첫째, 가설은 변인 간의 관계로 진술되어야 한다. 분석목적(혹은 연구목적)의 진술에서와 마찬가지로 가설 역시 둘 또는 그 이상의 변인들 간의 관계로 표현된다. 대부분 두 변인 중에서 하나는 독립변인이 되고 다른 하나는 종속변인이 된다. 가설은 두 가지 문장형태로 진술하는 것이 보통이다. 하나는 선언적 문장(declarative statement) 형태로 진술하는 것이다. 예를 들어 "자아존중감과 운동능력 간에는

---

[14] 강상조, 박재현, 강민수 (2010). 체육연구방법. 도서출판 21세기교육사: 서울.

상관이 있다"는 측면의 진술과 같다. 다른 하나는 가정법 형태의 문장(if~, then~)으로 진술하는 것이다. 예를 들면 "자아존중감이 긍정적이면 운동능력이 높다" 등과 같다.

둘째, 가설의 진술은 연구가설(research hypothesis)과 영가설(null hypothesis)의 형태로 진술할 수 있다. 여기에서 연구가설이란 예상된 분석결과(expected outcome)를 의미한다. "인터벌 훈련이 심폐지구력에 미치는 영향"에 관한 분석에서 연구가설은 "인터벌 훈련이 심폐지구력을 증강시킬 수 있다"로 진술할 수 있으며 또 다른 연구가설로서는 "인터벌 훈련을 하면 인터벌 훈련을 하지 않는 것보다 심폐지구력을 증강시킬 수 있을 것이다"로 진술할 수 있다. 영가설은 분석결과에 대한 통계적 검증을 위해 설정되며 "변인 간에는 차이가 없다", "두 변인들 간에는 상관이 없다"라는 식으로 진술된다. 예를 들면 위의 가설을 "인터벌 훈련을 하는 것과 인터벌 훈련을 하지 않는 집단 간의 심폐지구력 향상도 간에는 차이가 없다"로 진술할 때 영가설이 된다.

셋째, 가설은 분석 결과를 수집하여 분석하기 전에 설정하는 것이 좋다. 가설은 분석을 수행하기에 앞서 설정하고 그것을 검증해야 한다. 분석자는 나름대로 미리 잠정적 결론을 내린 것이 실제 분석결과와 어떻게 들어맞는가 하는 것에 관심을 기울여야 한다. 자료를 모두 수집하여 결과를 분석한 후에 가설을 설정하는 것은 과학적인 태도가 되지 못한다. 한편 분석하고자 하는 영역이 탐색적인 성격을 가지거나 혹은 어떤 사실을 조사하는 조사연구인 경우에는 가설 대신 연구문제(questions)로 제시할 수 있다.

3) 통계적 검증(statistical tests)

표본을 통해 전집을 추정하게 되는 추리통계의 통계적 방법은 모수적(parametric) 검증과 비모수적(non-parametric) 검증 방법으로 구분할 수 있다. 모수적 검증 방법을 적용하기 위해서는 다음과 같은 기본 가정과 개념이 만족되어야 한다.

- 전집에서 추출된 표본들의 변량은 동일(homogeneity of variance)해야 한다.
- 표본이 추출된 전집의 분포는 정상분포(normality)를 이루어야 한다.

이 가정은 여러 가지 통계적 검증을 하는 데 필요한 평균과 변량을 계산하는 기초가 된다. 반면 자료의 측정치가 명명척도나 서열척도와 같이 동간성이 유지되지 않거나 위에 제시된 가정이 요구되지 않은 자료에 대한 가설검증은 비모수적 검증 방법을 이용하게 된다. 즉, 비모수적 검증 방법을 적용하는 데는 변량의 동간성이나 분포의 정상성이 요구되지 않으며 종속변인의 측정치가 명명이나 서열척도라도 가능하다. 기본 가정이 만족한다면 우리는 모수적 검증방법을 적용할 수 있다. 모수적 검증방법은 통계적 검증력(statistical power)을 높여주기 때문이다. 여기에서 통계적 검증력이란 "실제로 사실이 아닌 영가설(H0)을 사실이 아니라고 정확하게 판단하는 것"을 의미한다. 그렇다면 모수적 검증방법을 적용하기 위해 만족되어야 할 두 가지 가정은 어떻게 검증할 수 있을까? 이러한 가정은 분포의 왜도(skewness)와 첨도(kurtosis)를 이용하여 검증할 수 있다.

왜도와 첨도를 이해하려면 먼저 정상분포(normal distribution)를 알아야 한다. 정상분포는 평균치와 중앙치, 최빈치가 동일한 점수에 위치하는 분포를 의미한다. 실제로 정상분포는 수학적인 개념일 뿐 스포츠 현장에서 얻은 자료가 완전한 정상분포의 형태를 취하는 예는 거의 없다. 다만 정상분포에 가까운 자료를 얻을 수 있을 뿐인데 우리는 그 분포를 정상분포로 가정하고 표준정상분포곡선(standard normal distribution curve)의 수리적 공식에 의해 결과를 해석한다. 정상분포를 가정할 때 평균치를 중심으로 ±1s(1표준편차 거리) 사이에는 전체 사례수의 약 68%가 포함되며 ±2s 사이에 95.44%, ±3s 사이에 99.74%의 사례가 포함된다. 따라서 아래 그림과 같이 분포된 자료는 모수적 검증 방법을 적용하는 데 필요한 두 가지 가정을 만족시킨다고 할 수 있다.

분포는 그 유형에 따라 각기 다르게 표현된다. 왜도란 분포의 중앙을 기점으로 분포가 어느 쪽으로 치우쳤느냐를 나타내는 것이며 첨도란 곡선의 모양이 정상 분포에 비해 어느 정도 뾰족하게 솟아 있느냐 혹은 어느 정도 평평하게 내려앉아 있느냐를 나타내는 것이다. 이 부분에 대한 좀 더 자세한 내용은 통계학 책을 참고하기 바란다. 통계학 책을 살펴보면, 수표를 확인할 수 있다. 정상분포 수표는 단위정상분포의 성질에 의하여 정상분포 곡선 하에서 어떤 두 점수사이의 면적비율을 제시해준다.

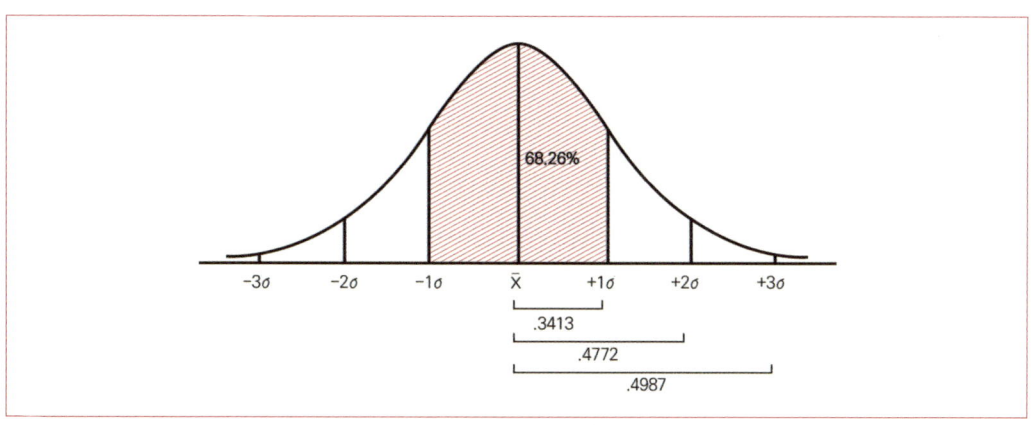

그림 II-2 정상분포 곡선의 비율

위 그림을 살펴보면, 평균에 해당하는 Z점수는 0이며 평균 이하와 이상에 해당하는 면적비율은 각각 .50(50%)이다. 또한 평균에서 Z점수로 1.00까지의 면적비율은 전체사례의 .3413(34.13%)을 차지한다. 따라서 평균에서 ±1Z 사이에는 전체 사례의 .6826(68.26%)이 포함된다. 그리고 Z점수로 1.0 이하에 해당하는 면적비율은 전체 면적 중 큰 쪽의 면적비율에 해당하는 .8413(84.13%)이 된다.

4) α(alpha: 제1종 오류)

통계적 검증에서 영가설(예 두 집단의 평균치 간에는 차이가 없다: $\mu_1=\mu_2$)을 설정하고 통계치를 계산한 후, 산출된 통계치를 우연히 얻을 가능성(즉, 확률)이 어느 정도 되는지를 확률 표를 이용하여 확인하게 된다. 분석자는 분석이 시작되기 전에 통계적으로 의의 있다고 판정할 수 있는 확률 수준 즉, 통계적 의의도 수준을 결정하게 되는데 이 의의도 수준을 통계적 유의수준 α(알파)라고 부른다.

스포츠 분야를 비롯하여 사회과학 분야에서 가장 많이 사용되고 있는 α수준은 .05와 .01 즉, 5%와 1%이다. 가설검증을 위해 α수준을 .05(5%)로 설정하였다면 영가설을 받아들여야 할 때 부정하게 되는 경우가 100번 중 5번은 있게 된다는 점이다. 즉, "실제로는 차이가 없는데 차이가 있다고 잘못 판단할 확률"이 5%가 된다는 것이다. 이와 같이 영가설을 받아들여야 할 때 잘못 판단하여 이를 부정하는 오류를 제1종 오류(α; type I error)라고 한다. 분석자는 제1종 오류를 범할 확률(α)을 연구를 시작하기 전에 결정해야 한다. 유의수준의 설정은 연구가 시작되기 전 연구자에 의하여 결정되어야 한다. 왜냐하면 유의수준은 통계적 의사결정의 기준이 되기 때문이다. 자료 분석 결과에 따라 유의수준을 변경한 경우는 적절치 않다.

가설검증에서 분석자는 다음 두 가지 중 어느 하나를 선택, 결정해야 한다. "영가설을 부정할 것인가?" 아니면 "영가설을 긍정할 것인가?"에 대한 결정이다. 다시 말하면 영가설이 "우수선수와 비우수선수의 경기력 수준에는 차이가 없다"라고 진술된 것이라면 이에 대한 통계적 검증을 통하여 우리는 이 가설에 대하여 "차이가 있다(부정)" 아니면 "차이가 없다(긍정)"라고 하는 둘 중 하나의 결정을 내리게 된다는 뜻이다. 분석자가 영가설을 긍정하든 부정하든 결정을 내릴 때는 다음 두 가지 오류 중 어느 하나를 범할 위험성이 있다. 이는 제1종 오류(type one error: α)와 제2종 오류(type two error: β)이다. 여기에서 제1종 오류란 실제로 영가설(H0)은 사실인데 이를 잘못 판단하여 부정하는 오류(즉, 차이가 없는 것을 차이가 있다고 결정하는 오류)이고, 제2종 오류란 영가설(H0)은 허위인데 이를 긍정하는 오류이다. 앞에서 α수준은 분석이 시작되기 전에 결정해야 하며 분석 결과 역시 사전에 결정된 α수준에 의거하여 판단해야 한다.

일반적으로 사용하는 α수준은 .05와 .01이다. 그러나 제1종 오류를 범함으로써 어떤 결과가 예상되느냐에 따라 α수준은 다르게 설정할 수 있다. α수준은 자료가 수집되기 전인 가설진술 단계에서 결정해야 한다. 그리고 연구결과 역시 사전에 설정된 α수준을 근거로 하여 보고해야 한다.

3. 데이터 마이닝의 이해

스포츠데이터사이언스는 기본적인 통계방법과 더불어 새로이 대두되는 데이터 분석 모델링에 의해 처리되는 기법을 포함한다. 특히 스포츠데이터에서 다루는 자료의 특성 상 광범위한 자료에서 의미 있는 정보를 도출하는 형태의 분석이 많은 만큼 마이닝(mining)에 대한 개념의 이해가 필요하다. 이 장에서는 포괄적인 의미에서의 데이터마이닝에 대한 개념을 이해하고, 데이터마이닝 기법에 해당하는 의사결정나무분석, 군집분석, 네트워크 분석 방법에 대해 설명하고자 한다.

1) 데이터마이닝

마이닝(mining)이란 데이터를 분석하여 문제를 해결하는 일련의 과정을 말한다. 또한 "Mining"은 '채광하다'라는 의미로 거대한 더미 속에서 가치 있는 무언가를 캐낸다는 의미를 지닌다. 즉, 데이터마이닝(data mining)은 방대한 양의 데이터 속에서 쉽게 드러나지 않는 유용한 정보를 찾아내는 과정이라고 말할 수 있으며, 현존하는 규칙상의 내용을 기계가 알아들을 수 있는 규칙과 기준을 통하여 분류하고 해석하는 내용을 포함한다.

- 데이터마이닝이란 의미 있는 패턴과 규칙을 발견하기 위해서 자동화되거나 반자동화된 도구를 이용하여 대량의 데이터를 탐색하고 분석하는 과정이다(Berry and Linoff, 1997, 2000).
- 데이터마이닝은 통계 및 수학적 기술뿐만 아니라 패턴인식 기술들을 이용하여 데이터 저장소에 저장된 대용량의 데이터를 조사함으로써 의미 있는 새로운 관계, 패턴, 추세 등을 발견하는 과정이다." 등으로 정의된다.

데이터마이닝에 대한 정의는 "데이터 집합에서 패턴들을 찾아내는 과정"[15]이라 하였다. 데이터 분석에서는 탐색되는 패턴에 의해 새로운 데이터에서 중요한 정보를 산출하거나 예측을 할 수 있다. 패턴을 표현하는 방식에는 내부적으로 패턴의 형상을 알 수 있는 방법과 그렇지 않고 내부의 구조를 알지 못하는 방법이 존재한다. 이러한 측면에서 내부의 구조를 알지 못할 경우에 데이터마이닝 기법을 통하여 내부의 구조를 파악하고자 노력한다.

---

[15] Witten, I. H., Frank E. & Hall M. A. (2011). Data mining: Practical Machine Learning Tools and Techniques. Elsevier Inc.: New York.

데이터마이닝은 통계학과 기계학습(machine learning: 인공지능으로도 알려짐)으로 알려진 두 학문분야의 합류점에서 존재한다. 데이터를 탐색하고 모델을 구축하는 다양한 기법들은 통계학 분야에서 오랫동안 존재해 왔다. 예를 들어 선형 회귀분석, 로지스틱 회귀분석, 판별분석, 주성분 분석 등이 포함된다. 그러나 충분한 데이터와 계산 능력을 가진 데이터마이닝의 응용분야에서는 이러한 고전적인 통계학의 핵심원리가 적용되지 않는다.

이러한 이유로 해서 데이터마이닝을 "규모와 속도의 통계학(statistics at scale and speed)"으로 묘사하고 있다(Pregibon, 1999). 이를 좀 더 확장한 개념은 "규모, 속도 및 단순성의 통계학(statistics at scale, speed, and simplicity)"이다. 단순성이란 알고리즘의 단순성뿐만 아니라 추론논리의 단순성을 의미한다. 전통적인 통계학에서는 데이터가 희소하기 때문에 추정치를 계산하고 추정치가 얼마나 신뢰할 만한가를 결정하는 데 동일한 표본이 사용된다. 그 결과, 추론을 위해 사용되는 신뢰구간과 가설검정에 대한 논리는 대부분의 경우에 이해하기가 쉽지 않으며, 또한 이러한 한계점들은 잘 인식되지 못하고 있다. 즉, 전통적인 통계학은 추론(하나의 패턴 또는 흥미로운 결과가 우연히 발생하였는지를 결정하는 것)에 초점을 두고 있지만 데이터마이닝은 그렇지 않다. 통계학과 비교할 때, 데이터마이닝은 다양한 방식으로 대량의 데이터 집합을 다루기 때문에 추론에서 요구하는 것처럼 엄격한 제약을 둘 필요가 없다.

2) 데이터마이닝의 특징과 주요 개념

데이터마이닝은 특징은 다음과 같다. 첫째, 대용량(bigdata)의 관측 및 측정 데이터 분석에 주로 활용된다. 구조화된 환경에서 수집되는 실험실 데이터의 경우 목적에 따라 여러 요인들이 통제되고 조작되어 얻어진다. 그러나 관측 자료는 통제되지 않은 상태에서 시간이 흐름에 따라 순차적으로 축적되며, 데이터 분석을 염두에 두지 않고 수집된 자연발생적인 자료를 의미한다.

둘째, 데이터마이닝은 이론보다는 실무위주의 컴퓨터 중심적인 방법이다. 따라서 기존의 이론으로 해결되지 않는 문제를 강력한 컴퓨터의 처리속도와 능력을 활용하여 해결 해 가는 방법을 택하고 있다. 셋째, 데이터마이닝은 경험적 방법에 근거하고 있다. 많은 데이터마이닝의 분석기법들이 이론에 기초하여 개발 되었다는 측면 보다는 경험에 기초하여 개발되었다. 따라서 이러한 기법들은 그 특성이 수리적으로 밝혀지지 않은 것이 많다. 넷째, 데이터마이닝은 일반화된 결과를 도출하는데 초점을 두고 있다. 여기서 일반화는 구성된 예측모형이 새로운 자료에 얼마나 잘 적용되도록 하는 것인가를 의미한다. 따라서 일반화는 데이터마이닝 기법의 비정형성을 어느 정도 해결 또는 보완하여 주는데 도움을 주고 있다.

데이터마이닝은 다양한 목적의 분석을 위해 적용된다.

(1) 분류

분류(classification)는 데이터마이닝 분석의 가장 기본적인 형태이다. 예를 들면, 스포츠 마케팅을 광고를 보고 용품을 구매한 사람과 구매하지 않은 사람으로 분류되며, 동일한 훈련을 적용한 스포츠 팀들에서 경기력이 향상된 팀과 그렇지 않은 팀으로 분류할 수도 있다. 데이터마이닝의 일반적인 임무는 분류결과가 알려져 있지 않거나 미래에 발생할 경우에 어떤 분류결과가 나타나는지 또는 나타날 것인지를 예측할 목적으로 데이터를 조사하는 것이다. 즉, 분류결과가 알려진 유사 데이터를 사용하여 규칙들을 찾아낸 다음, 그 규칙들을 분류결과가 알려지지 않은 해당 데이터에 적용하는 것이다.

(2) 예측

예측(prediction)은 집단(예를 들어 스포츠 용품 구매자 또는 비구매자)을 예측하기 위한 정보 보다는 수치형(정량) 변인(예를 들어 스포츠 용품 구매량)의 값을 예측한다는 점이 분류의 개념과 다소 다르다. 물론 분류는 집단을 예측하는 것이 목적이지만, 이 책에서 사용되는 '예측'이라는 용어는 연속형 변수의 값을 예측하는 것을 가리킨다. 일부 데이터마이닝 관련 문헌에서는 추정(estimation)이라는 용어가 연속형 변수의 값을 예측한다는 의미로 사용되기도 하며, 또한 예측은 연속형과 범주형 데이터 모두를 예측한다는 의미로 사용되기도 한다.

(3) 연관성

대량의 데이터 변인간의 연관성, 즉 어떤 변인이 어떤 변인과 관련되는지에 대한 분석에 알맞다. 이때 연관성규칙(association rules) 또는 친화성 분석(affinity analysis)은 다양한 방식으로 사용된다. 예를 들어 스포츠 용품점에서 A라는 특정 물품을 구매한 사람들이 B라는 물품을 함께 구매한다는 연관성 규칙을 분석함으로써 마케팅적 자료와 활용하는 측면에서 많이 적용되기도 한다. 또는 스포츠 선수들이 사용하는 기술을 통해 특정 상황에서 해당 기술이나 전술을 많이 사용한다는 연관성 정보를 통해 상대팀의 경기력을 분석하는데 적용되기도 한다. 또한 연관성 규칙을 통해 고객에게 새로운 구매를 추천해주는 추천 시스템이 핵심 시스템으로 작용하기도 한다. 이는 넷플릭스(Netflix.com) 또는 아마존(Amazon.com) 등의 온라인 상점들이 고객의 구매 내용을 기초로 다른 필요 상품을 추천해 주는 원리이다. 스포츠 영역에서도 스포츠 시설을 추천하거나 유튜브(youtube)의 운동 방법과 관련된 영상을 추천해주는 알고리즘이 연관성 분석에 기초하고자 있다.

3) 데이터마이닝의 분석 기법

데이터마이닝의 개념에 속하는 분석기법은 다양하다. 본 장에서는 데이터마이닝의 대표적 분석 기법에 속하는 의사결정나무분석, 군집분석에 대해 알아보고자 한다.

(1) 의사결정나무분석(decision tree analysis)

의사결정나무는 의사결정규칙(decision rule)을 도표화하여 관심대상이 되는 집단을 몇 개의 소집단으로 분류하거나 예측을 수행하는 분석방법이다. 분석과정이 나무구조에 의해서 표현되기 때문에 판별 분석, 회귀분석, 신경망등과 같은 방법들에 비해 연구자가 분석과정을 쉽게 이해하고 설명할 수 있다는 장점을 가지고 있다. 또한 선형성이나 정규성 또는 등분산성 등의 가정을 필요로 하지 않는 비모수적인 방법이다.

의사결정나무는 분류 또는 예측을 목적으로 하는 어떤 경우에도 사용될 수 있으나 분석의 정확도보다는 분석과정의 설명이 필요한 경우에 더 유용하게 사용된다. 의사결정나무 분석이 활용될 수 있는 응용분야는 다음과 같다.

- 세분화 : 관측개체를 비슷한 특성을 갖는 몇 개의 그룹으로 분할하여 각 그룹별 특성을 발견하고자 하는 경우
- 분류: 여러 예측변수에 근거하여 목표변수의 범주를 몇 개의 등급으로 분류하고자 하는 경우
- 예측 : 자료로 규칙을 찾아내고 이를 이용하여 미래의 사건을 예측하고자 하는 경우
- 차원축소 및 변수선택: 매우 많은 수의 예측변수 중에서 목표변수에 큰 영향을 미치는 변수들을 골라내고자 하는 경우
- 교호작용효과의 파악 : 여러 개의 예측변수들이 결합하여 목표변수에 작용하는 교호작용을 파악하고자 하는 경우
- 범주의 병합 또는 연속형 변수의 이산화: 범주형 목표변수의 범주를 소수의 몇 개로 병합하거나, 연속형 목표변수를 몇 개의 등급으로 범주화 하고자 하는 경우

의사결정나무분석은 다음과 같은 단계를 지닌다.
① **의사결정나무의 형성**: 분석의 목적과 자료구조에 따라서 적절한 분리기준(split criterion)과 정지규칙(stopping rule)을 지정하여 의사결정나무를 얻는다.
② **가지치기**: 분류오류(classification error)를 크게 할 위험이 높거나 부적절한 규칙을 가지고 있는 가지를 제거한다.
③ **타당성 평가**: 이익도표(gains chart)나 위험도표 또는 검정용 자료에 의한 교차타당성 등을 이용하여 의사결정나무를 평가한다.

④ 해석 및 예측: 의사결정나무를 해석하고 분류 및 예측모형을 설정한다. 이상과 같은 과정에서 정지기준, 분리기준, 평가기준 등을 어떻게 지정하느냐에 따라서 서로 다른 의사결정나무가 형성된다.

가. 의사결정나무분석의 알고리즘

의사결정나무분석의 알고리즘은 CHAID, CRT, C4.5 등의 알고리즘이 있다. 일반적으로 의사결정나무분석에서 사용되는 CHAID, CRT알고리즘에 대해 알아보자.

- CHAID 알고리즘

CHAID(Chi-squared Automatic Interaction Detection : Kass(1980))는 카이제곱 검정(범주형 목표변수) 또는 F-검정(연속형 목표변수)을 이용하여 다지분리(multiway split)를 수행하는 알고리즘이다. CHAID 알고리즘은 목표변수가 범주형일 때, Pearson의 카이제곱 통계량 또는 우도비 카이제곱 통계량(likelihood ratio Chi-square statistic)을 분리기준으로 사용한다. 여기서 목표변수가 순서형 또는 사전 그룹화된 연속형인 경우에는 우도비 카이제콥 통계량이 사용된다.

- CRT 알고리즘

CRT(Classification and Regression Trees, Breiman et al.(1984))는 지니 지수(범주형 목표변수인 경우 적용) 또는 분산의 감소량(연속형 목표변수인 경우 적용)을 이용하여 이지분리(binary split)를 수행하는 알고리즘이다(Quinlan, 1993).

나. 의사결정나무분석의 구성요소

- 뿌리마디(root node): 시작되는 마디로 전체 자료로 구성
- 자식마디(child node): 하나의 마디로부터 분리되어 나간 2개 이상의 마디들
- 부모마디(parent node): 주어진 마디의 상위마디
- 끝마디(terminal node): 자식마디가 없는 마디
- 중간마디(internal node): 부모마디와 자식마디가 모두 있는 마디
- 가지 (branch): 뿌리마디로부터 끝마디까지 연결된 마디들
- 깊이 (depth): 뿌리마디부터 끝마디까지의 중간마디의 수

다. 의사결정나무분석 적용의 예

의사결정나무분석은 스포츠데이터사이언스 영역에서 다양하게 적용되고 있다.

아래는 경륜 출주정보를 활용하여 경륜 경기의 단승식 승자를 예측하기 위해 의사결정나무분석을 적용한 예이다. 예제는 34962명의 경륜 선수들의 출주 정보(출주 정보 변인 30개)를 활용하여 단승식에서 승자가 되는 규칙을 탐색한 것이다. CRT알고리즘을 활용하였으며, 결과의 간명성을 위해 뿌리의 깊이는 3, 부모마디와 자식마디의 사례수는 300과 150으로 설정하여 분석한 예이다.

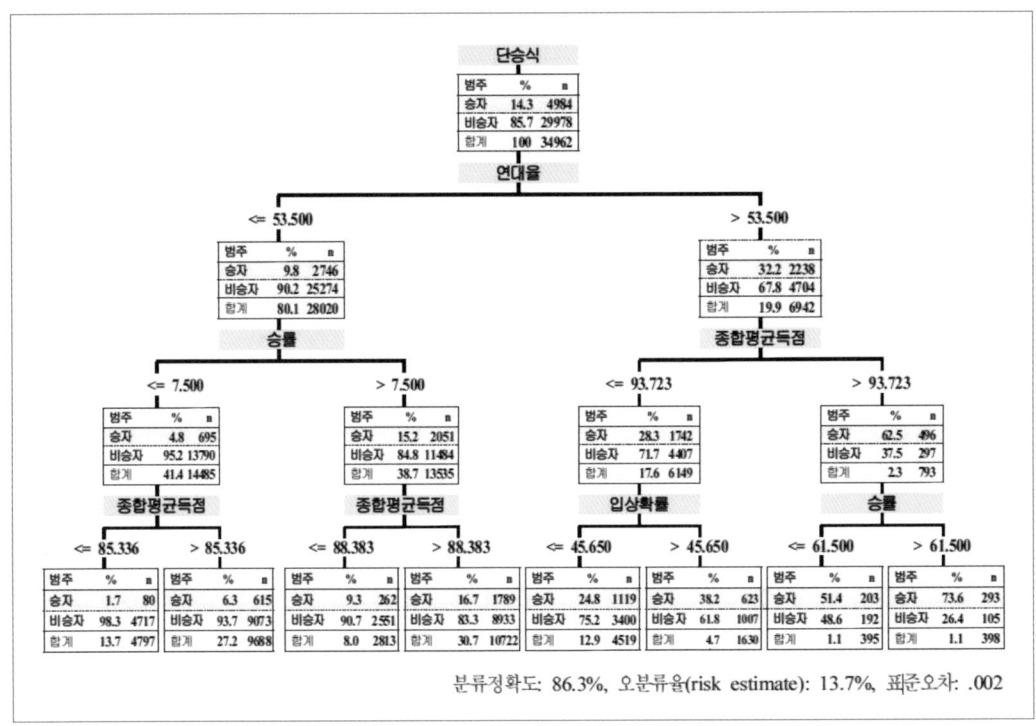

* 출처: 경륜 출주정보를 활용한 승자 예측모형 탐색 : 데이터마이닝 기반 의사결정나무분석의 적용. 한국체육측정평가학회지, 19(4), 15-26.

예제의 결과를 살펴보면, 단승식 승자를 예측하는 출주 정보 변인과 수치는 첫째, 연대율이 53.5 이상의 기록을 나타내고, 종합평균득점이 93.7이상, 그리고 승률이 61.5이상인 경륜 선수는 단승식에서 우승자가 될 확률이 73.6%임을 확인할 수 있다. 반면, 연대율이 53.5이하이고, 승률이 7.5이하이며, 종합평균득점이 85.3이하의 기록을 가진 선수는 98.3%의 확률로 승자가 되지 못함의 정보를 확인할 수 있다. 이 분석 결과의 분류정확도는 86.3%이며, 오분류율은 13.7%로 나타났다.

예제에서 살펴볼 수 있듯이, 의사결정나무분석은 분석결과를 쉽게 시각화하여 해석하기가 쉽다는 장점이 있다. 의사결정나무분석은 데이터 분석을 위해 일반적으로 사용하는 소프트웨어(SPSS, R 등)에서 적용가능하다.

(2) 군집분석(Cluster Analysis)

> 군집분석은 서로 다른 요소 간의 유사성을 바탕으로 서로 유사한 성질을 지니는 요소끼리 군집을 형성하는 분석방법을 말한다. 대상들을 분류하기 위한 명확한 기준이 존재하지 않거나 기준이 밝혀지지 않은 상태에서 다양한 특성을 지닌 대상자들을 집단으로 분류하는 데 사용되는 기법이다. 이 방법은 요소의 수가 많을 때 그 요소들의 특성과 요소간의 관계를 파악할 때 많이 사용하는 다변량 통계기법이다

관찰이나 실험 등을 통해 얻은 개체들을 분류한다는 것은 과학적 연구의 가장 근본이 되는 목표 중의 하나라고 볼 수 있다. 실제, p 개의 변수로 구성된 N 개의 개체들은 p-차원 공간에 흩어진 N개의 점으로 생각될 수 있으며 이들이 어떤 의미의 조밀성을 가지고 군집을 이루고 있는지에 대한 정보는 다변량 자료의 구조를 이해하는데 매우 중요한 의미를 가지게 된다. 여기서 같은 군집에 속한 개체들 사이에는 상대적 비상사성이 존재하는 것을 상정하게 된다. 이에 군집분석은 군집의 개수, 내용, 구조 등이 완전히 알려지지 않는 상태에서 특성을 파악하며, 군집들 간의 관계를 분석하는 것을 주요내용으로 하는 일종의 탐색적 통계분석의 성격을 나타낸다. 군집분석은 유의미하거나 유용한 데이터의 구조를 파악하여 활용(clustering for utility)하거나, 데이터의 구조를 이해(understanding)하는 목적으로 분석 초기 탐색적 분석 단계에서 매우 유용한 통계적 기법이다.

가. 군집분석의 기본원리

군집분석의 기본원리는 분석하고자 하는 객체들의 여러 가지 특성을 유사성 거리로 환산하여, 유사성 거리가 가까운 대상들을 동일한 집단으로 군집화(clustering)하는 것으로, 다음과 같은 3가지 중요한 과제가 있다.

① 설명변수의 선정: 어떤 특성을 비교할 것인가?
② 유사성의 측정방법: 유사성(similarity)의 측정방법은?
③ 군집화의 방법: 동질적인 집단으로 분류할 방법은?

군집의 전형적인 유형을 살펴보면 다음과 같이 몇 가지로 나눌 수 있다.

- 상호배반적 군집: 각 개체가 상호배반적인 여러 군집들 중 어느 하나에만 속한다.
- 계보적(Hierachical) 군집: 한 군집이 다른 군집에 포함되나 군집간의 중복이 허용되지 않고 계보형식이 나뭇가지와 같은 구조를 취한다.
- 중복 군집: 한 개체가 두 개 이상의 군집에 동시에 소속되는 상황을 허용한다.
- 퍼지(Fuzzy) 군집: 각 개체가 어떤 군집에 속할 확률이나 자격을 어떤 지표로 표현한다.

군집분석에 있어서 어려운 문제 중의 하나는 다음 그림에서와 같이 군집의 형태가 매우 다양하다는 점이다. 우선 (a)처럼 각 군집이 구형인 경우에는 대부분의 군집방법들이 만족할 만한 결과를 제공하지만, (b)와 같이 군집의 모양이 긴 경우 개체들 사이의 거리를 단순히 유클리드 거리로 측정하면 잘못된 결과를 얻게 된다. 즉, 개체 B는 C와 같은 군집에 속하는 데에도 불구하고 유클리드 거리상 A와 더 가깝다고 판정하게 된다. 또한, (c)의 경우에서는 개체 A와 B가 두 군집 사이의 고리역할을 하여 군집방법에 따라서는 하나의 군집으로 결론지을 수도 있게 된다.

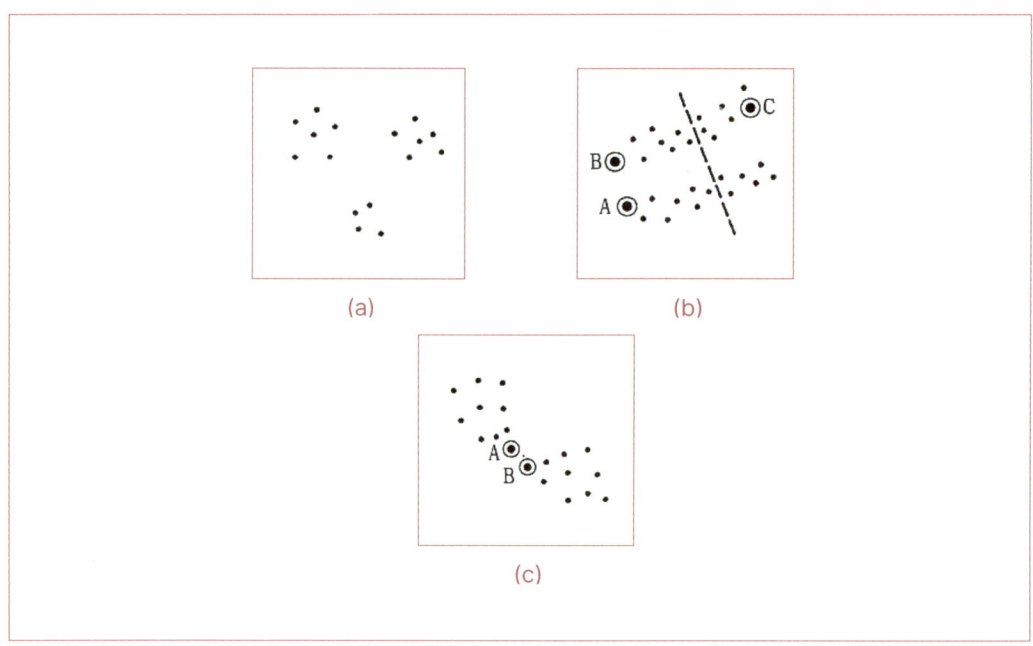

군집분석의 방법은 군집의 형태와 사용되는 상사성(또는 비상사성)의 척도와 연관되어 다양한 방법들이 있다. 일반적으로 고려되고 있는 변수가 세 개 이하인 경우에는 산점도등을 활용한 목측(目測)에 의해 군집관계를 파악하는 것도 바람직하나 변수의 수가 늘어나면 이러한 방법은 점차 어려워지고 특히 연구자의 주관적 판단이 중요한 역할을 하게 된다. 더욱이 서로 다른 군집방법들은 상당히 다른 결과를 보일 수도 있어 사용된 군집방법이 가지는 특성을 잘 이해하는 것이 무엇보다 더 실제 분석에 도움이 된다고 할 수 있다.

나. 군집분석의 유형

군집분석을 구분할 수 있는 기준은 여러 가지가 있는데 하나의 군집 안에 부분군집이 있느냐 없느냐에 따라서 계층적 군집(hierarchical clustering)과 분할적 군집(partitional clustering)으로 나눌 수 있다. 계층적 군집은 한 군집 안에 부분군집이 있는 반면, 분할적 군집은 군집간 부분집합이나 중복 없이 상호 배타적으로(exclusive) 존재함을 의미한다.

계층적 군집분석을 다시 나누면 개별 데이터에서 시작해서 유사한 데이터끼리 군집으로 차근차근 묶어가는 기법인 응집형 방법(Aggolomerative, Bottom-up method)과 응집형과는 반대로 모든 데이터를 하나의 군집에 속한다고 놓고, 차근차근 세부 군집으로 나누어가는 분리형 방법(Divisive, Top-down method) 으로 나눌 수 있다. 이 두 가지 중에 일반적으로 응집형 방법을 많이 사용하고 있다. 응집형(Agglomerative) 방법에는 군집간 거리 척도와 연결법에 따라서 단일(최단) 연결법 (Single Linkage Method), 완전(최장) 연결법 (Complete Linkage Method), 평균 연결법 (Average Linkage Method), 중심 연결법 (Centroid Linkage Method), Ward 연결법 (Ward Linkage Method)이 있다. 그리고 분리형(Divisive) 방법에는 DIANA 방법(DIANA algorithm)이 있다.

다. 유사성(Similarity)과 거리(Distance)의 척도

군집 분석은 비슷한(유사한) 요소끼리 합치고 다른(비유사한) 요소끼리는 멀리 보내는 방법이다. 이때, 어떤 데이터들이 비슷하다라는 것을 어떻게 판단할까? 일반적으로 데이터 간의 비유사성(Dis-similarity)은 거리(Distance)를 가지고 주로 측정하며, 유사성(Similarity)은 비유사성과 반비례의 관계에 있다. 거리 말고 상관계수(Correlation coefficient)를 쓰는 경우도 있지만 일반적으로 많이 사용하는 거리는 아래의 4 가지가 있다.

① 맨하탄 거리(Manhattan distance)
② 유클리드 거리(Euclid distance)
③ 표준화 거리(Standardized distance)
④ 마할라노비스 거리(Mahalanobis distance)

맨하탄 거리(Manhattan distance)

맨하탄 거리는 뉴욕에서 택시가 출발지에서 도착지로 갈 때 빌딩을 피해 동, 서, 남, 북의 격자 모양의 도로를 직선으로 갈 때의 거리(즉, 가로 블록 + 세로 블록 이동거리 합)를 본 따서 이름을 붙인 거리다. 자동차가 아무리 마음이 급하다고 길과 길 사이에 있는 빌딩(방해물, obstacle)을 뚫고 대각선으로 지나갈 수는 없듯이 아래 그림처럼 빌딩을 피해 '도로'가 놓여진 한계 안에서 '최단 route'를 찾아야 한다. 바로 이런 상황의 데이터를 분석해야 할 때 맨하탄 거리를 사용하면 된다.

다른 말로 "City block distance", "Chessboard distance", "Chebyshev distance" 라고도 한다. 서양 체스의 Rook move(상/하/좌/우, 동/서/남/북 방향으로만 이동 가능)를 생각하면 된다.

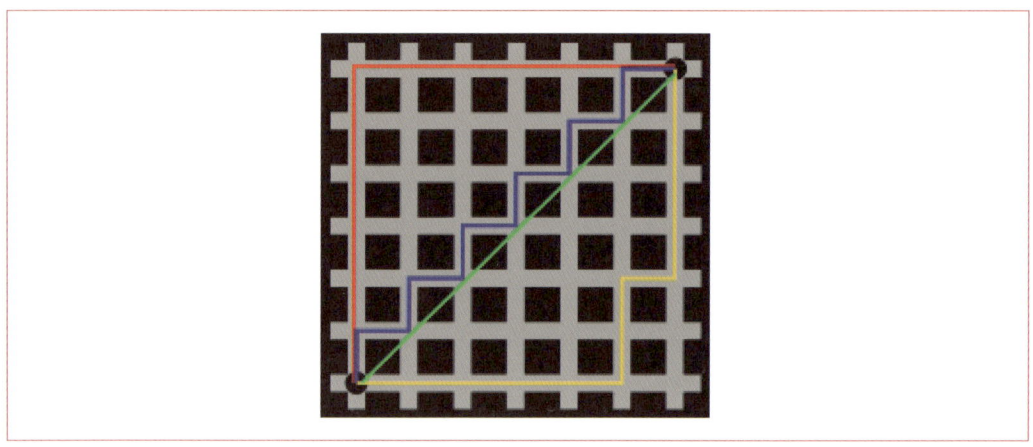

* 출처: https://ko.wikipedia.org/wiki/%EB%A7%A8%ED%95%B4%ED%8A%BC_%EA%B1%B0%EB%A6%AC

유클리드 거리(Euclidean distance)

유클리드 거리는 두 점을 잇는 가장 짧은 직선거리이다.

표준화 거리(Standardized distance)

표준화 거리는 각 변수를 해당변수의 표준편차(standard deviation)로 척도 변환한 후에 유클리드 거리를 계산한 거리이다. 표준화를 하게 되면 척도(scale)의 차이, 분산의 차이로 인한 왜곡을 피할 수 있다. 표준화 거리는 다른 말로 통계적 거리 (Statistical distance) 라고도 한다.

라. 군집결합의 기준 및 방법
위에 설명한 대로, 군집결합의 기준은 모든 대상자들의 거리를 계산한 후 이를 하나의 행렬로 나타내는데 이들 결합방법으로는 단일결합법(single linkage), 완전결합법(complete linkage), 평균결합법(average linkage), 워드법(ward's method) 및 센트로이드법(centroid method)이 있다.

단일결합법(single linkage)

이 방법은 두 대상들 간의 거리가 가장 짧거나 유사성이 가장 큰 것들을 결합하는 방식이다. 두 개의 개별대상들은 최단거리에 의해 분리되며 이들은 첫 번째 군집에 포함된다. 그리고 두 번째 최단거리에 의해 또 다른 대상이 첫 번째 군집에 포함되든지 아니면 두 번째 군집에 포함된다. 즉, 모든 군집화 단계에서 두 군집들 간의 거리는 이들 두 개의 가장 근접한 점들 간의 거리로 볼 수 있다.

완전결합법(complete linkage)

이 방법은 단일 결합법과 유사하나 두 군집들 간의 거리는 가장 먼 대상들 간의 거리에 의해 군집화 되는 점이 다르다고 볼 수 있다.

평균결합법(average linkage)

이 방법은 단일결합법과 완전결합법에 의해 군집화가 시작되지만 하나의 군집에서의 응답자와 또 다른 군집에서의 응답자간의 평균거리를 군집화 기준으로 한다. 즉, 응답자의 모든 쌍(pair)들 간의 평균거리를 두 군집간의 거리로 계산한다. 예를 들며, 응답자 1과 2는 군집(A)에 속하며 응답자 3과 4 그리고 5는 군집(B)에 속한다고 할 때 군집(A)와 (B)간의 거리는 응답자 쌍들간 거리의 평균을 취한다.

워드법(ward's method)

이 방법은 모든 변수들에 대한 각 군집의 평균값을 계산한 후 각 대상들에 대해 각 군집의 평균값으로부터 SED를 계산한다. 이는 모든 대상자들의 SED를 합하여 이를 군집간의 거리로 활용하는 가장 많이 이용되는 군집법 중의 하나이다. 각 단계별 군집화 방법은 먼저 나타난 군집들을 결합한 후에 새로 형성될 군집에 대한 집단내 제곱의 합(error sum of squares)을 최소화시키는 방법으로 군집화를 실행한다.

센트로이드법(centroid method)

이 방법은 집단 센트로이드(centroid는 군집내 모든 관측치들의 평균을 조정한 중심점을 의미) 간의 거리를 측정하는 군집화이다. 만일, 어떤 군집이 단지 하나의 관측치를 가진다면 센트로이드는 그 관측치 자체가 된다. 군집화 과정은 센트로이드간의 거리에 따라 집단을 결합함으로써 계속되며 가장 짧은 거리를 가진 집단들이 먼저 결합된다.

마. 군집의 개수와 분석방법의 선택

군집의 개수를 결정하는 문제는 쉽지 않다. 군집분석을 이용하여 통계적 의사결정을 할 때 가장 큰 문제가 군집수(number of clusters)를 몇 개로 할 것인가 하는 점이다. 군집수의 결정은 여러 학자들이 주장하고는 있지만 정확한 결론은 아직 없다. 따라서, 연구자의 주관에 따라 군집수가 달라질 수 있다는 것이다. 계보적 군집방법들도 이에 대한 적절한 지표를 제공하지 못하는 것은 마찬가지이나, 계보적 방법에서는 군집의 개수보다는 자료의 계보적 구조에 주된 관심이 있다. 이때에도 적절한 군집의 수는 주로 나무구조그림을 이용하여 병합되는 과정에서의 거리가 상대적으로 큰 변화를 보일 경우에 대한 군집 개수를 취한다. 특히 WARD 방법을 이용하는 경우 군집의 개수에 대한 ESS의 증분을 검토하여 급격한 변화가 일어나는 위치에서 대응되는 군집의 개수를 결정하기도 한다. 한편, 어떤 판정기준을 최적화시키는 군집방법에서는 군집의 개수에 대응되는 판정기준의 값을 플롯하여 급격한 변화를 보이는 곳에 대응되는 군집의 개수를 결정하는 방법이 통상적으로 많이 쓰인다. 더욱이 자료의 모집단 분포에 대한 적절한 가정하에서 통계적 가설검정의 분석 내에서 군집의 개수를 알아보는 방법들도 있으나 일반적으로 만족할만한 타당성에는 미흡하다.

앞에서 살펴본 바와 같이 여러 가지 다양한 군집분석 방법들이 존재하나 실제 군집분석을 이용하고자 하는 연구자의 입장에서는 군집방법의 선택이라든가 결과의 해석상 어려운 국면에 봉착하는 경우가 많다. 어떤 군집방법을 선택할 때 고려되어야 할 사항으로는 수학적 또는 계산상의 문제는 물론 사용하고자 하는 분석방법의 기본적 가정들과 그들의 의미 그리고 고려되는 변수들의 특성을 들 수 있다. 두 개의 변수를 가진 개체들에 대한 군집방법을 고려할 때는 무엇보다도 산포도 등을 통한 일차적인 군집의 탐색이 선행되어야 할 것이다. 물론 이 경우 관찰자의 주관적 판단이 개입될 여지는 있으나 때때로 수리적인 알고리즘이 놓치기 쉬운 점들을 쉽게 알아낼 수 있다는 장점을 부인할 수 없다. 일반적으로 계보적 군집방법은 자료전체가 어떤 계보를 지니고 있을 때 유용하다.

군집의 타당성을 검토하는 것은 다음과 같은 직관적인 방법들에 의해 가능하다.

첫째, 동일한 자료를 이용하여 다른 가정에 기초를 둔 여러 가지 군집방법을 적용하였을 때 대부분의 방법에서 제공된 결과가 유사한가를 살펴보는 일이다.

둘째, 주어진 자료를 임의적으로 두 부분으로 나누고 각 부분을 독립적으로 군집시키는 방법이다. 이 때 만약 군집들이 안정되어 있다면 그 결과는 유사할 것이다.

셋째, 어떤 군집분석 알고리즘에 의하여 얻어지는 군집의 안정성을 알아보기 위하여 몇 개의 변수를 제거하는 것이 군집이 구조에 어떤 영향을 미치게 될 것인가를 고찰하는 방법이다. 아무튼 이러한 군집분석은 다변량 자료분석의 첫 단계에 해당된다. 따라서 얻어진 군집을 그냥 받아들이기 보다는 다음 단계의 통계분석을 위한 '탐색적'인 면도 아울러 가지고 있다고 할 수 있다.

III. 스포츠데이터의 활용

조선미, 박지훈

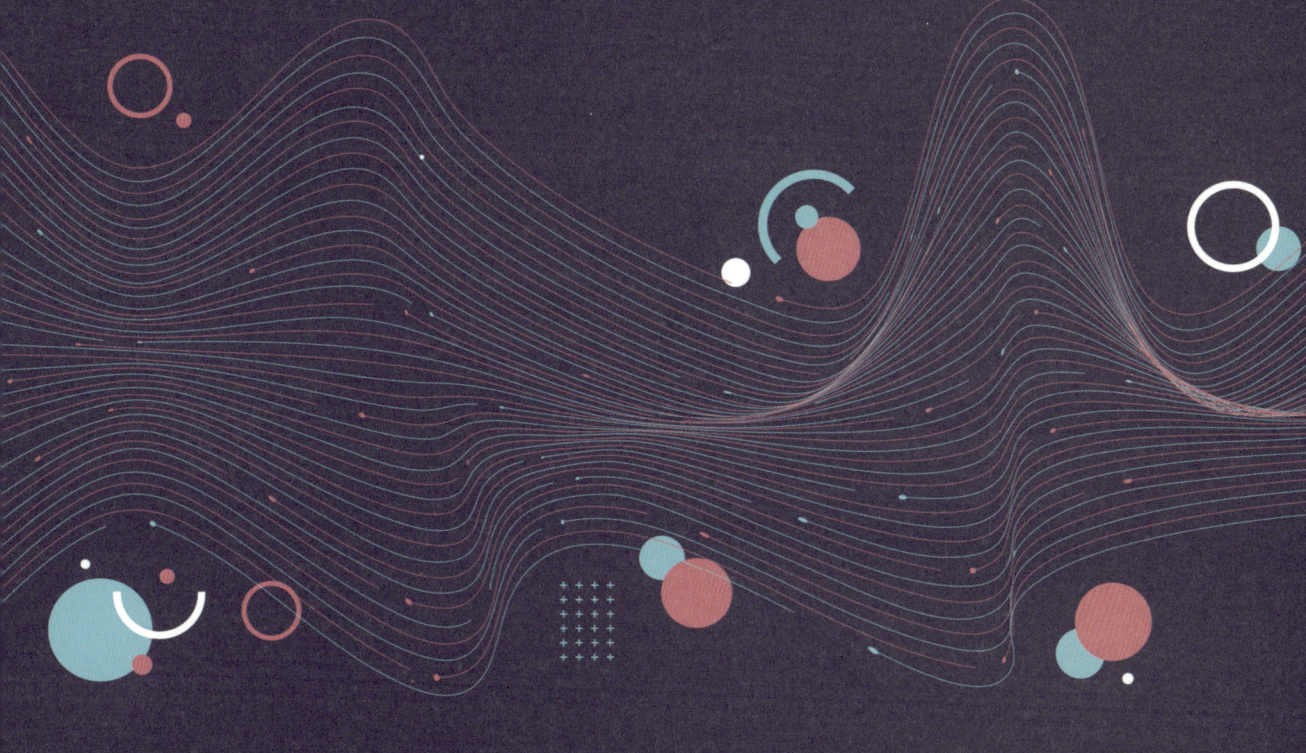

1. 엑셀을 활용한 스포츠데이터 분석
2. 파이썬을 활용한 스포츠데이터사이언스

1. 엑셀을 활용한 스포츠데이터 분석

SPORTS DATA SCIENCE

이 장의 목표는 엑셀을 활용하여 스포츠데이터 분석의 기초를 이해하고, 문제 해결에 적용할 수 있도록 실습하는 것이다. 이에 실습에 필수적으로 필요한 엑셀 기능의 개념과 실습(연습)으로 구성된다. 앞선 장에서는 기초적인 데이터 분석 방법과 해석을 다루었다. 효율적인 스포츠데이터 분석의 이해를 위해 엑셀의 기본적인 사용 가능 및 유경험자를 전제로 하며, 엑셀(Microsoft Excel) 프로그램 준비가 필요조건이다.

스포츠데이터 분석은 보편적으로 스포츠 활동과 관련된 데이터를 수집, 분석, 해석하여 성과 향상, 전략 수립, 의사 결정 등에 활용하는 과정을 포함한다. 스포츠데이터 분석의 목적은 다음과 같다.

- 선수 평가/집단 평가: 선수 또는 집단의 개인 능력, 경기력, 성장 가능성 등을 평가
- 전술 분석: 경기 흐름, 팀 전략, 선수들의 움직임 등을 분석하여 개선 방안 도출
- 경기 예측: 과거 데이터를 기반으로 경기 결과, 승패 확률 등을 예측
- 스포츠 산업 발전: 데이터 기반 의사결정을 통해 스포츠 산업의 효율성/수익성 향상

엑셀 info.

마이크로소프트엑셀 Microsoft Excel

엑셀은 마이크로소프트에서 개발한 연산이 가능한 프로그램이다. 워크시트(스프레드시트) 형태로 구성되어 숫자와 텍스트를 정리하고 계산하는데 사용하는 프로그램이며, 분석 및 정리를 위해 다양한 분야에서 응용되고 있다. 주요 기능은 다음과 같다.

- 문서작성: 표나 수치가 반복 입력되는 문서 작성 편리
- 다양한 함수를 이용한 계산: 재무, 통계, 수학, 찾기, 데이터베이스, 텍스트 관련 함수를 이용하여 복잡한 식을 간단히 할 수 있음
- 데이터 시각화: 통계의 시각화 및 그리기
- 데이터 관리: 많은 양의 데이터 목록을 원하는 조건으로 정렬하거나 필터링 할 수 있음
- 데이터 분석: 인사나 재무와 같은 업무 데이터를 최대한 활용할 수 있게 다양한 방법으로 저장, 통계, 피벗테이블 기능
- 업무 자동화: 매크로 / VBA 등을 통한 업무 자동화

1) 엑셀 기본기능의 이해

(1) 엑셀 워크시트 이해하기

엑셀의 작업영역은 워크시트(스프레드시트)단위로 구성되며, 워크시트는 행과 열의 속성을 가진 셀로 구성된다. 셀은 데이터가 입력되는 단위(한칸)를 의미하며, 셀테두리, 배경 서식, 날짜, 텍스트, 회계 등의 속성을 분석과정에서 유연하게 변경, 적용, 분석, 계산할 수 있다.
워크시트를 나타내는 화면과 주요 기능 및 용어는 다음과 같다.

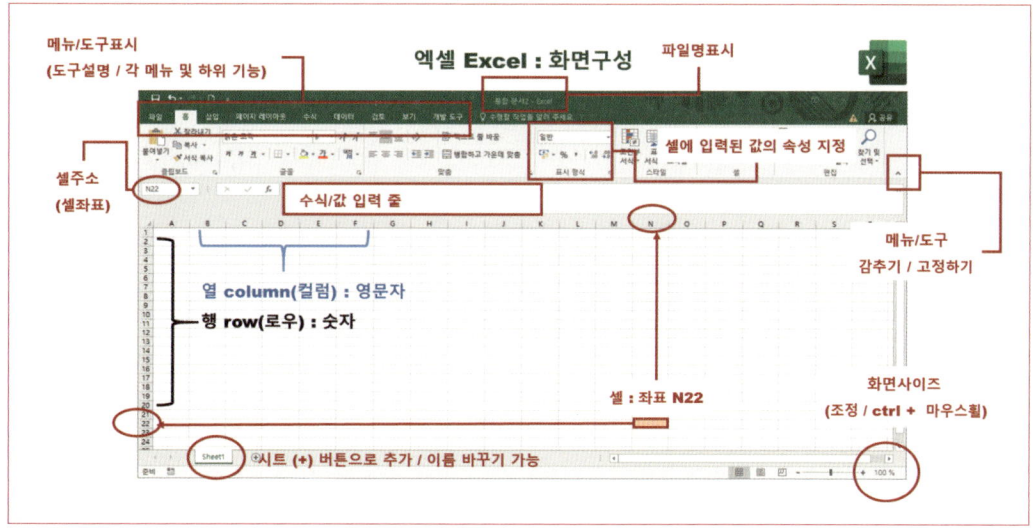

그림 III-1 엑셀 워크시트 주요 화면구성

표 III-1 워크시트 주요 기능 및 용어

구분	내용
행(row)	• 워크시트를 가로로 나누는 선으로 숫자로 표시됨
열(column)	• 워크시트를 세로로 나누는 선으로 영문자로 표시됨
셀	• 행과 열이 만나는 교차점으로 데이터를 입력하고 저장하는 기본 단위임
셀주소	• 셀의 위치를 나타내는 식별자로, 행 번호와 열 문자를 조합하여 표시됨
셀서식	• 셀의 글꼴, 정렬, 테두리, 배경색 등을 설정하는 기능
표시형식	• 셀에 입력된 값의 속성을 정의하는 기능으로 날짜, 회계, 숫자, 텍스트 등을 설정하는 기능
함수	• 셀에 미리 정의된 계산을 수행하는 기능
차트	• 워크시트의 데이터를 시각적으로 표현하는 기능

(2) 셀선택, 범위선택, 참조 이해하기

엑셀 워크시트를 활용한 스포츠데이터 분석 및 연산을 위해서는 분석데이터가 입력(저장)되어 있는 셀을 선택하거나 셀의 범위를 지정하고, 참조 기능을 사용해야 한다. 이 과정은 워크시트 작업에서 가장 기본적인 작업이며, 작업의 효율성과 분석의 정확성과 직결되는 부분이기 때문에 셀에 대한 핵심 개념과 기능을 이해하는 것이 중요하다.

가. 셀선택 하기
- 워크시트의 기초 작업으로 특정셀을 선택하면, 해당 셀의 주소가 강조되어 표시됨
- 셀선택 방법: 마우스 또는 키보드를 활용하여 선택 가능하며, 단일셀을 선택하거나 여러셀을 동시에 다중 선택할 수 있음

표 III-2 셀선택 조작 방법

키	내용
화살표 키	• 선택하고자하는 셀로 이동
Ctrl 키	• Ctrl 키를 누른 채 화살표 키 또는 마우스를 클릭하여 여러 셀을 선택함
Shift 키	• Shift 키를 누른 채 화살표 키 또는 마우스를 클릭하여 셀범위를 선택함
Home 키	• 행의 첫 번째 셀로 이동
End 키	• 행의 마지막 셀로 이동

엑셀 info.

워크시트 기본기능 사용 tip

• 작업하는 워크시트 추가하 : 워크시트 좌측하단 추가 [+]버튼	• 워크시트 삭제 이동 복사, 이름바꾸기: 삭제하고 싶은 워크시트 》 우클릭
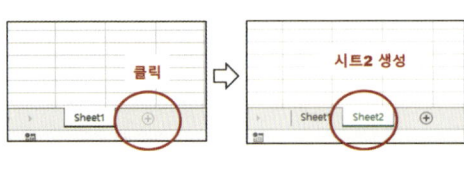	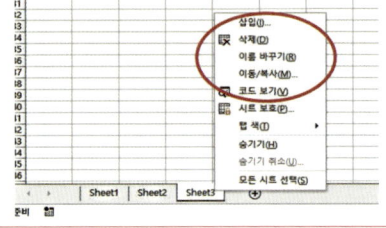

- 행 높이와 열 너비 조정

| ① 셀의 행 / 열 끝에 마우스 올려놓기 》 마우스 커서의 모양이 [✚]으로 변하면 좌클릭 후 너비 조정 | ② 전체 행과 열의 너비 조절 우측상단 [삼각기호]클릭 후 마우스로 너비 조정 | 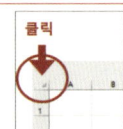 |

나. 범위선택 하기

- 범위는 여러 셀을 포함하는 영역을 의미함
- 열 또는 행 전체를 선택하거나 특정 영역을 선택할 수 있음

표 III-3 범위선택 조작 방법

구분	키	내용
영역 선택 (A2에서 C5까지 범위 선택)	마우스	• 마우스로 원하는 범위를 드래그
	Shift 키	• Shift 키를 누른 채 화살표 키 또는 마우스를 사용하여 선택된 셀부터 이동하는 셀까지 범위를 선택
	Ctrl 키	• Ctrl 키를 누른 채 화살표 키 또는 마우스를 사용하여 여러 셀을 선택
	Ctrl + Shift + 화살표 키	• Ctrl 키와 Shift 키를 누른 채 화살표 키를 사용하여 선택된 셀부터 이동하는 셀까지 범위를 선택
열 또는 행 전체 선택 (C열, D열, 4행, 5행 전체 선택)		• 마우스를 활용해 선택하고자하는 열의 영문자 또는 행의 숫자를 클릭 • Ctrl 키를 누른 채, 마우스로 열 또는 행을 선택하면 다중 행과 열을 선택할 수 있음

다. 참조 이해하기

- 참조는 엑셀에서 다른 셀의 값을 가리키는 방법을 의미함
- 참조기능으로 셀과 셀을 연결함으로써, 데이터의 동적 관리와 연산이 가능함
- 예를 들어, A1 셀에 있는 값을 B1 셀에서 참조([=A1][16] 입력)하면, B1은 A1의 값과 동일한 값을 가지며, A1셀이 변하면 자동으로 B1에도 적용됨
- 스포츠데이터의 유동적, 시퀀스적인 특성을 반영한 분석(스포츠데이터의 실시간 통계분석 도출)을 위해 참조 기능이 응용됨
- 효과적인 수식적용 및 연산, 분석을 위해 참조에 대한 이해가 선행되어야 함
- 참조는 상대참조 및 절대참조로 구분됨

---

[16] 본 챕터에서 엑셀의 입력값은 대괄호 " [ ] "안에 표기함. 실습 시 괄호 안에 수식 또는 값만 엑셀에 입력

표 III-4 상대 참조 및 절대 참조

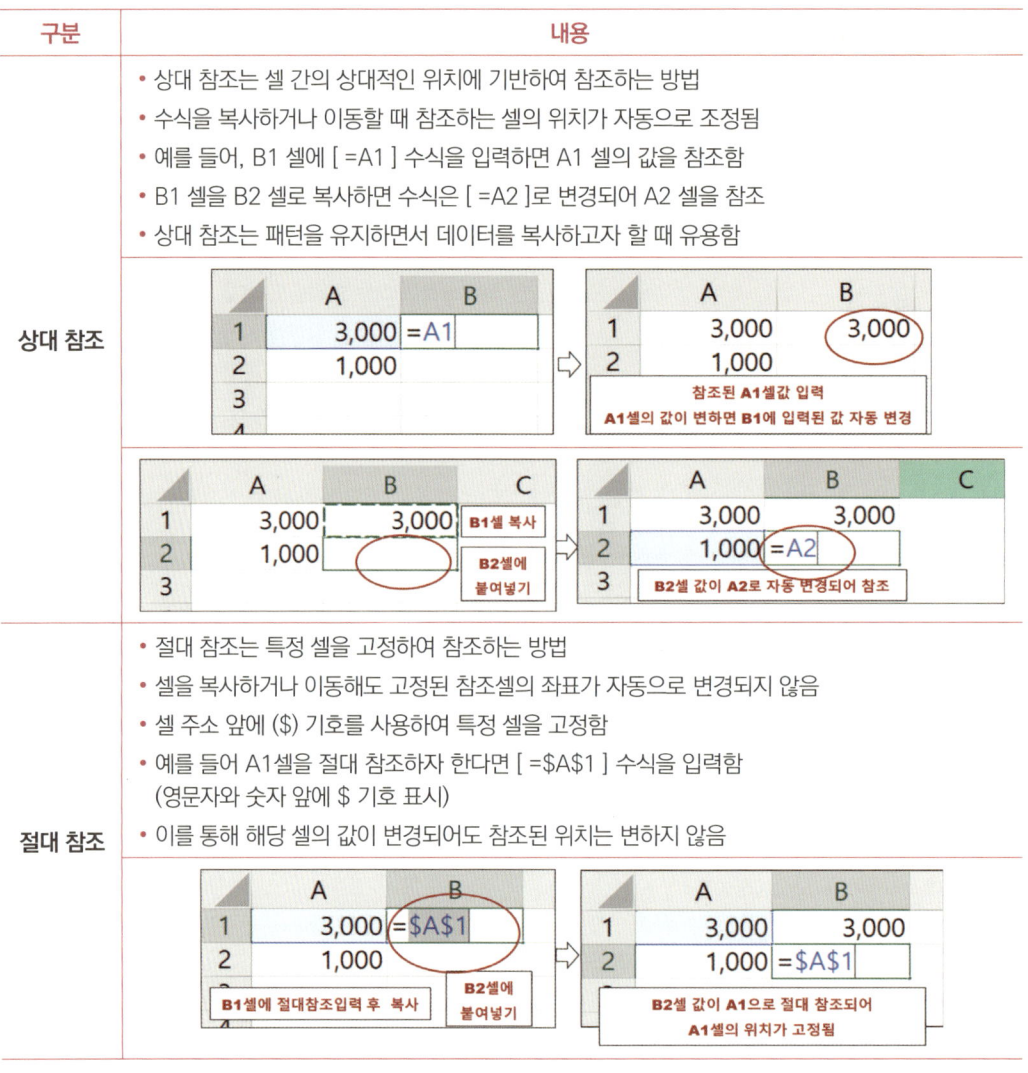

구분	내용
상대 참조	• 상대 참조는 셀 간의 상대적인 위치에 기반하여 참조하는 방법 • 수식을 복사하거나 이동할 때 참조하는 셀의 위치가 자동으로 조정됨 • 예를 들어, B1 셀에 [=A1] 수식을 입력하면 A1 셀의 값을 참조함 • B1 셀을 B2 셀로 복사하면 수식은 [=A2]로 변경되어 A2 셀을 참조 • 상대 참조는 패턴을 유지하면서 데이터를 복사하고자 할 때 유용함
절대 참조	• 절대 참조는 특정 셀을 고정하여 참조하는 방법 • 셀을 복사하거나 이동해도 고정된 참조셀의 좌표가 자동으로 변경되지 않음 • 셀 주소 앞에 ($) 기호를 사용하여 특정 셀을 고정함 • 예를 들어 A1셀을 절대 참조하자 한다면 [=A1] 수식을 입력함 (영문자와 숫자 앞에 $ 기호 표시) • 이를 통해 해당 셀의 값이 변경되어도 참조된 위치는 변하지 않음

• 참조 기능 사용시 셀이 존재하지 않거나 잘못된 참조 방법을 사용하면 참조오류가 발생하며, 오류의 종류에 따른 수정 및 보완을 수행함

표 III-5 참조 오류

참조 오류	내용
#REF!	• 참조하는 셀이 존재하지 않음: 삭제 및 이동, 셀 범위 오류
#NAME?	• 존재하지 않는 함수 이름, 범위 이름 또는 변수 이름을 사용함
#DIV/0!	• 0으로 나누려고 했을 때 발생: 나누는 셀값이 null 또는 '0'값일 때
#VALUE!	• 수식에 잘못된 값 또는 데이터 형식이 사용되었을 때 발생

(3) 셀 표시형식

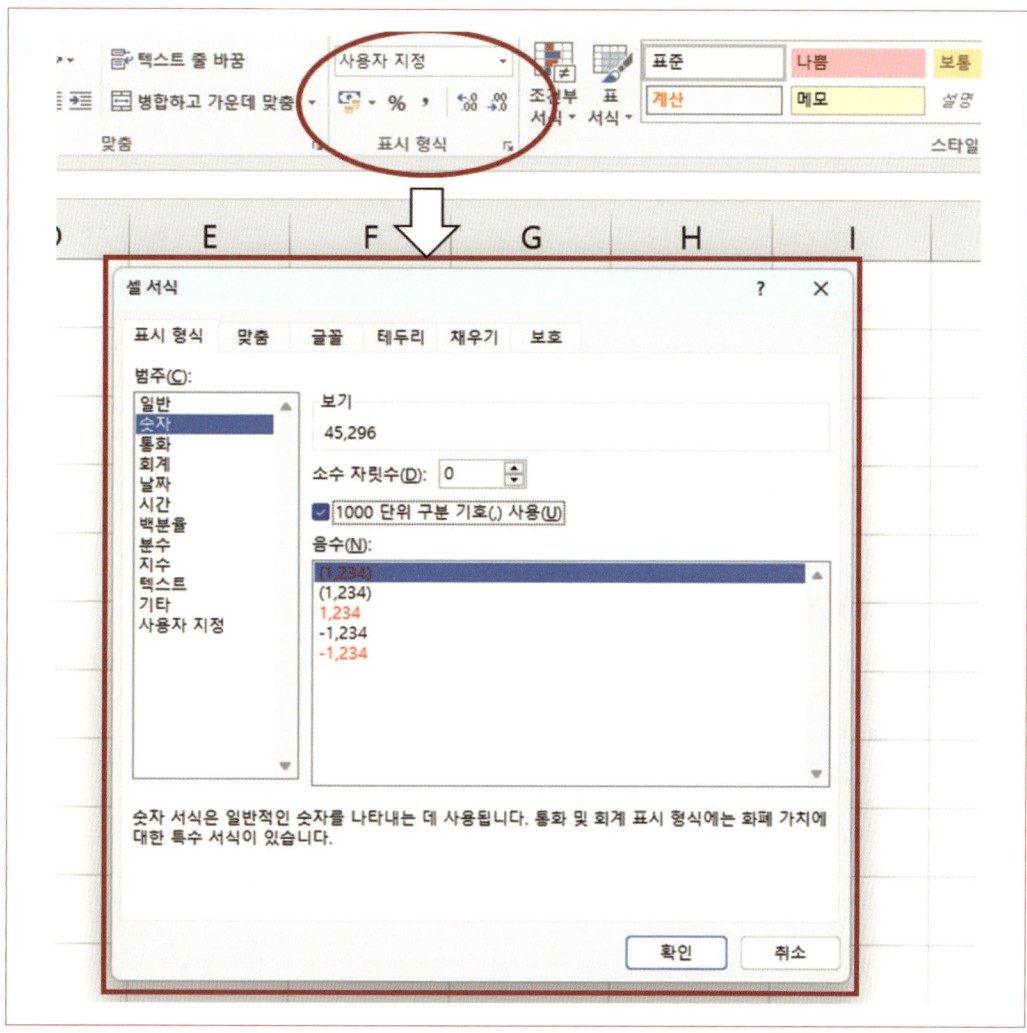

그림 III-2 엑셀 표시형식

엑셀 표시형식은 데이터의 유형을 구분하는 즉, 셀에 표시되는 데이터가 특정 형태로 나타나도록 하는 방법이다. 숫자, 날짜, 시간 등의 데이터를 명확하게 표현하고 사용자가 정보를 쉽게 이해할 수 있도록 한다. 스포츠데이터의 종류에 맞게 표시형식을 지정하여 명확하고 정확한 분석을 수행할 수 있다. 또한, 소수점 자리, 백분율(%) 등의 통계 결과를 정리하고, 글꼴이나 테두리 등의 셀 서식도 표시형식과 함께 조작이 가능하다. 셀 서식의 경우 조건부 서식을 사용하여 특정 값을 강조하거나 특정 범위의 서식을 자동으로 변경 가능하다.

셀 표시형식에 따라 연산(계산)이 불가한 경우가 있기 때문에 수집한 스포츠데이터의 값에 따라 셀 속성을 알맞게 지정해야 한다. 셀의 표시형식은 입력된 데이터값의 속성을 의미하는데 반드시 계산할 수 있는 값과 없는 값을 구분해야 한다. 스포츠데이터 분석과정에서 연산을 위해 셀 표시형식을 확인하고 필요에 따라 변환해야 한다.

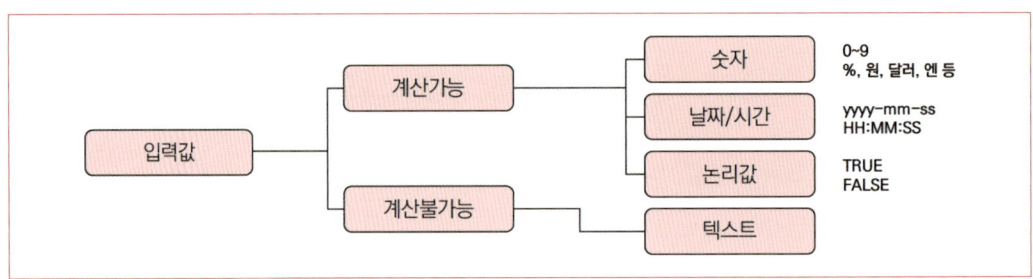

그림 III-3 엑셀 표시형식에 따른 계산 조건

엑셀 info.

셀에 숫자를 입력했는데 자동으로 값이 변한다???

새 워크시트의 셀에 분수 [1/5]과 스코어 [2:5]를 입력해보자. 자동으로 날짜로 변환되며 표시될 것이다.

표시형식에서 변환된 해당 셀의 표시형식을 확인하면 (사용자지정 / mm "월" dd "일")로 변경되었음을 확인할 수 있다. 이는 엑셀이 데이터의 유형을 인식하고 해당 유형에 맞는 기본 표시형식을 자동으로 적용하기 때문이다. 따라서, 엑셀에 스포츠데이터 입력시(경기날짜, 스코어 등) 자동 적용을 방지하기 위해 사전에 해당 셀의 표시형식을 사용자지정으로 직접 지정하기도 한다.

다른 방법으로 값입력시 앞에 (') 기호를 함께 입력하면 셀의 표시형식이 자동으로 변환되지 않고 입력값 그대로 표시된다. (예 ['1/5] 입력 》 [1/5] 표시)

입력값	자동변환
1/5	01월 05일
2:5	02월 05일

2) 엑셀 기본 수식

(1) 산술 연산 (+, -, ×, ÷)[17]

산술 연산자는 두 개 이상의 값을 산술적으로 결합하고, 계산하는데 사용한다. 엑셀에서 가능한 기본 산술 연산은 덧셈, 뺄셈, 곱셈, 나눗셈이며, 연산 순서를 따르기 때문에 괄호를 사용하여 조건에 맞는 연산 순서를 조작하여 연산을 수행한다. 단, 엑셀에서 수식입력을 통한 연산 수행 및 함수 입력 시 등호(=) 기호를 선입력 후 수식을 입력한다.

[17] 엑셀 산술 연산 중 곱셈은 셀 입력시 (*) 기호로, 나눗셈은 (/) 기호로 입력

- 셀에 [2+2]를 입력: 연산 수행이 되지 않음
- 셀에 [=2+2]를 입력: 덧셈의 결과값인 4를 계산 출력
- A1 셀에 [10], B1 셀에 [5]를 입력하고, C1 셀에 [=A1+B1]이라고 입력하여 덧셈 연산을 수행하면 결과값인 15 출력
- 수식 복사 및 자동 채우기: C1셀에 [=A1+B1] 수식을 입력하고 C1셀을 선택한 후 C3셀까지 드래그 하면 C1:C3셀에 각각 [A1+B1], [A2+B2], [A3+B3] 값이 자동입력 되어 3, 7, 11로 계산됨

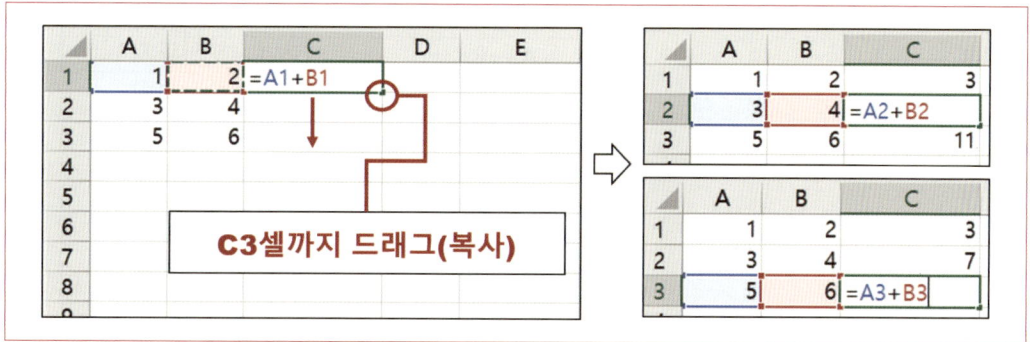

그림 III-4 산술 연산(덧셈) 수식 복사

(2) 비교 연산자 (=, <, >, <=, >=, <>)

비교 연산자는 두 값이 서로 어떤 관계에 있는지 비교하는 데 사용된다. 결과는 참(TRUE) 또는 거짓(FALSE)으로 출력되며, 조건부 서식, 필터링 등에 활용할 수 있다. 비교 연산자의 종류와 기능은 다음과 같다.

표 III-6 비교 연산자

비교 연산기호		내용
(=)	등호	• 두 값이 같은지 확인함
(<)	보다 작다	• 왼쪽 값이 오른쪽 값보다 작은지 비교
(>)	보다 크다	• 왼쪽 값이 오른쪽 값보다 큰지 비교
(<=)	보다 작거나 같다	• 왼쪽 값이 오른쪽 값보다 작거나 같은지 비교
(>=)	보다 크거나 같다	• 왼쪽 값이 오른쪽 값보다 크거나 같은지 비교
(<>)	같지 않다	• 두 값이 다른지 비교

비교 연산은 숫자값을 입력해서 비교할 수도 있으나 주로 참조 또는 선택된 두 개 이상의 셀을 비교하여 참(TRUE)과 거짓(FALSE)을 분석할 때 사용된다. 셀에 입력된 값은 숫자를 기본으로 하되, 크기 비교가 아닌 단순히 같은 값의 여부만 확인하는 (=)나 (〈 〉)의 경우는 텍스트도 비교 연산이 가능하다. 다음은 엑셀 워크시트에 입력 데이터와 및 입력수식을 입력하고, 결과를 확인하는 실습이다.

	A	B	C	D	E	F
1	입력 데이터			입력 수식(비교연산)	결과	비고
2	A	B		=A2=B2	FALSE	문자
3	A	A		=A3=B3	TRUE	문자
4	100	300		=A4=B4	FALSE	숫자
5				=A2<>B2	TRUE	문자
6				=A3<>B3	FALSE	문자
7				=A4<>B4	TRUE	숫자
8				=A4<=B4	TRUE	숫자
9				=A4<B4	TRUE	숫자
10				=A4>=B4	FALSE	숫자
11				=A4>B4	FALSE	숫자

그림 III-5 비교 연산 수식 실습

(3) 논리 연산자 (AND, OR, NOT)

논리 연산자는 두 개 이상의 논리값을 조합하여 새로운 논리값을 만드는 데 활용된다. 엑셀에서는 주로 "IF" 함수와 함께 사용되어 복잡한 조건을 만족하는 값을 추출 및 계산하는데 사용되며, 엑셀의 기본 논리 연산자는 다음과 같다.

표 III-7 논리 연산자

논리 연산기호	내용
AND	• 모든 조건이 참일 때만 참(TRUE)을 출력함
OR	• 하나 이상의 조건이 참이면 참(TRUE)을 출력
NOT	• 주어진 조건이 거짓이면 참, 참이면 거짓(FALSE)을 출력

- A2셀에 [10], B2셀에 [5]를 입력하고, E2셀에 [=AND(A2>6, B2<9)]이라고 입력하여 AND 연산을 수행하면 참(TRUE)값 출력

- A3셀에 [20], B3셀에 [15]를 입력하고, E3셀에 [=OR(A3<15, B3>10)]이라고 입력하여 OR 연산을 수행하면 참(TRUE)값 출력
- A4셀에 [50]을 입력하고, E4에 [=NOT(A4=50)]이라고 입력하여 NOT 연산을 수행하면, 거짓(FALSE) 출력
- A4셀에 [50]을 입력하고, E4에 [=NOT(A5=300)]이라고 입력하여 NOT 연산을 수행하면, 참(TRUE)값 출력

	A	B	C	D	E	F
1	입력 데이터			입력 수식(비교연산)	결과	비고
2	10	5		=AND(A2>6, B2<9)	TRUE	A2에 입력된 값이 6초과, B2에 입력된 값이 9 미만인 모든 조건 만족
3	20	15		=OR(A3<15, B3>10)	TRUE	A3에 입력된 값이 15미만이라는 조건을 만족하진 않지만, B3값이 10 초과라는 조건을 만족
4	50			=NOT(A4=50)	FALSE	A4에 입력된 값이 50으로 (A4=50)이라는 조건이 참이기 때문에 거짓 출력
5				=NOT(A5=300)	TRUE	A4에 입력된 값이 50으로 (A4=300)이라는 조건이 거짓이기 때문에 참 출력
6						

그림 III-6 논리 연산 수식 실습

(4) 기타 연산자: 제곱 (^) 과 제곱근(^/(1/2))

제곱과 제곱근은 스포츠데이터 분석에서 주로 사용하는 연산자 중 하나로 제곱의 경우 (^) 기호를 입력하여 계산한다. 제곱근의 경우 'SQRT' 함수를 사용하는 경우도 있으나, 수식의 (^/(1/2)) 기호로 계산하기도 한다. 숫자를 집적 입력하거나 참조 셀을 선택하여 연산을 수행하며 다음은 제곱 및 제곱근의 연산 입력수식의 예제이다.

표 III-8 제곱 및 제곱근 연산

입력수식	내용	입력수식	내용
[=2^2]	• 2의 제곱	[=A1^2]	• A1셀에 입력된 값의 제곱
[=2^3]	• 2의 세제곱	[=4^(1/2)]	• 4의 제곱근
[=2^n]	• 2의 n제곱	[=I2^(1/2)]	• I2셀에 입력된 값의 제곱근

3) 엑셀 기본 함수

(1) 엑셀함수: 최댓값, 최솟값

최댓값과 최솟값은 스포츠데이터 분석에서 기본적으로 사용되는 통계지표로 데이터의 양적 범위를 내포하기 때문에 선수나 팀과 같은 측정 대상의 데이터적 특징을 파악할 수 있다. 뿐만 아니라, 최댓값과 최솟값은 전체 데이터 분포에서 평균값과 거리가 있다는 것을 전제로 이상치 검토를 위한 도구로 활용되기도 한다.

스포츠데이터에서의 최댓값과 최솟값은 해당 데이터를 크기순으로 정렬했을 때 가장 큰 값과 작은 값으로 나타나며, 엑셀의 필터 기능 및 함수를 활용하면 비교적 쉽게 값을 찾을 수 있다. 그러나 스포츠데이터는 극단의 특징이 있기 때문에, 최댓값과 최솟값만으로 어떤 스포츠 현상을 설명하기에는 다소 무리가 있다. 스포츠데이터를 통해 경기력 및 선수의 움직임을 설명하는데, 하나의 독립적인 통계지표로 설명하는 것은 잘못된 해석의 위험이 존재한다는 것이다. 따라서 스포츠데이터 분석은 다른 통계 지표와 결합하여 활용하는 것이 보편적이며, 이는 스포츠데이터 분석의 핵심이라 할 수 있다. 최댓값과 최솟값은 단순히 크기 비교를 넘어, 선수나 팀의 특이한 성과를 파악하고 향상시키는 데 중요한 역할을 한다. 엑셀 함수를 이용하여 이러한 다양한 통계지표를 계산하고, 결과를 시각적으로 표현하는 방법을 학습함으로써 전략적이고 효율적인 스포츠데이터 분석을 수행할 수 있다.

표 III-9 최댓값, 최솟값 함수

함수	입력수식	내용
최댓값 MAX	[=MAX(숫자1, 숫자2..)]	• 숫자: 최댓값을 구하고자 하는 숫자 또는 셀(범위)
	[=MAX(A2:A12,A14:A27)]	• 'A2:A12', 'A14:A27' 셀(범위)에 입력된 숫자 중 최댓값
	[=MAX(D:D)]	• 열D에 입력된 모든 숫자 중 최댓값
최솟값 MIN	[=MIN(숫자1, 숫자2..)]	• 숫자: 최솟값을 구하고자 하는 숫자 또는 셀(범위)
	[=MIN(A2:A12,A14:A27)]	• 'A2:A12', 'A14:A27' 셀(범위)에 입력된 숫자 중 최솟값
	[=MIN(D:D)]	• 열D에 입력된 모든 숫자 중 최솟값

표 III-10 파일실습: 최댓값 함수

함수	내용	
실습파일	3-1. 엑셀데이터_A[18]	
최댓값 MAX	N열에 입력된 왕복오래달리기출력(VO_2 max)의 최댓값 구하기	
	입력: [= MAX(N:N)]	입력: [=MAX(N2:N6)]
	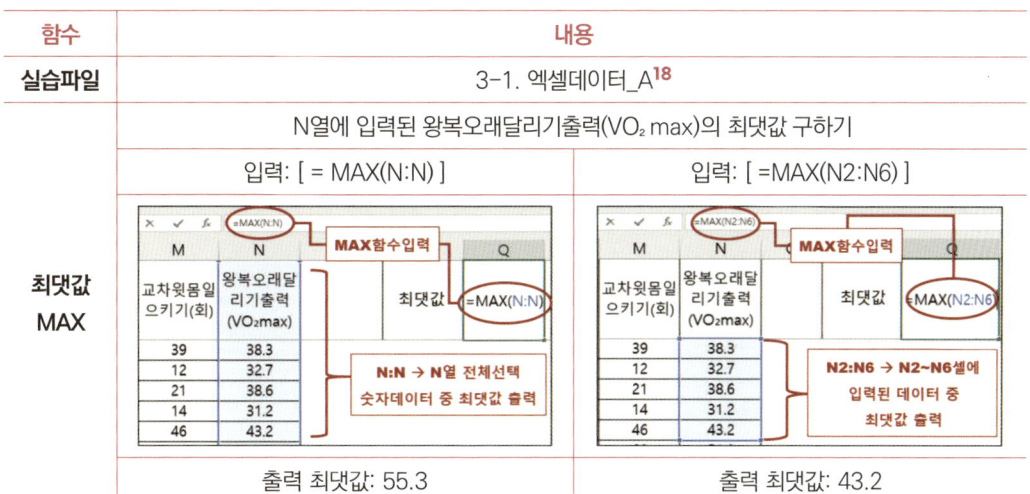	
	출력 최댓값: 55.3	출력 최댓값: 43.2

표 III-11 파일실습: 최솟값 함수

함수	내용	
실습파일	3-1. 엑셀데이터_A	
최댓값 MAX	N열에 입력된 왕복오래달리기출력(VO_2 max)의 최솟값 구하기	
	입력: [= MIN(N:N)]	입력: [=MIN(N2:N6)]
	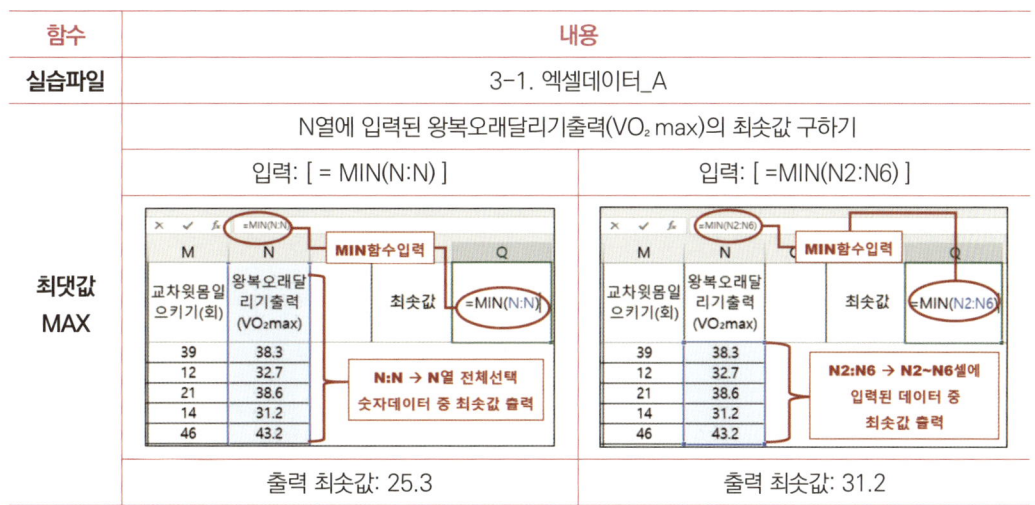	
	출력 최솟값: 25.3	출력 최솟값: 31.2

[18] 데이터 실습용데이터 '3-1. 엑셀데이터_A'는 국민체육진흥공단(KSPO)의 국민체력100 체력 측정 데이터 중 성인 데이터 중 일부(성인 119명)를 발췌한 것이다.

엑셀 info.
엑셀 필터 기능 사용 tip

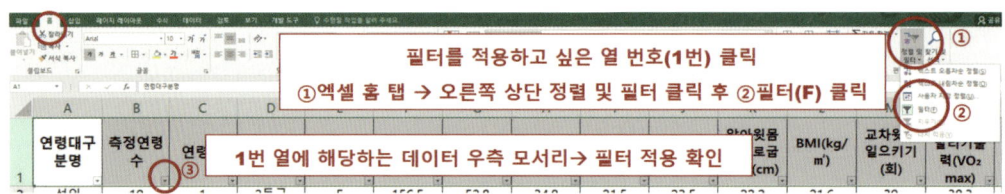

엑셀의 필터 기능은 데이터 집합에서 특정 기준에 따라 데이터를 정렬하거나, 특정 데이터를 선택하는데 유용한 기능이다. 필터 기능을 적용하여 효율적인 데이터 분석과 정보검색이 가능하다.

- 오름차순: 해당열의 작은 수부터 큰 수로 순차적 정리
- 내림차순: 해당열의 큰 수부터 작은 수로 순차적 정리
- 특정 데이터 선택: 체크박스를 활용하여 특정 데이터 선택
- 다중필터: 여러 열에 걸쳐 특정 데이터를 선택하여 조건에 맞는 데이터를 선택

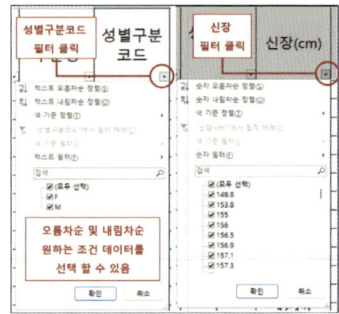

(2) 엑셀함수: 평균

통계 데이터의 대표적인 중심경향값인 평균값을 엑셀로 계산하는 방법은 지정한 범위의 모든 값을 더하는 'SUM'함수와 '나누기 수식(/)'을 활용하여 직접 계산하는 방법도 있으나, 엑셀함수 'AVERAGE'를 사용하여 비교적 간단하게 계산할 수 있다. 계산 결과는 '셀표시형식'과 소수점자릿수를 조절한다.

표 III-12 평균 함수

함수	입력수식	내용
평균 AVERAGE	[=AVERAGE(숫자1, 숫자2.)]	• 숫자: 평균을 구하고자 하는 숫자 또는 셀(범위)
	[=AVERAGE(M3:M4,M9:M10)]	• 'M3:M4', 'M9:M10' 셀(범위)에 입력된 데이터의 평균
	[=AVERAGE(A:A)]	• 열A에 입력된 모든 데이터의 평균

표 III-13 파일실습: 평균 함수

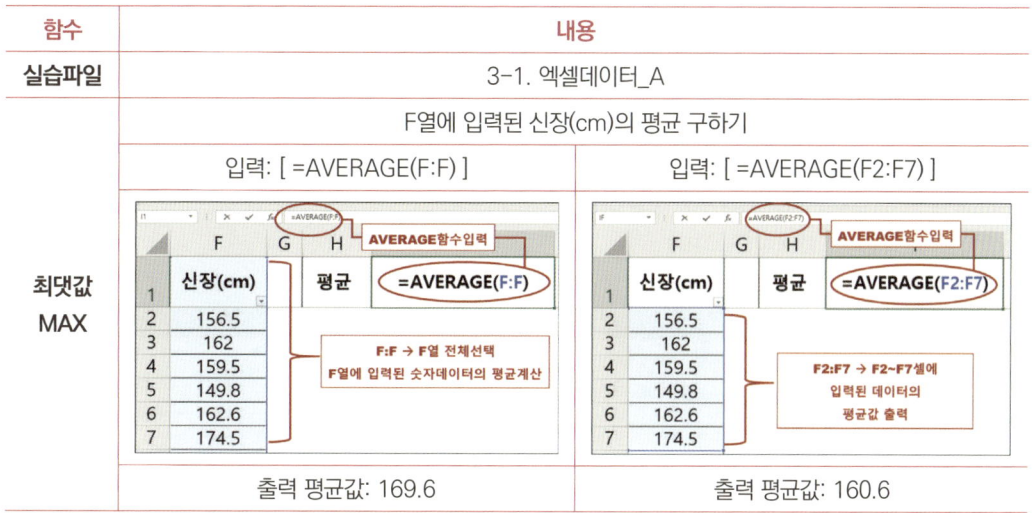

(3) 엑셀함수: 중앙값

중앙값은 평균과 함께 대표적인 중심경향값으로 활용되는 통계지표이다. 중앙값은 데이터 집합의 크기(n)의 홀수 또는 짝수 여부에 따라 계산 방법에 차이가 있는데, 데이터가 홀수개일 경우 데이터를 크기순으로 정렬했을 때 가운데 위치한 값을 의미한다. 짝수의 경우에는 중앙에 위치한 두 숫자의 평균을 사용하여 중앙값을 계산한다.

중앙값을 구하는 엑셀함수는 'MEDIAN'이며, 엑셀 함수를 사용하면, 데이터 집단의 홀수 또는 짝수 여부와 관계없이 간단하게 중앙값을 계산할 수 있다.

표 III-14 중앙값 함수

함수	입력수식	내용
중앙값 MEDIAN	[=MEDIAN(숫자1, 숫자2.)]	• 숫자: 중앙값을 구하고자 하는 숫자 또는 셀(범위)
	[=MEDIAN(I6:I9,I11:I13)]	• 'I6:I9', 'I11:I13' 셀(범위)에 입력된 데이터 집단의 중앙값
	[=MEDIAN(B:B)]	• 열B에 입력된 데이터 집단의 중앙값

엑셀 info.

엑셀 틀고정 기능 tip

엑셀 틀고정 기능은 스크롤을 해도 일정한 영역이 항상 화면에 보이도록 고정하는 기능이다. 큰 데이터 시트를 다룰 때 유용하며, 행 또는 열의 제목을 항상 보이게 하여 엑셀에 정리된 스포츠데이터를 쉽게 읽고 해석할 수 있도록 돕는다.

- 틀고정: 선택한 셀의 위에 있는 모든 행과 왼쪽에 있는 모든 열을 고정함
- 위쪽 행 고정: 현재 선택된 행의 위쪽 행을 고정함
- 첫 번째 열 고정: 첫 번째 열을 고정함
- 틀고정 취소: 해당 시트의 틀고정 취소

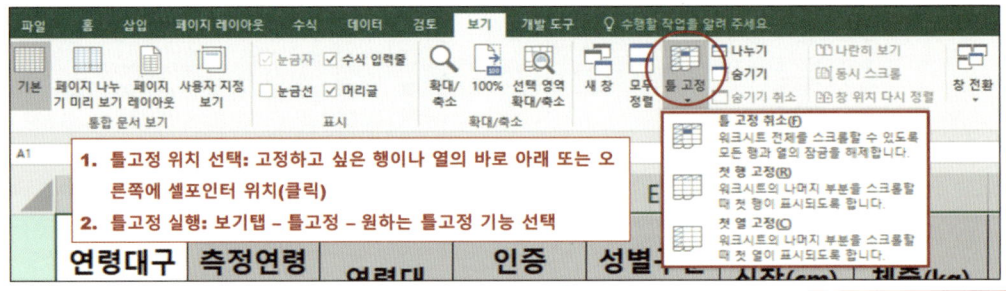

표 III-15 파일실습: 중앙값 함수

함수	내용	
실습파일	3-1. 엑셀데이터_A	
	M열에 입력된 교차윗몸일으키기(회)의 중앙값 구하기	
	입력: [=MEDIAN(M:M)]	입력: [=MEDIAN(M2:M7)]
중앙값 MEDIAN	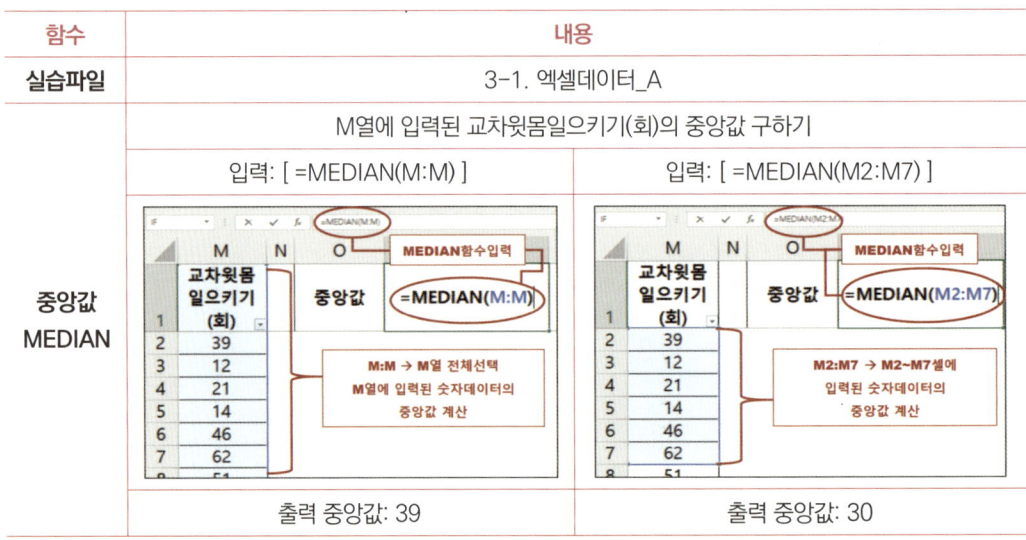	
	출력 중앙값: 39	출력 중앙값: 30

(4) 엑셀함수: 분산과 표준편차

분산과 표준편차는 데이터의 산포도를 파악하는 데 있어 핵심적인 역할을 하는 통계지표로 기초통계, 고급통계, 추리통계 영역 전반에서 활용도가 높다. 분산은 데이터가 평균에서 얼마나 떨어져 있는지 측정하는 도구로 각 데이터(관측치)에서 평균을 뺀 편차(d)들의 제곱 평균으로 계산한다. 분산이 크면 데이터가 평균에서 넓게 퍼져 있음을 의미하고, 분산이 작으면 데이터가 평균 주변에 더욱 밀집해있음을 나타낸다. 분석 대상 스포츠데이터의 모집단(population) 또는 표본집단(sample) 여부에 따라 계산 공식의 차이가 있다.

표 III-16 분산

공식		계산과정
모집단분산 $\sigma^2 = \dfrac{\sum_{i=1}^{N}(x_i - \mu)^2}{n}$	표본분산 $s^2 = \dfrac{\sum_{i=1}^{n}(x_i - \bar{x})^2}{n-1}$	• 각 데이터와 평균의 차 계산(값-평균): 편차(d) 산출
		• 편차(d)들을 제곱한 뒤 전체 합 계산
		• 편차(d)제곱합을 사례수(n 또는 n-1)로 나눔

분산을 구하는 엑셀함수는 'VAR' 함수이다. 분석 데이터가 모집단이면 'VAR.P' 함수를 사용하고, 표본집단이면 'VAR.S'를 사용한다.

표 III-17 분산 함수

함수	입력수식	내용
분산 VAR	[=VAR(숫자1, 숫자2.)]	• 숫자: 분산을 구하고자 하는 숫자 또는 셀(범위)
	[=VAR.S(A2:A6,A9:A13)] 분석데이터: 표본집단	• 'A2:A6', 'A9:A13' 셀(범위)에 입력된 데이터 집단의 분산
	[=VAR.P(A:A)] 분석데이터: 모집단	• 열A에 입력된 데이터 집단의 분산

표 III-18 파일실습: 분산 함수

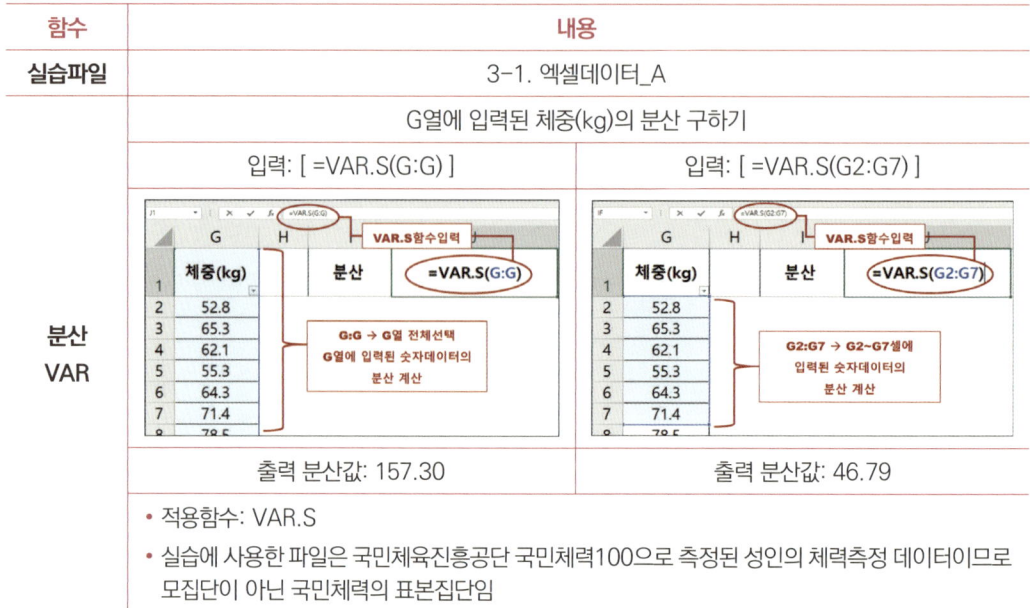

- 적용함수: VAR.S
- 실습에 사용한 파일은 국민체육진흥공단 국민체력100으로 측정된 성인의 체력측정 데이터이므로 모집단이 아닌 국민체력의 표본집단임

표준편차는 분산의 제곱근으로 계산하며, 분산의 실용적 해석을 가능하게 하는 통계지표이다. 즉, 표준편차를 통해 데이터의 분포가 평균으로부터 얼마나 퍼져있는지 보다 직관적으로 확인할 수 있다. 엑셀을 활용하여 표준편차를 구하는 방법은 계산된 분산을 활용하는 방법과 표준편차를 구하는 함수 'STDEV'를 활용하는 방법 두 가지로 구할 수 있다.

표준편차 함수인 'STDEV' 사용할 시, 분산과 마찬가지로 분석 데이터의 모집단 또는 표본집단 여부에 따라 'STDEV.P' 함수와 'STDEV.S' 함수를 선택한다.

표 III-19 표준편차 함수

함수	입력수식	내용
분산의 제곱근 계산	[=SQRT(분산값.)]	• 'SQRT' 함수를 사용하여 제곱근 계산
	[=분산값^(1/2)]	• (^(1/2)) 수식 사용하여 제곱근 계산
표준편차 STDEV	[=STDEV(숫자1, 숫자2.)]	• 숫자: 표준편차를 구하고자 하는 숫자 또는 셀(범위)
	[=STDEV.S(A2:A6,A9:A13)] 분석데이터: 표본집단	• 'A2:A6', 'A9:A13' 셀(범위)에 입력된 데이터 집단의 표준편차
	[=STDEV.P(A:A)] 분석데이터: 모집단	• 6열A에 입력된 데이터 집단의 표준편차

표 III-20 파일실습: 표준편차 함수

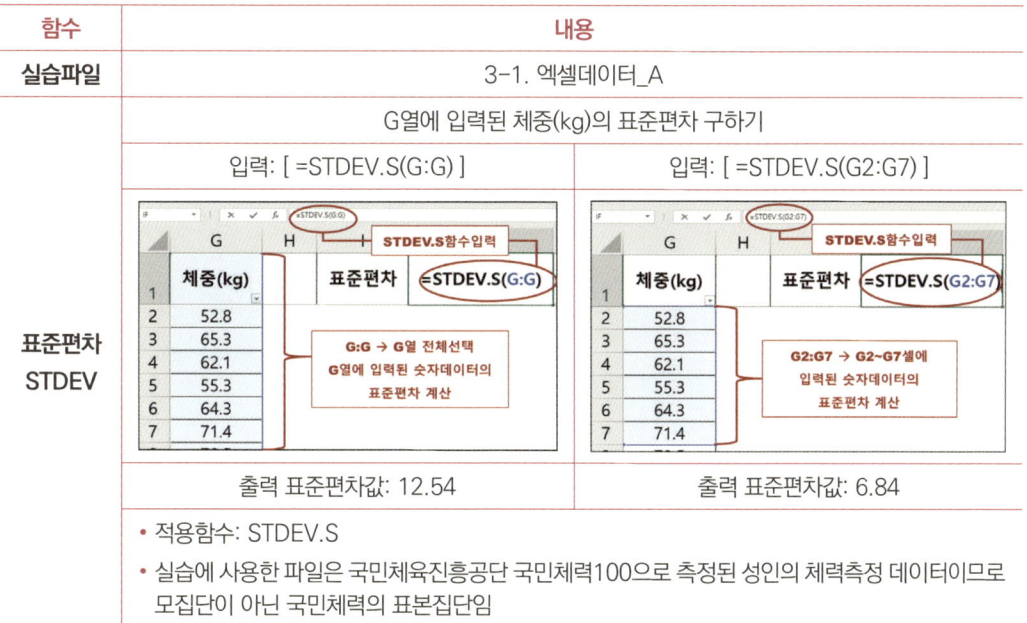

- 적용함수: STDEV.S
- 실습에 사용한 파일은 국민체육진흥공단 국민체력100으로 측정된 성인의 체력측정 데이터이므로 모집단이 아닌 국민체력의 표본집단임

엑셀 info.

데이터 분석과 결측치 처리

데이터 분석을 수행할 때, 처음부터 완벽하게 정리된 측정 데이터를 구성하는 것은 쉽지 않다. 실제로 데이터를 다루다 보면, 종종 결측치(null 또는 NA 값)가 포함되어 있는데 결측치는 데이터 수집 과정에서 정보가 누락되거나 기록되지 않아 발생한다. 이러한 결측치를 그대로 두고 분석을 진행하면, 통계적 분석이 왜곡되거나 잘못된 결론을 도출할 위험이 있다. 따라서, 결측치를 적절히 처리하는 것은 데이터 분석의 정확도와 신뢰성을 보장하는 필수적인 단계이다. 결측치를 처리하는 방법 중 하나로 평균, 분산, 중앙값과 같은 통계적 수치를 활용한다.

- 평균 활용: 결측치가 있는 변수의 평균값을 계산하여 평균값으로 대체
- 중앙값 활용: 이상치가 많거나 데이터 분포가 비대칭일 때 유용
- 분산을 고려한 결측치 활용: 데이터 세트의 전반적인 변동성을 유지하는 데 중요

결측치 처리 방법을 선택할 때는 데이터의 성격, 분포, 그리고 분석 목적을 고려하여, 결측치 처리 전략을 신중하게 계획하고, 필요한 경우 다양한 방법을 시험하여 최적의 결과를 도출해야 한다.

(5) 엑셀함수: 사분위편차와 박스플롯

사분위편차와 박스플롯은 스포츠데이터 분석에서 데이터의 분포와 중심 경향을 이해하는 데 필수적인 도구다. 사분위편차는 범위의 일종으로 수집된 자료의 크기 순서로 백등분하여 배열했을 때, 75번째 점수에서 25번째 점수 사이의 점수들의 평균을 나타내는 통계지표이다. 이는 중앙값인 50백분위 점수에서 자료가 흩어진 정도(가운데를 중심으로 50%)를 의미하며, 데이터 분포에서 이상치의 영향을 받지 않는 중심부의 변동성을 측정하는데 유용하다.

표 III-21 사분위편차

사분위수	내용	사분위수
제1사분위수 Q1	• 누적 백분율 25%에 해당하는 값	$Q = \dfrac{Q_3 - Q_1}{2}$
제2사분위수 Q2	• 누적 백분율 50%에 해당하는 값	
제3사분위수 Q3	• 누적 백분율 75%에 해당하는 값	

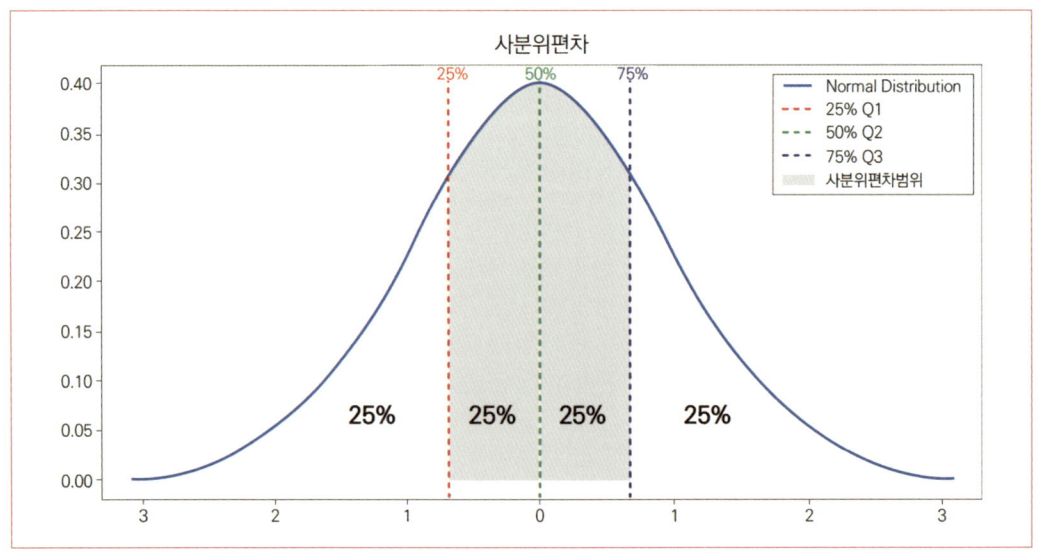

그림 III-7 사분위편차

사분위편차는 Q1(25%)와 Q3(75%) 사이의 평균으로 계산되므로 사분위편차를 구하기 위해 분석 데이터의 사분위수(Q1, Q2, Q3)를 찾아야한다. 엑셀의 'QUARTILE' 함수를 사용하면 비교적 간단하게 사분위수를 계산할 수 있다.

사분위편차 계산은 다음과 과정을 따른다.

첫째, 구하고자하는 데이터(변수) 범위를 선택하여 사분위수(Q1, Q2, Q3)를 구한다.
둘째, Q1과 Q3 사이값의 평균((Q3-Q1) ÷ 2)을 구한다.

표 III-22 사분위편차

함수	입력수식	내용
사분위수 QUARTILE	[=QUARTILE.EXC(G:G, 1)]	• G열에 입력된 숫자데이터의 Q1값 계산
	[=QUARTILE.EXC(G:G, 2)]	• G열에 입력된 숫자데이터의 Q2값 계산
	[=QUARTILE.EXC(G:G, 3)]	• G열에 입력된 숫자데이터의 Q3값 계산
사분위편차	[=(Q3-Q1)/2]	• 계산된 사분위수 Q1과 Q3값을 수식에 적용하거나 값이 입력된 해당 셀 선택

표 III-23 파일실습: 사분위편차 함수

함수	내용	
실습파일	3-1. 엑셀데이터_A	
사분위수 QUARTILE	G열에 입력된 체중(kg)의 표준편차 구하기	
	함수	계산결과
	입력: [=QUARTILE.EXC(G:G, 1)]	출력 Q1값: 62.9
	입력: [=QUARTILE.EXC(G:G, 2)]	출력 Q2값: 70.1
	입력: [=QUARTILE.EXC(G:G, 3)]	출력 Q3값: 77.2
	차례데로 Q2, Q3 계산	
사분위편차	입력: [=(77.2-62.9)/2]	사분위편차: 7.15
	입력: [=(J4-J2)/2] (J4셀: Q3값, J2: Q2값)	

사분위편차 7.15는 체중 자료의 가운데값(중앙값 또는 Q2)을 중심으로 50%에 해당하는 값들의 분포(편차)를 의미함

박스플롯은 사분위편차를 포함하여 데이터의 중앙값, 사분위수, 그리고 이상치를 시각적으로 보여주는 그래프다. 이 그래프는 데이터의 '상자' 형태로 나타내며, 상자의 중간에 있는 선은 중앙값을, 상자의

위아래 경계는 각각 Q3와 Q1을 나타낸다. 박스플롯의 가운데 상자 위의 꼬리(수염)의 양끝은 각각 최댓값 및 최솟값을 의미하고, 상자 범위의 1.5의 범위를 벗어나는 데이터는 이상치로 간주하여 그래프에 표시된다.

표 III-24 파일실습: 박스플롯 그리기

함수	내용
실습파일	3-1. 엑셀데이터_A
박스플롯 Box Plot	G열에 입력된 체중(kg)의 박스플롯 그리기
	1. 체중데이터가 입력된 데이터 셀(G1:G120)을 선택하거나, G열을 선택
	2. 엑셀 '삽입' 탭의 (차트 – 모든차트보기 기능 선택)
	3. 상자수염그림 선택 후 확인
	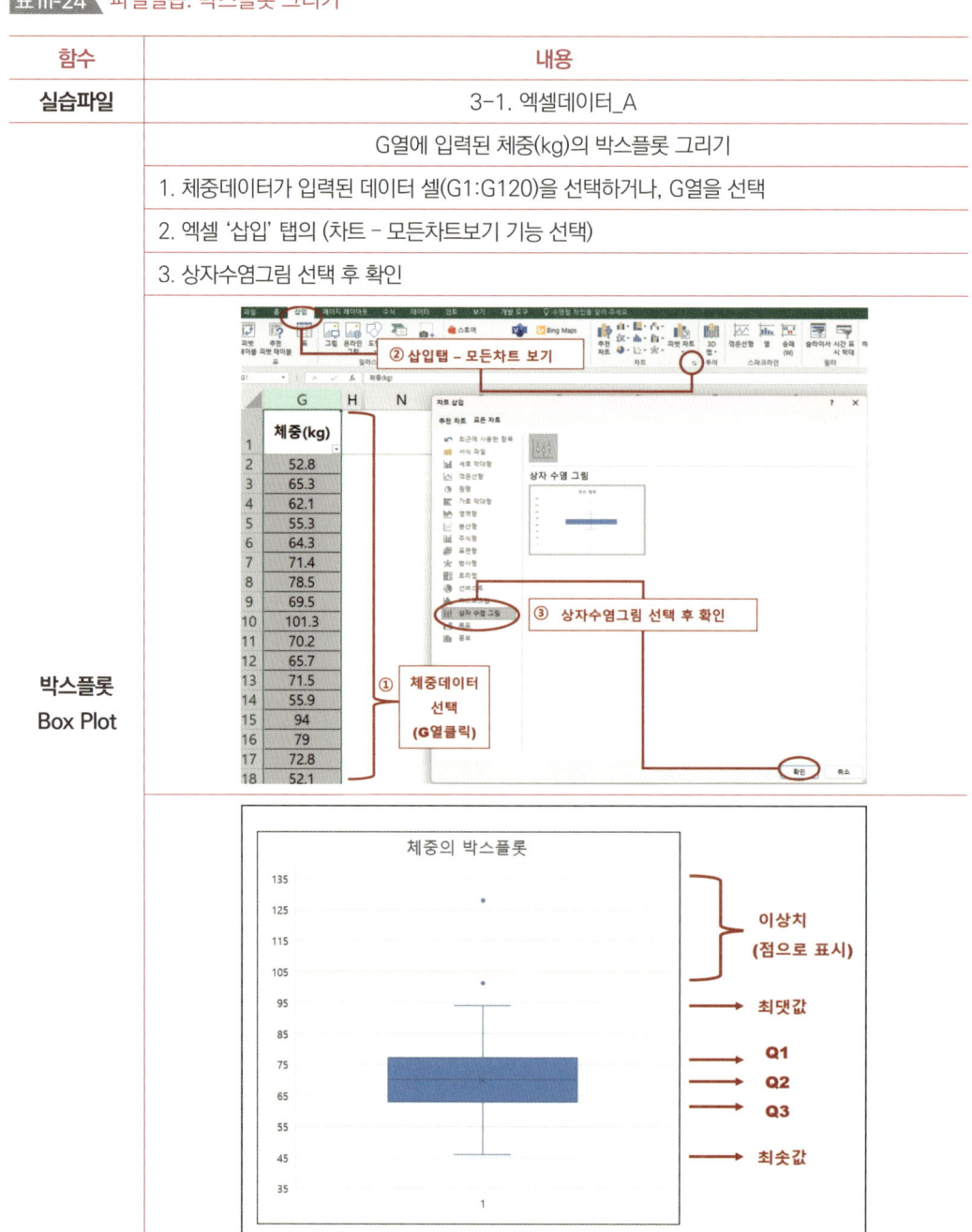
	축옵션 조절 – 최솟값: 20, 최댓값: 135 / 서식 기능으로 차트 색 조절 가능

4) 엑셀 함수: 조건문 'IF'

엑셀의 조건부 연산기능은 특정 조건을 충족하는 데이터를 찾거나 조건에 따라 작업을 수행하여 데이터를 보다 효과적으로 분석할 수 있게 돕는다. 주요 조건함수로는 'IF', 'SUMIF', 'AVERAGEIF', 'COUNTIF' 함수가 대표적이다.

(1) 조건함수: IF

'IF' 함수는 주어진 조건이 참(True)인지 거짓(False)인지를 평가하고, 그 결과에 따라 두 가지 다른 결과 중 하나를 반환한다.

표 III-25 조건함수 IF

함수	입력수식	내용
조건함수 IF	[=IF(condition, value_if_true, value_if_false)]	• condition: 평가할 조건 • value_if_true: 조건이 참일 경우 반환할 값 • value_if_false: 조건이 거짓일 경우 반환할 값
	[=IF(A1 >15, "TRUE", "FALSE")]	• A1에 입력된 값이 15 초과이면 "TRUE", 그렇지 않으면 "FALSE"를 반환
	반환하고자 하는 값이 문자일 경우 큰따옴표(" ") 사용 표기	

표 III-26 파일실습: 조건함수 IF

함수	내용
실습파일	3-1. 엑셀데이터_A
조건함수 IF	조건: M열에 입력된 값의 교차윗몸일으키기(회)가 20회 초과면 "Pass" |	M	N	O	P
---	---	---	---	---
1	교차윗몸일으키기(회)		조건함수 IF 입력수식	결과
2	39		=IF(M2 >20, "Pass", "Fail")	Pass
3	12		=IF(M3 >20, "Pass", "Fail")	Fail
4	21		=IF(M4 >20, "Pass", "Fail")	Pass
5	14		=IF(M5 >20, "Pass", "Fail")	Fail
6	46		=IF(M6 >20, "Pass", "Fail")	Pass
7	62		=IF(M7 >20, "Pass", "Fail")	Pass	 M2 부터 순차적으로 M120까지 조건함수 IF 수식 입력 (셀 복사 및 자동 채우기 가능) 개인기록의 **Pass / Fail** 결과 확인

(2) 합 조건함수: SUMIF

'SUMIF' 함수는 선택한 셀안의 입력값을 모두 더하는 'SUM' 함수에 조건함수 'IF'를 적용한 것으로, 지정된 조건에 해당하는 셀의 값을 합산하는 함수이다. 즉, 특정 범위에서 조건을 만족하는 값을 모두 더하는 계산을 수행한다. 조건이 하나이면 'SUMIF' 함수를 사용하고, 조건이 두 개 이상이면 'SUMIFS'를 사용한다.

표 III-27 합 조건함수 SUMIF

함수	입력수식	내용
합 조건함수 SUMIF	[=SUMIF(range, criteria, [sum_range])]	• range: 조건을 적용할 셀 범위 • criteria: 적용할 조건 • sum_range: 합을 계산할 셀 범위
	[=SUMIF(A1:A10, ">20", B1:B10)]	• A1~A10까지의 셀에 입력된 값이 20 초과인 경우, 해당하는 B열의 값을 모두 합산
	[=SUMIF(E:E, "F", M:M)]	• E열에 입력된 값 중 "F"라고 입력된 값의 M열 값을 모두 합산

표 III-28 파일실습: 합 조건함수 SUMIF

함수	내용
실습파일	3-1. 엑셀데이터_A
합 조건함수 SUMIF	조건: 남성과 여성(E열)의 교차 윗몸 일으키기(회)(M열) 총합

	E	M	N	O	P
1	성별구분코드	교차윗몸일으키기(회)	성별	입력수식	결과
2	F	39	남	=SUMIF(E:E,"M",M:M)	3,090
3	F	12	여	=SUMIF(E:E,"F",M:M)	1,408
4	F	21			
5	F	14		남성: E열에서 "M" 조건을 만족하는 M열에 입력된 모든 값을 합산	
6	F	46		여성: E열에서 "F" 조건을 만족하는 M열에 입력된 모든 값을 합산	
7	M	62			
8	M	51			

(3) 평균 조건함수: AVERAGEIF

'AVERAGEIF' 함수는 선택한 셀에 입력된 숫자의 평균을 구하는 'AVERAGE' 함수에 조건함수 'IF'를 적용한 것으로, 지정된 조건에 해당하는 셀값의 평균을 구하는 함수이다. 평균 조건 함수 역시, 조건이 하나이면 'AVERAGEIF' 함수를 사용하고, 조건이 두 개 이상이면 'AVERAGEIF'를 사용한다.

표 III-29 평균 조건함수 AVERAGEIF

함수	입력수식	내용
평균 조건함수 AVERAGEIF	[=AVERAGEIF(range, criteria, [average_range])]	• range: 조건을 적용할 셀 범위 • criteria: 적용할 조건 • average_range: 평균을 계산할 셀 범위
	[=AVERAGEIF(A1:A10, ")=10", B1:B10)]	• A1~A10까지의 셀에 입력된 값이 10 이상인 경우, 해당하는 B열의 값의 평균을 구함
	[=AVERAGEIF(E:E, "F", M:M)]	• E열에 입력된 값 중 "F"라고 입력된 값의 M열 값의 평균 계산

표 III-30 파일실습: 평균 조건함수 AVERAGEIF

함수	내용
실습파일	3-1. 엑셀데이터_A
평균 조건함수 AVERAGEIF	조건: 인증구분명(D열) 별 앉아윗몸앞으로굽히기(cm)(K열)의 평균 구하기

	D	K	N	O	P
1	인증구분명	앉아윗몸으로굽히기(cm)	성별	입력수식	결과
2	2등급	22.2	1등급	=AVERAGEIF(D:D, "1등급", K:K)	18.61
3	참가증	13.2	2등급	=AVERAGEIF(D:D, "2등급", K:K)	18.59
4	참가증	5.7	3등급	=AVERAGEIF(D:D, "3등급", K:K)	12.69
5	2등급	19	참가증	=AVERAGEIF(D:D, "참가증", K:K)	9.69
6	2등급	15.3	참가증: D열의 참가증 값을 만족하는 K값의 평균을 구함		
7	2등급	25.1			

(4) 빈도 조건함수: COUNTIF

'COUNTIF' 함수는 특정 조건을 만족하는 데이터의 개수를 파악하거나 통계를 계산하는 함수이다. 즉, 빈도를 구하는 함수를 의미하며, 다른 조건함수와 마찬가지로 조건이 하나인 경우는 'COUNTIF' 함수를 사용하고, 두 개 이상이면 'COUNTIFS'를 사용한다.

표 III-31 빈도 조건함수 COUNTIF

함수	입력수식	내용
빈도 조건함수 COUNTIF	[COUNTIF(range, criteria)]	• range: 조건을 적용할 셀 범위 • criteria: 적용할 조건
	[=COUNTIF(A1:A10, "직구")]	• A1~A10까지의 셀에 입력된 값 중 "직구"라고 입력된 셀의 개수를 구함
	[=COUNTIF(E:E, "1등급")]	• E열에 입력된 값 중 "1등급"이라고 입력된 셀의 개수를 구함

표 III-32 파일실습: 빈도 조건함수 COUNTIF

함수	내용
실습파일	3-1. 엑셀데이터_A
빈도 조건함수 COUNTIF	조건: 인증구분(D열) 등급별 인원수

	D	O	P	Q
1	인증 구분명	등급	입력수식	결과 (인원수)
2	2등급	1등급	=COUNTIF(D:D, "1등급")	12
3	참가증	2등급	=COUNTIF(D:D, "2등급")	23
4	참가증	3등급	=COUNTIF(D:D, "3등급")	30
5	2등급	참가증	=COUNTIF(D:D, "참가증")	54
6	2등급			
7	2등급		D열에서 1등급, 2등급, 3등급, 참가증의 인원수를 구함	
8	참가증			

5) 엑셀 데이터 분석: 상관

'신장과 체중은 서로 관련이 있을까.'

'체중과 IQ는 서로 관련이 있을까.'

두 질문을 직관하여 사변하면, 신장과 체중은 서로 어느 정도 관련이 있을 것이고, 체중과 IQ는 전혀 관계가 없을 것이다. 그리고 신장과 체중, 체중과 IQ의 관계 정도는 상관분석을 통해 숫자로 표현할 수 있다.

상관은 두 변수간의 관계를 분석하는 통계지표로, 두 변수가 함께 변하는 방향과 강도(정도)를 파악하는데 사용된다. 상관은 음의 상관관계, 양의 상관관계로 구분하며, 보편적으로 연속형 변수의 상관을 분석할 때 피어슨의 적율상관계수(Pearson correlation coefficient)를 사용한다. 피어슨의 적율상관계수는 'r'로 표기되며, -1에서 1 사이의 값을 가진다.

상관분석은 두 변수 간의 관계를 파악하는 데 유용하지만, 인과관계를 증명하지는 않는다. 인과관계보다는 상호관계 정도로 해석하는 것이 적절하다.

표 III-33 피어슨의 적률상관계수

	값의 범위	공식
r > 0	• 양의 상관관계 • 한 변수가 증가할 때 다른 변수도 증가	$r = \dfrac{\Sigma(X_i - \overline{X})(Y_i - \overline{Y})}{\sqrt{\Sigma(X_i - \overline{X})^2 \Sigma(Y_i - \overline{Y})^2}}$ X_i 와 Y_i : 각 변수값 $\overline{X}$ 와 $\overline{Y}$: 각 변수의 평균
r = 0	• 두 변수 간에 선형 관계가 없음을 의미 • r = 0: 상관관계가 없음	
r < 0	• 음의 상관관계 • 한 변수가 증가할 때 다른 변수는 감소	
r = 1	• r=1완전한 양의 선형 관계 • 두 변수가 동일한 비율로 증가하는 경우	
r = -1	• 완전한 음의 선형 관계 • 한 변수가 증가할 때 다른 변수가 동일한 비율로 감소하는 경우	

(1) 엑셀을 활용한 상관 실습 01

가. 목표: 국민체력 100 데이터의 성인집단의 신장과 체중 사이의 상관 구하기

나. 분석 변수: 신장, 체중

다. 데이터 확인: 실습파일 [3-1. 엑셀데이터_A]의 신장 및 체중 변수

라. 엑셀 환경 설정

표 III-34 파일실습: 상관분석을 위한 환경 설정

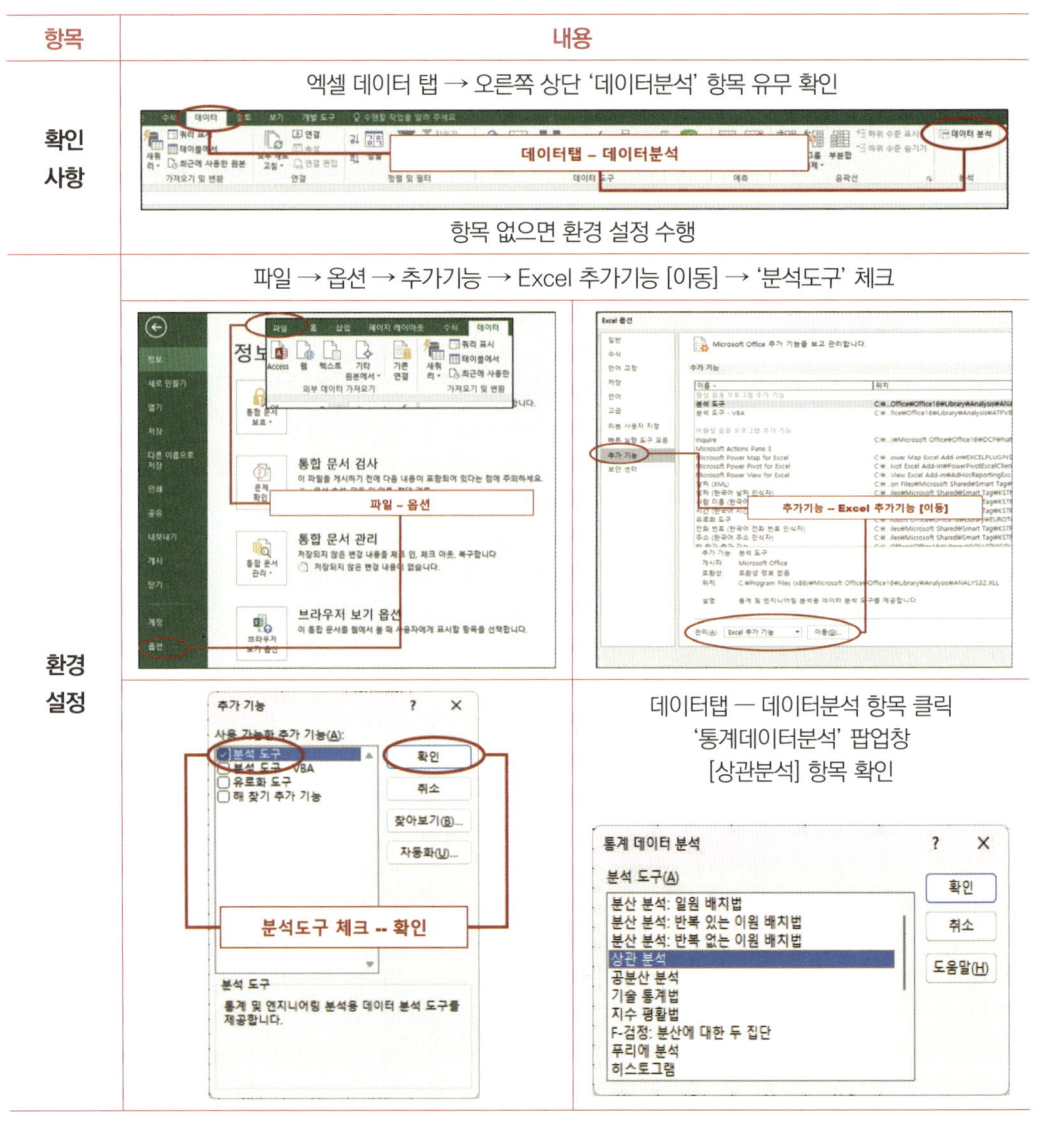

082

마. 상관분석 수행하기

표 III-35 파일실습: 신장과 체중의 상관분석

함수	내용
실습파일	3-1. 엑셀데이터_A
상관	국민체력 100 데이터의 성인집단의 신장과 체중 사이의 상관
	엑셀 데이터 탭 → 오른쪽 상단 '데이터분석' → [상관분석] 선택
	- 입력범위: 분석데이터 선택 [$F:$G] F열(신장), G열(체중) - 데이터방향: 데이터 입력 방향 - 첫째 행 이름표 사용: 첫번째 행에 변수명이 있으므로 체크 - 출력옵션: 상관결과의 출력 위치를 의미. 새로운 워크시트 선택후 확인
상관결과	'새로운 워크시트'에 상관표 작성 셀의 표시형식을 숫자로 변경후 소수 둘째자리로 설정 0.68로 반올림 계산됨
	신장의 체중과 상관 0.68

(2) 엑셀을 활용한 상관 실습 02

가. 목표: 국민체력 100 데이터의 성인집단의 모든 변수의 상관 한번에 분석하기

나. 변수: 신장, 체중, 체지방률, 악력(좌), 악력(우), 앉아윗몸앞으로굽히기, BMI, 교차윗몸일으키기, 왕복오래달리기출력

다. 상관분석 수행하기

표 III-36 파일실습: 상관분석. 성인 체격, 체력 모든 변수

함수	내용
실습파일	3-1. 엑셀데이터_A
상관	국민체력 100 데이터의 성인집단의 모든 변수간 상관 엑셀 데이터 탭 → 오른쪽 상단 '데이터분석' → [상관분석] 선택 상관 분석 대화상자: 입력범위(I): $F:$N, 데이터 방향: 열(C), 첫째 행 이름표 사용(L) 체크 입력범위: F~N열 모두 선택
상관결과	하삼각 형태의 상관결과표 출력 셀의 표시형식을 숫자로 변경후 소수 둘째자리로 설정 상관이 가장 큰 변수와 작은 변수 비교 분석 및 확인

상관결과표:

	신장(cm)	체중(kg)	체지방률(%)	악력_좌(kg)	악력_우(kg)	앉아윗몸앞으로굽히기(cm)	BMI(kg/m²)	교차윗몸일으키기(회)	왕복오래달리기출력(VO₂)
신장(cm)	1.00								
체중(kg)	0.68	1.00							
체지방률(%)	-0.47	0.03	1.00						
악력_좌(kg)	0.72	0.66	-0.56	1.00					
악력_우(kg)	0.72	0.64	-0.52	0.89	1.00				
앉아윗몸앞으로굽히기(cm)	-0.22	-0.29	0.01	-0.11	-0.15	1.00			
BMI(kg/m²)	0.18	0.84	0.39	0.35	0.32	-0.23	1.00		
교차윗몸일으키기(회)	0.48	0.21	-0.54	0.56	0.53	0.23	-0.07	1.00	
왕복오래달리기출력(VO₂max)	0.52	0.21	-0.55	0.48	0.48	0.01	-0.10	0.68	1.00

엑셀 info.

조건부서식 색조 기능 tip

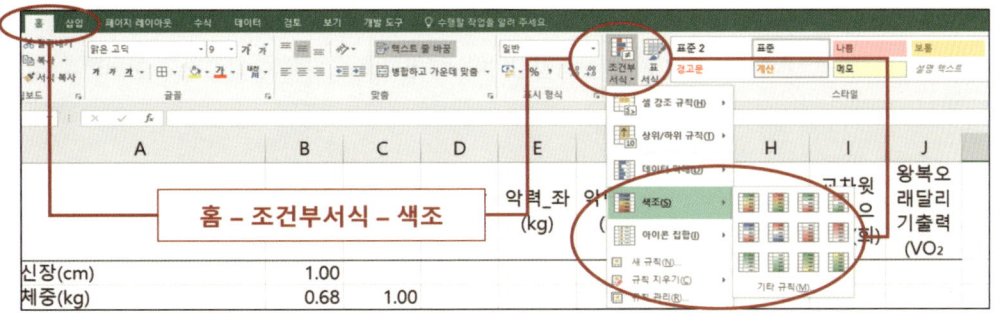

엑셀은 다양한 조건에 따라 데이터를 필터링, 정리 및 표시할 수 있으며, 특히 조건부 서식의 색조 기능은 숫자 값의 크기 비율에 따라 색을 변경하거나 그라데이션으로 표현할 수 있어 복잡한 표를 가독성 있게 만드는 데 매우 유용하다. 예를 들어, 상관결과표의 경우 -1과 1 사이의 숫자가 많아 각 값의 크고 작음을 한눈에 파악하기 어려운데, 이때 조건부 서식의 색조 기능을 활용하면 값의 크기를 쉽게 시각화할 수 있다. 이를 위해 적용할 셀을 선택한 후, '홈' 탭에서 '조건부 서식'을 클릭한 후, '색조'를 선택하고 원하는 색을 지정하면 된다.

[실습한 상관결과표 대상 색조 적용 결과: 1에 가까울수록 붉은색, -1에 가까울수록 파란색]

A	B	C	D	E	F	G	H	I	J
	신장(cm)	체중(kg)	체지방률(%)	악력_좌(kg)	악력_우(kg)	앉아윗몸앞으로굽히기(cm)	BMI(kg/m²)	교차윗몸일으키기(회)	왕복오래달리기출력(VO₂max)
신장(cm)	1.00								
체중(kg)	0.68	1.00							
체지방률(%)	-0.47	0.03	1.00						
악력_좌(kg)	0.72	0.66	-0.56	1.00					
악력_우(kg)	0.72	0.64	-0.52	0.89	1.00				
앉아윗몸앞으로굽히기(cm)	-0.22	-0.29	0.01	-0.11	-0.15	1.00			
BMI(kg/m²)	0.18	0.84	0.39	0.35	0.32	-0.23	1.00		
교차윗몸일으키기(회)	0.48	0.21	-0.54	0.56	0.53	0.23	-0.07	1.00	
왕복오래달리기출력(VO₂max)	0.52	0.21	-0.55	0.48	0.48	0.01	-0.10	0.68	1.00

조건부 서식의 색조 기능은 그밖에 선수들의 체력 측정 결과, 경기 성적, 훈련 시간 등 다양한 스포츠 데이터를 시각화하여 각 선수의 체력 수준을 한눈에 비교하는데 도움을 준다. 뿐만아니라 조건부 서식은 색조 외에도 데이터 막대, 아이콘 집합 등을 통해 시각적인 데이터 분석 옵션을 제공한다.

6) 엑셀 데이터 분석: 독립t-검정

독립t-검정(Independent t-Test)은 대표적인 평균차이 검정법 중 하나로, 두 독립적인 집단의 평균이 통계적으로 유의한 차이가 있는지 분석하는 방법이다. 보편적으로 가설을 설정하고 설정한 임계값을 기준으로 기각여부를 결정하여 검정한다.

(1) 독립t-검정 과정

가. 가설 설정
- 귀무가설(H0): 대립가설과 반대되는 가설(예 성별에 따른 체지방률에는 통계적으로 유의한 차이가 없다.)
- 대립가설(H1): 증명하고자 하는 가설 (예 성별에 따른 체지방률에는 통계적으로 유의한 차이가 있다.)

나. 유의수준(α) 설정
- 유의수준은 통계적 검정에서 귀무가설을 기각할 기준이 되는 값(임계값)
- 일반적으로 0.05(5%), 0.01(1%)를 사용

다. 검정 통계량 계산
- 두 집단의 평균, 표준편차, 샘플 크기를 바탕으로 t-값을 계산

라. 유의확률(p-값) 계산
- t-값을 바탕으로 유의확률(p-값)을 계산
- 이는 귀무가설이 참일 때 관찰된 데이터가 나타날 확률을 의미

마. 결과 해석
- p-값이 유의수준(0.05)보다 작으면 귀무가설을 기각하고, 두 그룹 간의 평균 차이가 유의하다고 결론함

(2) 엑셀을 활용한 독립t-검정 실습

가. 연구문제: 성별에 따라 체지방률에 통계적으로 유의한 평균차이가 있는가

나. 변수: 남성체지방률, 여성체지방률

다. 데이터분석 환경설정

- 엑셀 데이터탭에 '데이터분석' 항목 유/무 여부 확인
- 항목 없을시, 상관분석시 수행한 엑셀 환경 설정 수행

라. 가설설정

- 귀무가설: 성별에 따라 체지방률 평균에 통계적으로 유의한 차이가 없다.
- 대립가설: 성별에 따라 체지방률 평균에 통계적으로 유의한 차이가 있다.

마. 유의수준(α)=0.05 / 등분산을 가정함

바. 독립t-검정 수행하기

표 III-37 파일실습: 독립t-검정

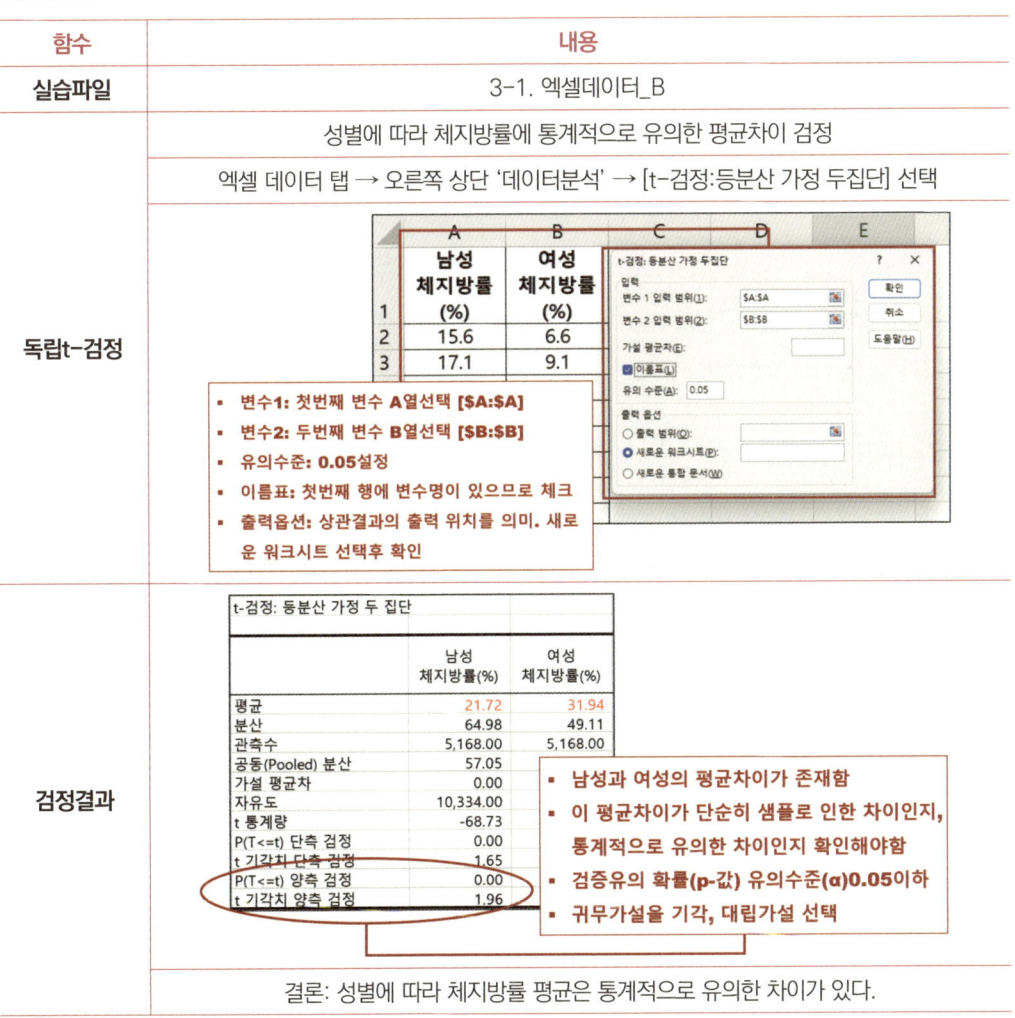

2. 파이썬을 활용한 스포츠데이터사이언스

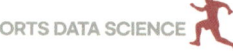

1) 파이썬과 아나콘다 설치

파이썬(Python)은 귀도 반 로섬(Guido van Rossum)이 개발한 컴퓨터 프로그래밍 언어로, 현재 데이터 과학, 인공지능, 머신러닝, 딥러닝 등의 분야에서 널리 사용되고 있다. 파이썬은 간결하고 읽기 쉬운 문법 덕분에 빠르게 학습할 수 있으며, 다양한 라이브러리와 패키지를 통해 복잡한 데이터 분석과 모델링 작업을 효율적으로 수행할 수 있다.

파이썬은 공식 웹사이트 python.org에서 다운로드 및 설치할 수 있다. 하지만, 데이터 과학을 위한 다양한 패키지 설치와 버전 관리를 위해, 아나콘다(Anaconda)를 설치하는 것을 권장한다. 아나콘다는 데이터 과학과 머신러닝 작업에 필요한 도구들이 미리 포함된 통합 개발 환경(IDE)이다.

아나콘다를 설치하면 파이썬이 자동으로 포함되며, Jupyter Notebook, Spyder와 같은 편리한 개발 도구도 함께 설치된다. 또한, 아나콘다는 가상 환경을 쉽게 관리할 수 있는 기능을 제공하여, 여러 프로젝트에서 다양한 파이썬 버전과 패키지 의존성을 손쉽게 관리할 수 있다.

아나콘다는 공식 홈페이지 "https://www.anaconda.com/"에서 다운로드 및 설치할 수 있다. 아나콘다의 설치는 다음 순서를 따른다.

① 홈페이지에서 'Solutions' ⇨ 'Anaconda Distribution for Python' 항목에서 [Download]를 클릭한다.

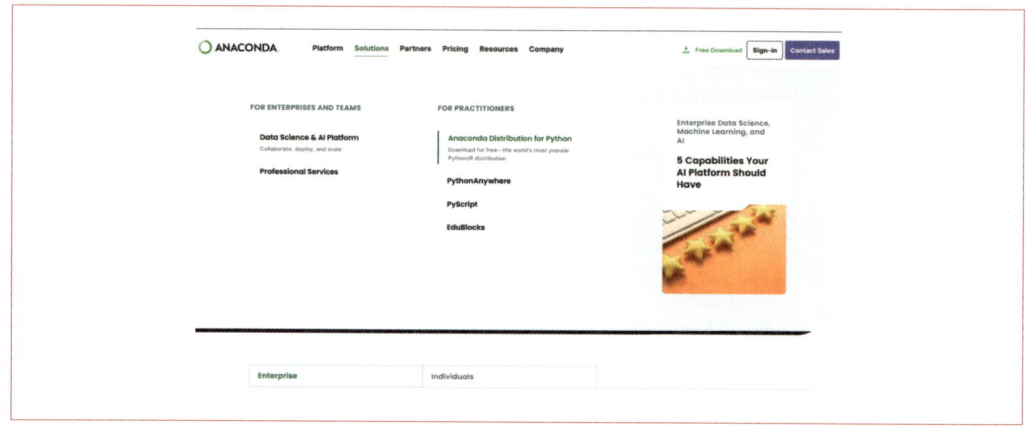

그림 III-8 아나콘다(Anconda) 공식홈페이지 화면

② 컴퓨터의 운영체제별(Windows/Mac/Linux)로 설치프로그램이 제공되며, 홈페이지에 접속한 운영체제에 맞게 자동으로 설치파일이 다운로드 된다.

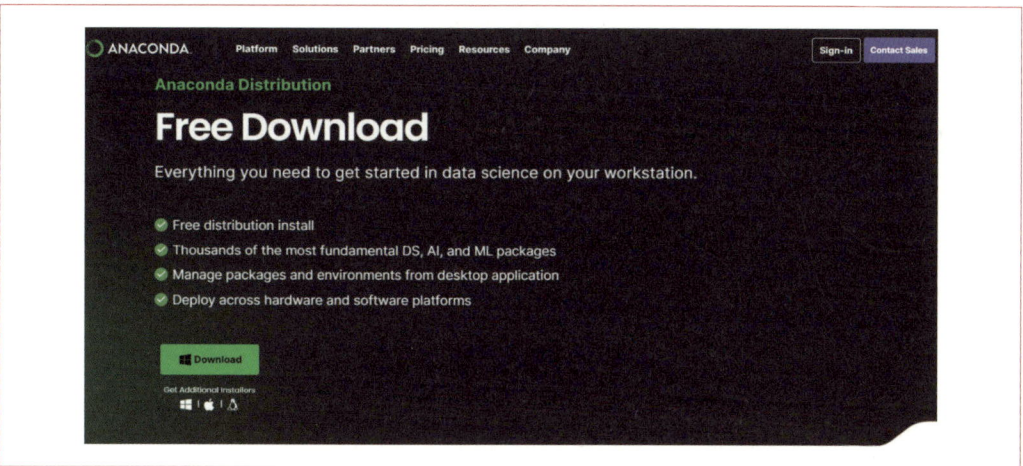

그림 III-9 아나콘다 다운로드 화면

설치 시 자동으로 환경변수를 설정할 수 있다. 만약 설치과정에서 환경변수 설정을 하지 않고 건너 뛴 경우 수동으로 환경변수를 설정[19] 해줘야 한다.

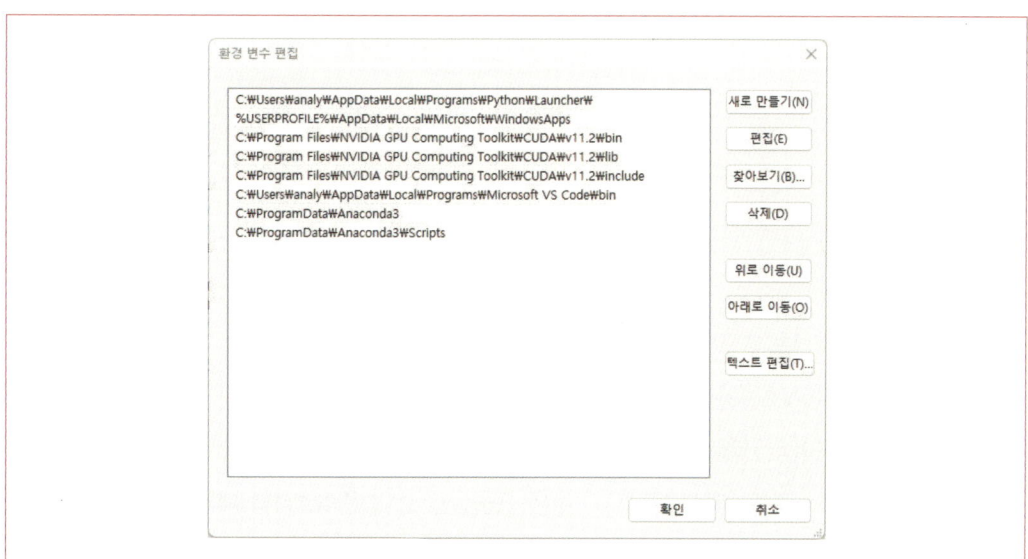

그림 III-10 환경 변수 편집

---

19 프로그램을 설치할 때 환경변수 등록을 안한 경우 PATH를 설정해 두는 것이 좋다. 설정 순서는 다음과 같다. (프로그램 설치장소가 C:\ProgramData\Anaconda3인 경우) Windows 시스템 > 제어판 → 시스템 > 고급 시스템 설정 → 환경변수 > 시스템 변수에서 Path 편집 > 새로만들기에서 "C:\ProgramData\Anaconda3", "C:\ProgramData Anaconda3\Scripts" 추가한다.

아나콘다 내비게이터는 아나콘다 관련 프로그램의 실행이나 설치화면을 만들어 주고 관련 링크를 제공해 준다. 다음 화면은 아나콘다 내비게이터의 실행화면이다.

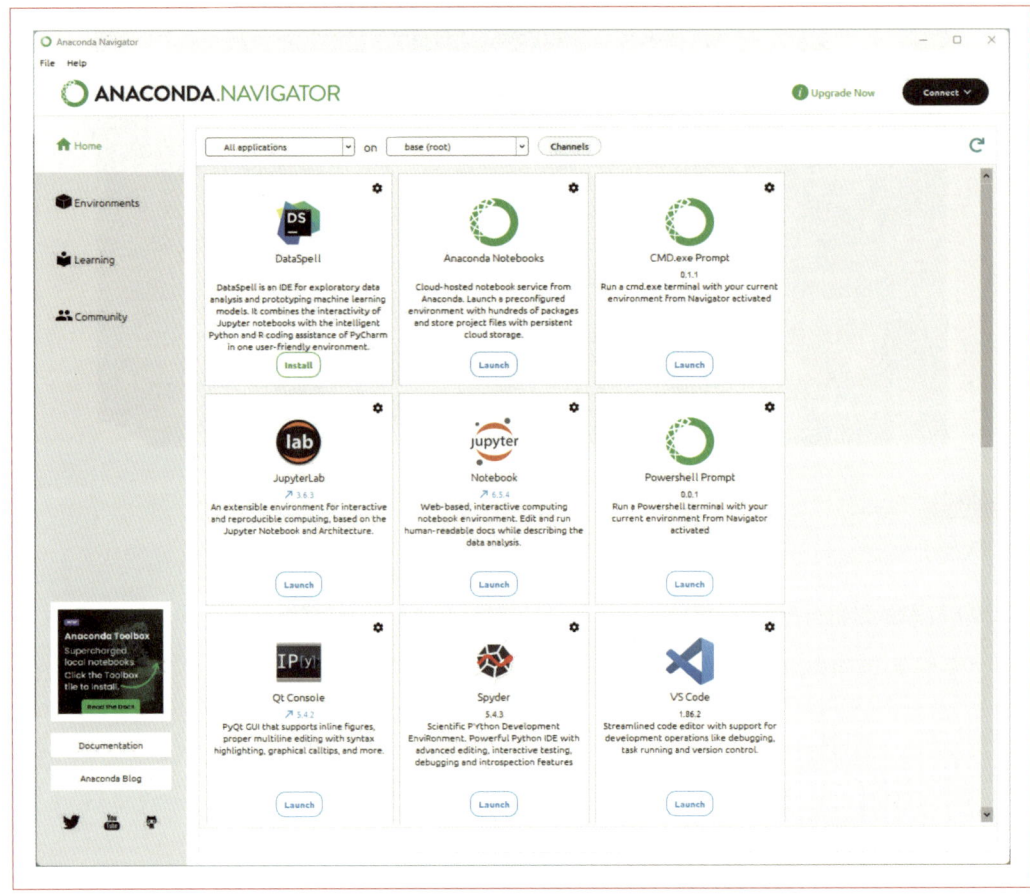

그림 III-11   아나콘다 내비게이터 실행화면

'아나콘다 파워셸 프롬프트'와 '아나콘다 프롬프트'는 아나콘다에서 사용할 수 있는 기능을 명령어로 직접 입력할 수 있는 콘솔(console)을 제공한다. 이 둘은 각각 윈도우의 Powershell.exe와 cmd.exe에 연동되어 있으며 명령어 라인에 명령을 입력하여 프로그램을 실행한다. 예를 들어, 아나콘다 프롬프트를 실행한 후 'jupyter-h'라고 명령하면 Jupyter의 도움말을 보여 준다. 작업 내용에 따라서 '관리자 권한으로 실행'하여야 할 수도 있다.

이 프로그램은 아나콘다의 프로그램을 업데이트할 때도 편하게 사용할 수 있다. 예를 들어, 다음 화면은 Powershell Prompt를 실행시켜 pandas와 numpy를 업데이트하는 명령을 실행한 결과이다.

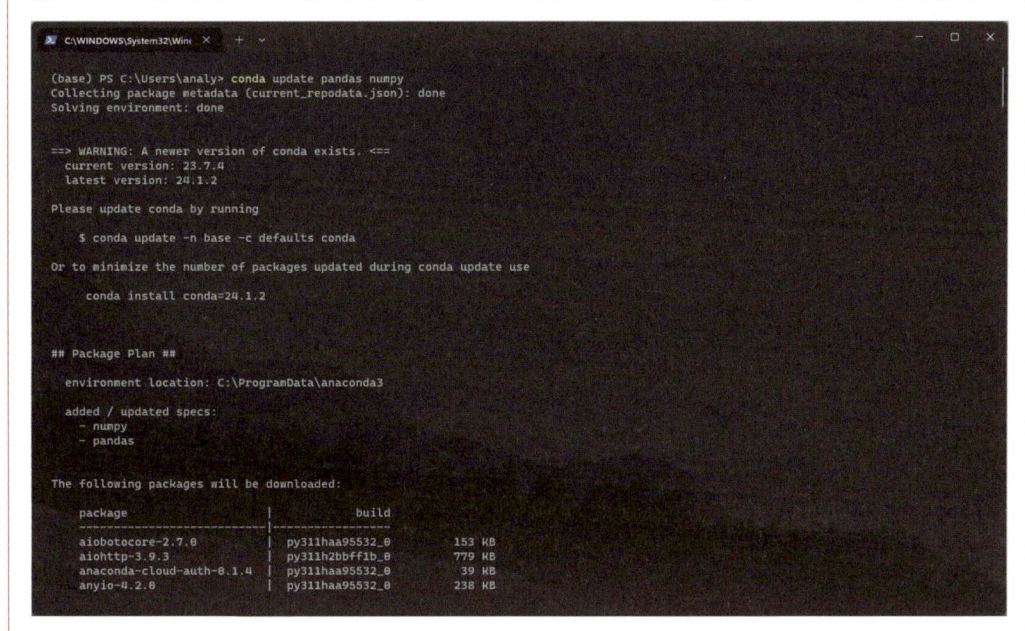

그림 III-12 Powershell Prompt 실행화면

주의할 점은 아나콘다가 '모든 사용자를 위해 설치'된 경우 아나콘다 프롬프트 실행 시 더블클릭으로 실행하면 관리자 권한이 없어 쓰기 오류가 발생하는 경우가 있다. 따라서 마우스 오른쪽 버튼 → '관리자 권한으로 실행'을 선택하여 프로그램을 기동하여야 한다.

파이썬에서 모듈을 설치하는 방법은 pip 과 conda를 이용하는 것이다. 아나콘다를 설치한 경우 가능한 conda 명령어를 사용하여 모듈을 설치하는 것이 좋다. conda 명령어를 사용하면 현재 환경에 맞는 최적화된 버전을 자동으로 설치해주기 때문에 각 모듈간의 버전 호환성을 유지하기가 편리하다.

Jupyter Notebook은 아나콘다를 웹브라우저에서 사용할 수 있도록 해 주는 프로그램이다. 아나콘다 내비게이터에서 Jupyter Notebook을 실행하면 인터넷창에서 주피터노트북 실행된다. 'New' → 'Python 3'를 선택하면 다음과 같이 파이썬 명령을 실행할 수 있는 화면이 나온다. 이 화면에서 파이썬 명령을 입력하고 Run 버튼을 클릭하여 파이썬 명령이 실행된다.

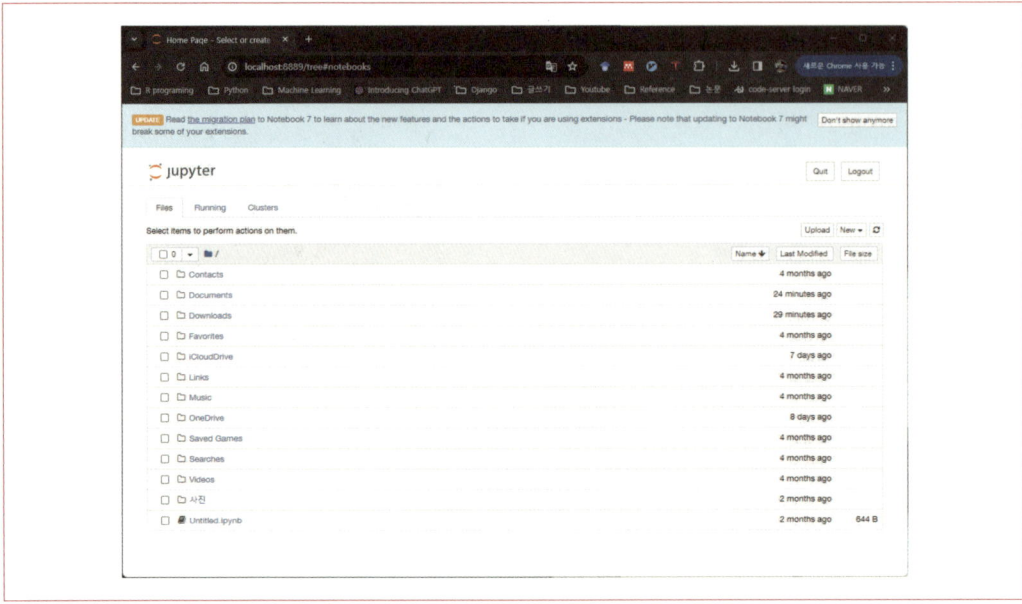

그림 III-13 Jupyter Notebook 실행화면

다음 그림은 문자열 "스포츠데이터 사이언티스트"를 출력하거나 '27/2' 값을 계산한 결과를 보여준다.

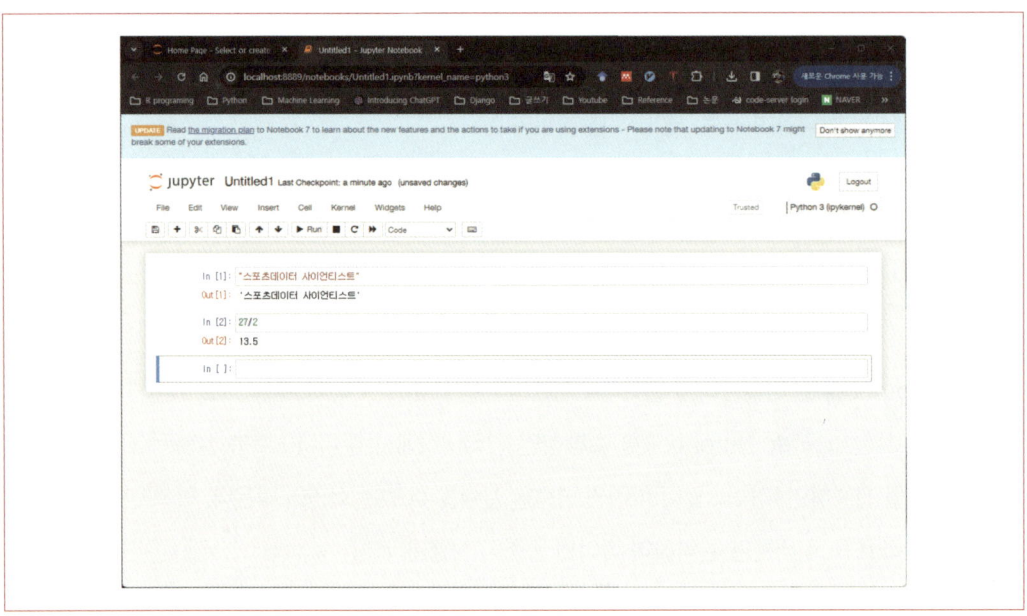

그림 III-14 Jupyter Notebook 실행예제

2) 파이썬 기본 구문의 이해

(1) 파이썬 기본 사용법

▶▶ 파이썬의 계산 기능

파이썬은 계산기 기능을 가지고 있다. 간단한 계산은 Jupyter의 편집창에서 하는 경우 print() 명령으로 출력을 얻어야 하나, 오른쪽 아래 창의 IPython 콘솔에 입력하면 바로 결과를 얻을 수 있다. 2+3/2 값을 얻으려면

```
In  [1]: 2+3/2
Out [1]: 3.5
```

로 얻을 수 있으며 210의 값은

```
In  [2]: 2**10
Out [2]: 1024
```

로 얻는다. 여기서 ab의 값을 파이썬에서 계산하려면 a**b로 표현하는데 **는 지수승을 계산하는 연산자이다. 2개의 별표 사이에 빈공간이 들어가면 안된다.

변수에 특정한 값을 저장하려면 파이썬에서는 대부분의 프로그래밍 언어와 마찬가지로 =를 사용한다.

```
In  [4]: a = 10
```

a에 저장된 값을 확인하려면

```
In  [4]: a
Out [4]: 10
```

을 사용하거나 print 함수를 사용하여

```
In  [5]: print(a)
Out [5]: 10
```

을 얻는다. 변수에 저장된 값을 직접 계산하기 위해서는

```
In  [6]: a*2+3
Out [6]: 23
```

과 같이 필요한 계산식을 주면 된다.

표 III-38 파이썬의 산술연산자

	표현식	예
사칙연산	+, -, *, /	1+2 = 3
지수곱	**	2**3 = 8
나머지	%	10 % 3 = 1
몫	//	10 // 3 = 3

▶▶ 변수의 이름

대부분의 컴퓨터 언어에서 통용되는 것과 마찬가지로 변수이름은 문자로 시작하여 숫자가 뒤에 붙을 수 있다. 변수이름에 특수문자는 사용할 수 없으며 !, @, #, $, %, ^, &〈 *, (,), {, }, [,], 〈, 〉, ?, / 는 변수이름에 사용할 수 없다. 파이썬에서 마침표는 특별한 의미를 갖기 때문에 변수이름에 사용하지 않는다. 또한 파이썬은 대소문자를 구분한다. 변수 a와 변수 A는 다른 변수다.

▶▶ 주석

주석이란 프로그램 내부에 있는 문장이지만 프로그램의 실행에서는 사용하지 않는 것을 말한다. 주석은 대개 프로그램의 해석을 편하게 하기 위해 작성자가 삽입한다. 주석을 표시하는 문자로 #을 사용하며 #로 시작하여 그 줄이 끝날 때까지의 모든 문자열은 프로그램의 명령으로 해석하지 않는다.

```
In  [7]: a = 10          # a에 5를 입력
         print(a)        # a 값을 호출
Out [7]: 10
```

의 결과는 10이 출력된다. 위에서 주석 표시 #를 삭제하면 에러가 발생한다.

주석이 두 줄 이상일 경우, 파이썬에서는 3개의 큰따옴표 (""")를 사용한다. 즉, """가 나오면 이때부터 시작하여 다음의 """가 나올 때까지는 모두 주석이 된다.

```
In  [8]: """
         주석처리 테스트
         3개의 큰따옴표 사이에 있는 모든 텍스트는 실행되지 않음
         """
```

▶▶ 자료의 종류

자료의 종류는 정수형, 실수형, 문자열, 논리값 등이 있다. 정수형(integer, int)은 소수점이 없는 형태의 숫자, 실수형은 소수점이 있는 숫자(float, double), 문자열(string, str)은 자료값이 문자인 경우, 논리값(logical, Boolean)은 참(TRUE)과 거짓(FALSE) 두 가지만 가질 수 있는 형태이다.

많은 컴퓨터 언어와 달리 파이썬은 자료의 형태를 새 변수를 만들면서 지정하지 않는다. 변수 이름에 값이 지정되면 그 값에 따라서 자동으로 변수의 형태가 설정된다. 리스트(list)는 1개가 아닌 여러 개 값을 한 변수에 저장할 때 사용하는 것으로 리스트 각각의 값은 모두 같은 형태가 아니라도 상관이 없다.

```
In    [9]: a = 87
           print(type(a))
Out   [9]: <class 'int'>
In    [10]: b = 87.07
            print(type(b))
Out   [10]: <class 'float'>
```

▶▶ 패키지의 사용

파이썬은 프로그램을 시작할 때 모든 기능을 사용하지 않는다. 이유는 모든 기능을 프로그램 시작 시 가능하게 하면 프로그램의 시작이 느려지고 반응속도도 저하되기 때문이다. 따라서 프로그램 시작 시에는 자주 사용하는 기본 기능만 띄우고, 부가 기능은 필요한 것만 따로 불러들어 작업을 할 수 있도록 하였다.

파이썬에서 패키지를 사용하고자 할 때는 다음과 같이 import라는 명령을 사용한다.

import *package_name*

package_name에는 불러들일 패키지의 이름을 설정한다. 패키지 이름이 너무 길때는 as name 으로 프로그램 내에서 사용할 이름을 설정할 수 있다. 통계나 과학용 계산에 사용되는 일반적인 pandas 와 numpy 패키지를 불러들일 때는 통상적으로 다음과 같이 사용한다.

```
In    [11]: import pandas as pd
            import numpy as np
            a = np.arange(18)
            print(a)
Out   [11]: [0 1 2 3 4 5 6 7 8 9 10 11 12 13 14 15 16 17]
```

위 예제는 numpy 패키지를 np로 사용하겠다고 정의하였으며 numpy 패키지의 arange() 함수를 이용하여 18개의 정수값을 생성하였다. 파이썬은 항상 0부터 시작한다는 것에 유의하자. 이 18개 값의 평균을 계산하고 싶으면

```
In  [12]: m = np.mean(a)
          print(m)
Out [12]: 8.5
```

로 평균 8.5을 얻을 수 있다. mean 함수도 numpy 패키지에 포함된 함수로 평균을 계산하는 함수인데 파이썬의 기본 기능에는 포함되어 있지 않다.

(2) 데이터 형태

파이썬에서는 자료의 성질에 따라 리스트(list), 튜플(tuple), 딕셔너리(dict) 등으로 구분한다. 수치계산 등을 편하게 하기 위해서는 numpy 패키지를 사용하여 벡터와 행렬 등 배열을 사용하는 것이 더 편리하다.

```
In  [13]: import numpy as np
          xv = np.array([1, 2, 3, 4, 5, 6, 7, 8, 9])
```

와 같이 '[' 와 ']' 사이에 벡터의 원소값을 지정하면 벡터가 생성된다. 또는 다음과 같이 np 패키지의 arange 함수를 사용하여도 같은 결과를 얻을 수 있다.

```
In  [14]: xv_2 = np.arange(1, 10)
```

벡터에서 특정한 위치의 값을 얻고자 할 때는 해당 위치의 값을 지정한다. 이때 주의할 점은 첫 번째 자료의 위치는 1번이 아니고 0번이라는 점이다. xv의 두번째 위치의 값은

```
In  [15]: xv[1]
Out [15]: 2
```

로 얻으며 특정한 범위의 값은

```
In  [16]: xv[1:4]
Out [16]: array([2, 3, 4])
```

와 같이 2, 3, 4번째의 값을 얻을 수 있다.

벡터의 길이를 알고자 하면 len 함수를 사용하거나 numpy 패키지의 size 메소드를 호출한다.

```
In  [17]: len(xv)
Out [17]: 9
```

또는

```
In  [18]: xv.size
Out [18]: 9
```

벡터의 특정 위치의 값을 바꾸는 경우는

```
In  [19]: xv[3] = 11
          xv
Out [19]: array([1, 2, 3, 11, 5, 6, 7, 8, 9])
```

와 같이 값을 지정하면 된다.

▶ 파이썬의 리스트와 튜플, 딕셔너리

파이썬이 제공하는 기본기능 중에는 배열을 만들고 사용할 수 있는 기능이 있다. 이 기능의 사용법은 numpy의 array 사용과 유사하지만 행렬과 벡터라는 수학적 의미보다는 여러 개를 하나의 이름으로 저장하기 위한 용도이다. 따라서 리스트의 경우 원소가 어떤 형태이든 크게 상관없이 저장이 가능하다. 리스트의 원소는 리스트도 될 수 있다.

리스트(list)

파이썬에서 1차원 리스트는

```
In  [20]: a = [2, 3, 'c']
          my_list = [1, 2, 'a', a]   # 'a' 와 a 는 다른 값임을 유의
          print(my_list)
Out [20]: [1, 2, 'a', [2, 3, 'c']]
```

와 같이 [ ]를 사용하여 설정할 수 있으며 특정한 위치의 원소는 array와 같은 방법으로 x[0]로 값의 위치를 설정하여 얻을 수 있다.

```
In  [21]: my_list[3]
Out [21]: [2, 3, 'c']
```

로 my_list의 네 번째 원소는 리스트임을 알 수 있다.

행렬 형태의 2차원 리스트의 경우 각 행의 값을 원소로 지정할 수 있다.

```
In  [22]: my_list2 = [[1, 2, 3], [4, 5, 6], [7, 8, 9]]
```

특정한 위치의 값을 얻고자 할 때는 [ ][ ]로 위치를 지정하며 앞의 [ ]에는 행번호, 뒤의 [ ]에는 열번호를 설정한다. 즉 my_list[0][2]는 첫 번째 행, 세 번째 열의 값이다(다시 강조하지만 파이썬은 0부터 시작한다).

```
In  [23]: my_list2[0][2]
Out [23]: [7, 8, 9]
```

튜플(tuple)

파이썬에서 리스트와 유사한 것으로 튜플을 제공하는데 사용하는 방법은 리스트와 유사하나 원소값 설정에서 [ ] 대신 ( )를 사용하는 점과 튜플의 값은 최초 설정된 이후 수정이 안되는 차이가 있다.

```
In  [24]: my_tuple = (1, 2, 3)
          type(my_tuple)
Out [24]: tuple
In  [25]: my_tuple[2]
Out [25]: 3
In  [26]: my_tuple[2] = 3
Out [26]: TypeError                        Traceback (most recent call last)
          Cell In[26], line 1
          ----> 1 my_tuple[2] = 3
          TypeError: 'tuple' object does not support item assignment
```

튜플 값은 수정이 불가능하므로 이 명령은 에러가 발생한다. 대개 튜플의 값을 변경하지 말아야 할 경우 사용자가 튜플로 정의하기도 하고, 함수에서 반환되는 값들이 튜플로 반환되기도 한다.

딕셔너리(dictionary)

딕셔너리는 이름 그대로 사전을 의미하며 인덱스가 0부터 시작하는 정수가 아니라 사전처럼 특정한 이름을 갖도록 한 것이다. 리스트는 [ ]에, 튜플은 ( )에 값을 선언하지만 딕셔너리는 { }에 키(key) 값과 자료의 값을 ':' 으로 연결하여 선언한다. 다음은 국제전화에서 사용하는 나라별 인식번호를 딕셔너리로 선언한 것이다.

```
In  [27]: country_code = {'korea': 82, 'us':1, 'china': 86}
          print(len(county_code))
Out [27]: 3
```

딕셔너리의 길이는 3이며, 개별값은 다음과 같이 키(key)값을 사용하여 접근한다.

```
In  [28]: print(country_code['korea'])
Out [28]: 82
```

딕셔너리에 인덱스를 사용하면 에러가 발생한다.

```
In  [29]: print(country_code[1])
Out [29]: KeyError                    Traceback (most recent call last)
          Cell In[29], line 1
          ----> 1 print(country_code[1])
          KeyError: 1
```

딕셔너리에 키(key)값만 보려면 keys() 함수를,

```
In  [30]: print(country_code.keys())
Out [30]: ditc_keys(['korea', 'us', 'china'])
```

정의된 값만 보려면 values() 함수를 사용할 수 있으며,

```
In  [31]: print(country_code.values())
Out [31]: dict_values([82, 1, 86])
```

각각의 항목을 키와 값이 짝으로 보려면 items() 함수를 사용할 수 있다.

```
In  [32]: print(country_code.items())
Out [32]: dict_items([('korea', 82), ('us', 1), ('china', 86)])
```

▶▶ 데이터프레임

데이터프레임(data frame)은 자료의 형태로, 엑셀의 시트라고 생각하면 편하다. 기본 형태는 행렬 또는 2차원 배열이며, 각 행은 자료의 한 케이스를 구성하고 각각의 열은 자료가 가지는 변수나 속성을 구성한다. 자료를 데이터프레임으로 만들면 자료에 대해서 지원가능한 여러 가지 기능을 사용할 수 있어서 정형 자료의 경우 데이터프레임으로 만드는 것이 분석에 유리하다.

파이썬에서는 pandas 패키지의 DataFrame 클래스를 사용하여 생성할 수 있다.

```
In [33]: import pandas as pd
         import numpy as np
         d = {'name': ['Kim', 'Lee', 'Park'], 'height':[180, 175, 185]}
         df1 = pd.DataFrame(data=d)
         print(df1)
Out [33]:      name    height
         0     kim     180
         1     lee     175
         2     park    185
```

이와 같이 딕셔너리의 경우 각 키(key)에 해당하는 값이 생성된 데이터프레임의 열이 되며 해당 열의 이름은 키의 값이 됨을 알 수 있다. 리스트로 데이터프레임을 구성하는 경우는 다음과 같이 사용할 수 있다.

```
In [34]: df2 = pd.DataFrame([['Kim', 180], ['Lee', 175], ['Park', 185]], columns=['name', 'height'])
         print(df2)
Out [34]:      name    height
         0     kim     180
         1     lee     175
         2     park    185
```

데이터프레임의 경우 pandas의 다양한 자료분석 기능을 적용할 수 있다. 간단히 통계량을 확인하고 싶다면 describe() 함수를 사용하면 된다.

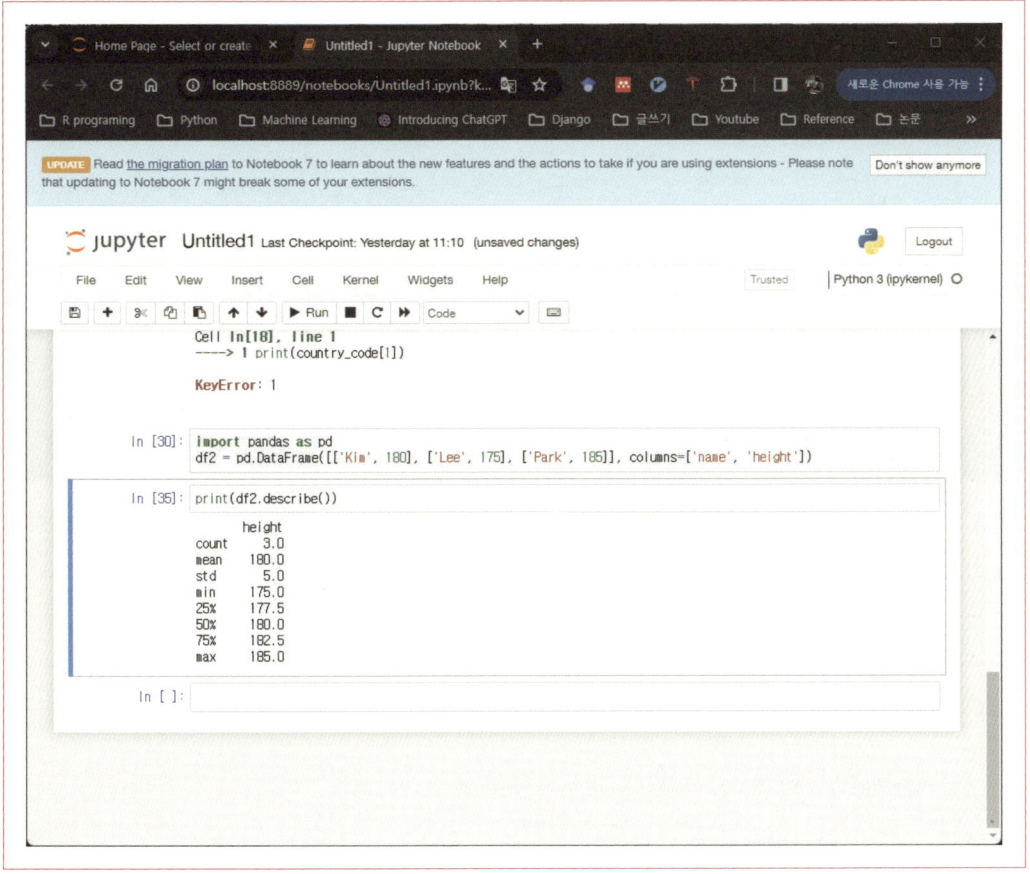

그림 III-15 pandas의 describe 함수 사용예시

데이터프레임에서 특정한 열을 얻으려면 데이터프레임에 이름을 설정한다. height에 해당하는 열을 얻으려면

```
In  [36]: print(df1['height'])
Out [36]: 0    180
          1    175
          2    185
```

여러 개의 열을 한 번에 얻으려면 열이름을 리스트로 설정한다. 예를 들어, 데이터프레임 df의 열 v1에서 v10 중의 일부인 v1, v3, v4만 얻으려면 df['v1', 'v3', 'v4']를 사용할 수 있다. 특정한 행을 얻으려면 DataFrame의 iloc 메소드를 사용하여 행 번호를 설정한다.

```
In  [37]: y = df1.iloc[0:2]
          print(y)
Out [37]:       name    height
          0     Kim     180
          1     Lee     175
```

iloc 메소드는 행뿐만 아니라 열에도 사용할 수 있다. ':' 는 모두 선택한다는 뜻이다.

```
In  [38]: y2 = df1.iloc[:, 1]
In  [39]: y3 = df1.iloc[:, -1]
In  [40]: y4 = df1.iloc[[1, 2], 0]
```

y2, y3, y4 를 각각 프린트하여 데이터프레임 내에서 자료를 어떻게 선택하였는지 꼭 확인하길 바라며 iloc 메소드에 익숙해질 수 있도록 연습하길 적극 권장한다.

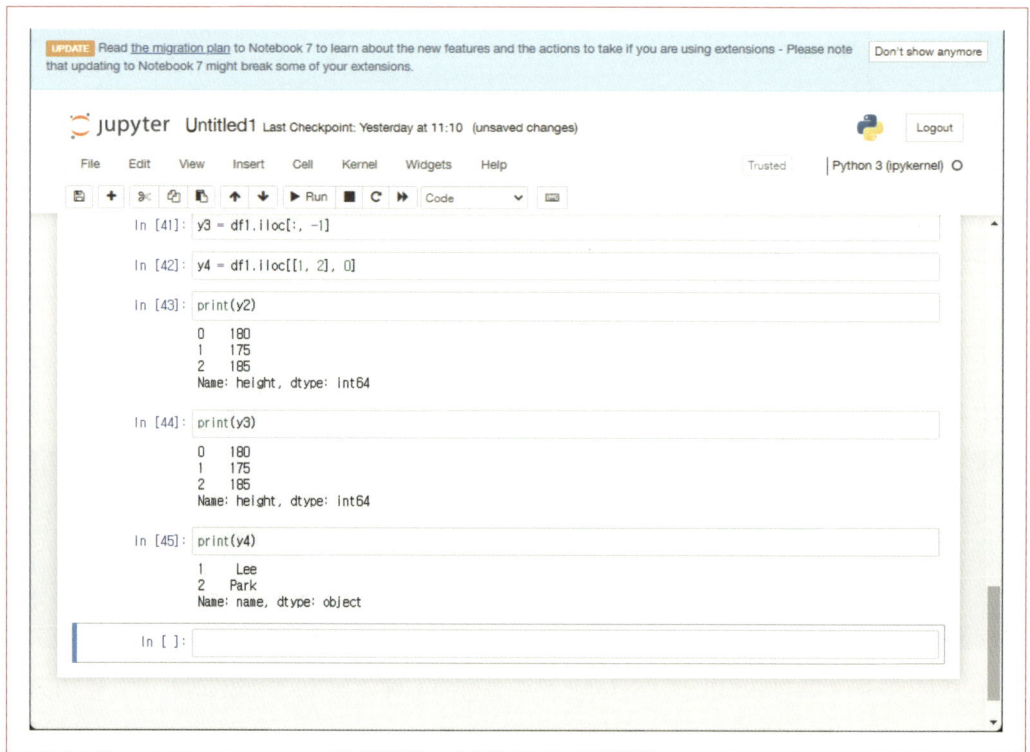

그림 III-16 다양한 iloc 메소드 예시

(3) 파이썬의 조건문과 반복문

▶ 조건문

파이썬에서는 한 조건에서 실행할 명령이 여러 개인 경우 이 명령들의 들여쓰기의 양이 모두 같아야 한다. 파이썬에서는 명령어 블록을 지정하기 위해 괄호를 사용하지 않고 들여쓰기의 양으로 표시하므로 들여쓰기에 주의해야 한다.

(1)	(2)

`if (x >5 ):`
`    print (x)`
`print ("테스트 완료")`
	`if (x >5 ):`
	`    print (x)`
	`    print ("테스트 완료")`

위의 예시에서 x가 5일 때 (1)은 "테스트 완료"가 인쇄되나 (2)는 아무것도 출력되지 않는다. 위의 두 코드에서 print("테스트 완료")의 들여쓴 양을 보면 (1)은 들여쓰지 않았고, (2)는 위의 if문 다음의 들여쓴 양과 같음을 알 수 있다.

즉, (1)의 print("테스트 완료")는 x가 어떠한 숫자이던 if 조건문과 상관없이 인쇄되고, (2)에서는 들여쓰기가 같은 양에 있으므로 x가 5 이상이 되면 아무것도 실행되지 않는다.

jupyter notebook 에서는 들여쓰기가 자동으로 완성된다. 주의할 점은 모든 조건문을 다 작성하고 나서는 반드시 백스페이스(←) 키를 눌러 들여쓰기를 없애야 한다.

조건문에서 if 문외에 예외처리를 정의할 때는 else 문을 사용한다.

함수를 정의하는 def라는 키워드로 매개변수 x를 전달받도록 다음과 같이 사용할 수 있다.

(1)	(2)

`def if_test1 (x):`
`    if (x %2 ==0 ):`
`        print (x ,"는 짝수입니다")`
`    else :`
`        if (x %2 ==1 ):`
`            print (x ,"는 홀수입니다")`
`        else :`
`            print (x ,"는 자연수가 아닙니다")`
	`def if_test2 (x):`
	`    if (x %2 ==0 ):`
	`        print (x ,"는 짝수입니다")`
	`    elif (x %2 ==1 ):`
	`        print (x ,"는 홀수입니다")`
	`    else :`
	`        print (x ,"는 자연수가 아닙니다")`

print(if_test1(x)) 에 다양한 숫자를 입력해보고 결과값을 확인해보자.

else 문 안에 if를 다시 넣는 게 복잡할 수 있다. (2) 예시처럼 중첩된 if else문을 elif 문을 사용하여 작성할 수 있다. 조건문을 사용할 때 필요한 논리연산자와 비교연산자는 다음과 같다.

표 III-39 파이썬의 논리연산자와 비교연산자

연산자	뜻	내용
<	작은	• 왼쪽 값이 오른쪽 값보다 작은지 비교
>	큰	• 왼쪽 값이 오른쪽 값보다 큰지 비교
<=	작거나 같은	• 왼쪽 값이 오른쪽 값보다 작거나 같은지 비교
>=	크거나 같은	• 왼쪽 값이 오른쪽 값보다 크거나 같은지 비교
==	같은	• 두 값이 같은지 확인함
!=	같지 않은	• 두 값이 다른지 비교
and	논리 AND	• 논리연산자: 조건의 모든 것이 참(True)
or	논리 OR	• 논리연산자: 조건의 하나 이상이 참(True)

▶ 반복문

반목문이란 같은 작업을 반복하여 실행하는 명령을 말한다. 반복문에 의해 반복되는 것을 루프(loop)라고 하며, 경우에 따라 실수 또는 의도적으로 무한히 반복하는 경우가 있는데, 이 경우 프로그램이 종료되지 않을 수도 있으므로 프로그램이 끝나지 않으면 Ctrl+C를 사용하여 강제 종료하고 프로그램을 재검토할 필요가 있다.

for 반복문

for 반복문은 벡터나 리스트 등의 각각의 값을 하나씩 사용하여 사용자가 지정한 명령을 반복하게 하는 명령문이다.

```python
mysum =0
for x in [1 ,2 ,3 ,4 ,5 ,6 ,7 ,8 ,9 ,10 ]:
    mysum = mysum + x **2
    print(mysum)
```

위 예시처럼 1부터 10까지 제곱을 합하여 결과를 얻을 수 있다.

while 반복문

while 반복문은 while에 설정된 조건이 참(TRUE)일 동안만 반복하고 거짓(FALSE)이 나오면 반복을 중단하도록 설계된 반복구문이다. while문 작성 시 무한히 반복하는 오류를 가끔 범하므로 while문이 포함된 명령을 실행할 때는 프로그램이 끝나지 않는 등의 문제가 있는지 잘 검토 하여야 한다.

```
x =1
while (x <5 ):
    print (x)
    x = x +1

out:
1
2
3
4
```

다시 한번 강조하지만 while문을 사용할 때는 '무한 루프'에 주의해야 한다. while 문은 조건에 만족할 때 까지 무한히 반복되기 때문에 반복이 중지되지 않고 계속되는 상태가 될 수 있다. 결과가 예상한 범위보다 오래동안 지속되거나, 출력이 나오지 않는 경우 Ctrl+C 강제 종료를 하고 코드를 다시 살펴봐야 한다.

아래 코드를 수행하면 무한루프에 빠진다.

```
x =1
while (x <5 ):
    roof = x +1
    print (roof)
```

Ctrl + C를 누르거나 주피터노트북에서 '정지' 버튼을 클릭하여 강제종료 하자.

3) 파이썬을 이용한 데이터 분석

(1) 데이터 전처리

분석하기에 앞서 데이터의 전처리는 매우 중요하다. 데이터의 수집 과정에서 측정되지 않거나 누락된 데이터가 있을 수 있고, 관측된 데이터의 범위에서 많이 벗어난 아주 작은 값이나 큰 값이 입력되어 있을 수 있다. 누락되거나 비어있는 값인 결측값과 논리적으로 존재할 수 없는 값이거나 정상 범주에서 벗어난 극단적으로 크거나 작은 이상치가 있을 경우 함수가 적용되지 못하게 하거나 데이터 분석 결과가 왜곡되는 문제를 야기할 수 있다. 또한, 자료의 입력과정에서 날짜 데이터를 텍스트로 처리하거나, 자료마다 포맷의 형식이 다를 경우 예상치 못한 결과를 도출할 수 있다.

올바른 측정과 수집이 전제되었다고 하더라도 자료의 확인 및 정제는 필수적인 요소이며, 데이터 분석결과가 타당하기 위해서는 자료의 신뢰도가 매우 중요한 요소이다. 이와 같은 이유로 데이터 분석에서 가장 먼저 선행되어야 하는 일이 바로 '데이터 전처리' 이다. 불필요한 자료를 제외하거나 결측치나 이상치를 탐색하고 처리하여 타당한 분석결과를 도출하기 위해 수집한 데이터를 분석에 적합한 형태로 수정 및 가공하는 필수적 과정이다.

파이썬의 pandas와 numpy 패키지는 데이터를 탐색하고, 전처리할때도 유용하게 사용할 수 있다. 또한 pandas, numpy 패키지는 Excel, Text, SPSS 등 다양한 파일을 읽어오고 데이터프레임의 변환 및 수학연산, 통계분석에 가장 많이 사용되는 필수 패키지이다.

▶▶ 결측치와 이상치

파이썬에서 결측치는 pandas, numpy 등의 모듈 내에서 지원되며 nan, NaN, NAN으로 표현된다. 자료에서 결측치를 np.nan으로 입력하고 평균을 계산해 보면 으로 자료의 결측치에 의해 계산결과는 nan이다.

```
import numpy as np
height = np.array ([45 ,75 ,60 ,51 , np .nan ])
np .mean (height)

out: nan
```

numpy 모듈에서는 NaN을 제외하고 평균을 계산해 주는 nanmean 함수가 있다.

```
np .nanmean (height)

out: 57.75
```

이상치를 판단하는 기준은 다양하다. 표준화점수(z-score)를 이용하는 방법도 있고, IQR(Interquantile Range), isolation, Forest 방식 등 여러방법이 존재한다. 자료의 특성과 분석 목적에 맞게 적절한 방법을 선택하는 것이 중요하다. 이 책에서는 데이터의 분포가 정규분포를 이루지 않거나 한 쪽으로 치우진 경우를 가정하고 사분위수를 이용한 IQR 방식을 예시로 설명한다. pandas의 quantile 메소드를 이용하여 4분위수를 구하고 이상치를 판별하는 기준을 설정한다.

```
import pandas as pd

data = pd .DataFrame ({'height': [150 ,160 ,165 ,170 ,175 ,180 ,185 ,190 ,195 ,200 ,205 ,210 ,215 ,100 ,300 ,400 ]})

data.describe()

out:
              height
count      16.000000
mean      200.000000
std        67.305275
min       100.000000
25%       168.750000
50%       187.500000
75%       206.250000
max       400.000000
```

키 변수를 pandas의 DataFrame 메소드를 이용하여 data 라는 변수에 담고, 기술통계를 출력하면 위와 같은 결과가 나타난다. 키의 평균이 200cm 인것도 문제지만 극단적인 값(400)으로 인하여 자료의 문제가 있음을 예측할 수 있다.

다음과 같이 1 사분위수와 3 사분위수를 구하고 차이값인 IQR 변수도 구해보자.

```
Q1 = data['height'].quantile (0.25 )
Q3 = data['height'].quantile (0.75 )
IQR = Q3 - Q1

lower_bound = Q1 -1.5 *IQR
upper_bound = Q3 +1.5 *IQR

# 이상치 탐지 결과
outliers = data[(data['height'] < lower_bound) | (data['height'] > upper_bound)]
outliers

out:
      height
13    100
14    300
15    400
```

위와 같이 outliers 범위를 벗어난 값은 총 3개로 나타났다. 물론 키가 100cm 인 사람은 존재할 수 있으며, 300cm 도 가능할 수 있다. 그러나 이상치로 판단하는 기준은 자료분석의 목적에 부합하지 않는 자료를 제외하는 것이다. 위 기준에서 벗어난 3개의 값을 제거한 뒤 기술통계를 다시 산출해보자.

```
data_cleaned = data[(data['height'] >= lower_bound) & (data['height'] <= upper_bound)]

data_cleaned.describe()

out:
           height
count    13.000000
mean    184.615385
std      20.151669
min     150.000000
25%     170.000000
50%     185.000000
75%     200.000000
max     215.000000
```

▶ 날짜 및 시간

처리할 자료들의 상당 부분은 날짜나 시간을 포함하게 되는데 파이썬은 날짜와 시간을 다룰 수 있다. 날짜자료는 문자열이나 숫자로 사용하는 것보다 날짜 객체로 사용하는 것을 권장한다.

파이썬에서 날짜 및 시간은 datetime 패키지 등을 사용하여 필요한 작업을 수행할 수 있다. datetime 패키지에 있는 now 함수를 사용하면 시스템의 현재 시간을 출력할 수 있으며, 현재 시각에서 년/월/일/시/분/초 등은 datetime 객체의 year, month, day, hour, minute, second로 얻을 수 있다.

```
import datetime as dt
now = dt.datetime.now()
print(now.year)

out: 2024
```

특정한 형태로 출력할 때는 %Y 등의 값을 사용할 수 있으며 이때는 datetime 객체의 strftime 메소드를 호출한다. Strftime 메소드는 날짜와 시간의 형식을 입력받아 문자열로 반환한다.

```
print (now.strftime("%Y-%m-%d: %A"))

out: 2024-01-10: Wednesday
```

예를 들어, 출생연월일을 datetime 객체로 생성하고 이를 사용하여 나이를 계산하려면

```
birthday = dt.datetime (1987,7,26)
age = now.year - birthday.year
print (age)

out: 37
```

로 얻을 수 있다(원고 작성 연도 2024에서 1987을 빼서 계산한다).

▶ 데이터분석을 위한 자료 읽기 & 쓰기

텍스트 데이터

파이썬에서 텍스트 파일을 읽기 위해서는 pandas 패키지의 read_csv 함수를 사용할 수 있다. 이 함수는 CSV 파일을 읽어서 pandas의 데이터프레임 형식으로 저장한다.

read_csv 함수의 정의는 다음과 같다.

pandas.read_csv(filepath_or_buffer, sep=',', header='infer', names=None, index_col=None, usecols=None, skipinitialspace=Fasle, skiprows=None, nrows=None, skip_blank_lines=True, encoding=None)

여기서 각 요소의 특성을 간략하게 살펴보면, filepath_or_buffer는 읽을 파일의 이름을 설정한다.
sep은 각 자료의 구분에 사용한 문자를 설정한다. 텍스트자료는 일반적으로 쉼표(,)나 tab(공백)으로 구분되어 있다. 유럽의 경우 세미콜론(;)으로 구분하는 경우도 있다. 파이선에서의 기본값은 쉼표이다.
header는 각 변수의 이름이 설정되어 있는 경우 변수의 이름이 저장된 행의 번호이다. 대개 첫 행에 변수의 이름이 있으며, 기본값은 0이다.
index_col은 행 검색에서 키(key)가 될 열을 설정한다. 기본값은 None으로 키가 설정되지 않는다. 이 키 값은 데이터베이스의 키와 비슷한 역할을 하여 키 값으로 자료를 검색할 수 있다. 이때는 데이터프레임의 loc메소드를 사용한다.
usecols은 파일에서 읽어 들일 열의 이름이나 열의 번호(0부터)를 설정하며 기본값은 없다. 읽을 열의 이름이나 번호에 설정한 값의 순서는 무시되며, 원래 파일의 순서대로 출력된다. pd.read_csv(data, useclos = ['악력', '왕복오래달리기'])와 pd.read_csv(data, usecols = ['왕복오래달리기', '악력'])이 결과는 동일하다. 특정한 순서대로 열을 출력하려면 pd.read_csv(data, useclos = ['악력', '왕복오래달리기'])[['왕복오래달리기', '악력']]으로 순서를 설정하여야 한다.
skiprows는 읽지 않을 행의 개수 또는 읽지 않을 행의 번호이다. 가끔 데이터의 변수명이 한 줄이 아닌 2줄 이상으로 되어 있거나, Excel 자료의 경우 첫줄을 비우는 경우에는 읽어 들이지 않도록 설정할 수 있다.
nrows는 읽어 들일 행의 개수이다. 기본값은 None이며 이 경우 모두 읽어 들인다.
encoding은 파일의 인코딩에 사용한 인코딩 방법을 설정한다. 기본값은 UTF-8이나 윈도우 사용자들의 경우 윈도우의 한글입력 인코딩 기본값이 CP949로 설정되어 있다. 한글이 제대로 인식되려면 CP949 또는 EUC-KR로 설정해야 한다. 읽을 파일에 한글이 들어간 경우 이 인코딩의 설정이 다르면 제대로 읽지 못하는 경우가 있으니 주의해야 한다.

국민체력100 예제 데이터를 읽는 예제 코드는 다음과 같다.

```
import pandas as pd

df1 = pd.read_csv(filepath_or_buffer ='d:/parkjihoon/books/sample/
/FD_2311.csv', sep =',', header =0 , encoding ='utf-8')
df1.head(10)
```

또는 아래와 같이 작성하여도(기본값과 동일하므로) 같은 결과가 실행된다.

```
df2 = pd.read_csv('d:/parkjihoon/books/sample/FD_2311.csv')
df2.head(10)
```

파이썬에서 텍스트 파일로 저장하기 위해서는 pandas 모듈의 DataFrame 클래스 to_csv 메소드를 사용한다.

```
df2.to_csv('d:/parkjihoon/books/sample/df2_data.csv', sep =',', index =True ,
header =True )
```

Excel 데이터

파이썬에서 엑셀 파일을 읽고 데이터프레임으로 저장하는 것은 pandas 모듈의 read_excel 함수로 할 수 있다. 이 함수는 다음과 같이 사용한다.

pandas.read_excel(io, sheet_name=0, header=0, names=None, index_col=None, usecols=None)

주요 매개변수의 요소 특징으로 io는 읽을 엑셀 파일의 이름을 설정한다. 인터넷에서 바로 읽을 수 있으며 이 경우 URL을 설정한다.

sheet_name은 엑셀 파일의 특정 시트를 설정하는 경우 시트 이름 또는 시트 번호를 설정한다. 기본값은 0으로 첫 번째 시트의 내용을 읽어들인다. 여러 개의 시트를 읽는 경우 [0, 1, "sheet8"]과 같이 리스트로 시트 번호나 이름을 설정하며, 모든 시트를 읽고자 할 때는 None을 설정한다.

header는 열의 이름에 사용할 행의 번호를 설정하며 기본값은 0으로 첫 번째 행의 값은 열이름으로 사용하게 된다. 만일 열이름이 없으면 None을 설정한다.

names는 읽은 자료에서 열이름을 설정하여 사용할 열의 이름을 배열 형태로 설정한다.

예제데이터 height.xlsx 파일의 경우를 살펴보자. 아래 그림과 같이 height.xlsx 파일은 시트에 자료만 입력되어 있으며 컬럼명이 없는 자료이다. 이런 경우 자료를 읽어 들이면서 header를 None으로 설정하고, names를 지정하여 읽는 것이 좋다.

```python
import pandas as pd

mydata = pd.read_excel('d:/parkjihoon/books/sample/height.xlsx', header =None
, names =['height', 'gender'])
```

데이터프레임을 엑셀 파일로 저장하기 위해서는 pandas의 DataFrame 클래스의 to_excel 메소드를 사용할 수 있다.

```python
mydata.to_xlsx('d:/parkjihoon/books/sample/height_excel_names_test.xlsx')
```

기타 데이터

파이썬에서 pandas 모듈은 spss나 sas, sql, json 등 여러 자료를 읽고 저장할 수 있다. pandas의 기본 사용법부터 지원하는 파일 형식 등을 확인하기 위해서는 pandas 공식 홈페이지 (https://https://pandas.pydata.org)에서 확인할 수 있다.

표 III-40 판다스 지원 IO tools (2024년 1월 기준)

Type	Data Description	Reader	Writer
text	CSV	read_csv	to_csv
text	Fixed-Width Text File	read_fwf	
text	JSON	read_json	to_json
text	HTML	read_html	to_html
text	LaTeX		Styler.to_latex
text	XML	read_xml	to_xml
text	Local clipboard	read_clipboard	to_clipboard
binary	MS Excel	read_excel	to_excel
binary	OpenDocument	read_excel	
binary	HDF5 Format	read_hdf	to_hdf
binary	Feather Format	read_feather	to_feather
binary	Parquet Format	read_parquet	to_parquet
binary	ORC Format	read_orc	to_orc

Type	Data Description	Reader	Writer
binary	Stata	read_stata	to_stata
binary	SAS	read_sas	
binary	SPSS	read_spss	
binary	Python Pickle Format	read_pickle	to_pickle
SQL	SQL	read_sql	to_sql
SQL	Google BigQuery	read_gbq	to_gbq

(2) 데이터 분석

데이터를 분석할 때는 기본적으로 데이터의 분포를 살펴보고, 기술통계치를 살펴봄으로써 자료의 대푯값이 어떻게 되는지, 평균을 중심으로 어떠한 분포로 구성되어 있는지 등을 탐색하는 작업부터 시작한다. 이 장에서는 파이썬을 이용하여 다양한 종류의 기술통계치 산출과 그룹별 기술통계, 히스토그램 등을 도출하는 방법을 알아본다. 먼저 데이터 분석에 사용될 자료는 앞서 불러온 국민체력100 자료를 이용할 것이다. pandas 모듈을 사용하여 데이터를 읽어 들이자.

```python
import pandas as pd
data = pd.read_csv('/mnt/d/FD_2311.csv', header=0, encoding ='utf-8')
data.columns

out:
Index(['MESURE_TME', 'CNTER_NM', 'AGE_FLAG_NM', 'MESURE_PLACE_FLAG_NM',
'MESURE_AGE_CO', 'INPT_FLAG_NM', 'COAW_FLAG_NM', 'MESURE_DAY', 'SEXDSTN_
FLAG_CD', 'MESURE_IEM_001_VALUE', 'MESURE_IEM_002_VALUE', 'MESURE_IEM_
003_VALUE', 'MESURE_IEM_004_VALUE', 'MESURE_IEM_005_VALUE', 'MESURE_IEM_
006_VALUE', 'MESURE_IEM_007_VALUE', 'MESURE_IEM_008_VALUE', 'MESURE_IEM_
009_VALUE', 'MESURE_IEM_010_VALUE', 'MESURE_IEM_012_VALUE' ], dtype='object')
```

자료의 컬럼명이 너무 복잡하므로 분석에 용이하도록 다음과 같이 설정하여 컬럼명을 변경하도록 한다.

```python
data.columns=['측정회차','센터명','연령대그룹','측정장소','연령','입력구분',
              '인증구분','연령','성별','신장','체중','체지방율','허리둘레',
              '이완기혈압','수축기혈압','악력_좌','악력_우','윗몸말아올리기',
              '반복점프','앉아윗몸앞으로굽히기']
data.head()
```

▶▶ 기술통계

자료에서 신장 자료의 평균(mean), 표준편차(std), 중앙값(median)을 구해보자.

```
data['신장'].mean()
out: 160.15731777328128

data['신장'].std()
out: 18.154981783344113

data['신장'].median()
out: 164.3
```

이 밖에도 pandas DataFrame 에서는 〈표 Ⅲ-41〉과 같이 다양한 통계 메소드를 통해 기술통계치를 구할 수 있다.

표 Ⅲ-41 Pandas DataFrame에 사용가능한 통계 메소드

명령어	설명
count()	자료의 수
sum()	자료의 산술 합
mean()	산술평균
median()	중앙값
min()	최솟값
max()	최댓값
std()	표준편차
var()	분산
skew()	왜도
kurt()	첨도
quantile()	백분위수
cov()	공분산
corr()	상관계수

다음은 그룹별로 통계를 계산해보도록 하겠다. 먼저 자료에서 남성의 신장만 구하고자 할 때는 ['성별']=='M' 인 자료만 따로 선택하여 평균을 구할 수 있다.

```
data[data['성별']=='M']['신장'].mean ()
out: 165.23596269884806
```

그러나 위와 같이 정규식으로 자료를 선택하여 출력하는 것이 아닌 그룹별의 비교를 하기 위해서는 pandas의 groupby 메소드를 이용하는 것이 더욱 편리하다.

```
data.groupby('성별')['신장'].mean()
out:
성별
F    152.523797
M    165.235963
Name: 신장, dtype: float64
```

groupby 메소드와 describe 메소드를 이용하여 객체를 생성하면 원하는 통계량을 더욱 효율적으로 산출할 수 있다.

```
stats = data .groupby ('성별')['신장'].describe ()
stats

out:
         count    mean       std        min    25%    50%    75%    max
성별
F        8490.0   152.523797 15.832645  93.1   150.3  156.8  161.9  188.2
M        12761.0  165.235963 17.820627  96.5   163.3  170.4  175.5  194.8
```

stats 객체에서 "mean", "std", "25%" 결과를 출력해보자.

```
stats['mean']

out:
성별
F    152.523797
M    165.235963
Name: mean, dtype: float64

stats['std']

out:
성별
F    15.832645
M    17.820627
Name: std, dtype: float64
```

```
stats['25%']

out:
성별
F     150.3
M     163.3
Name: 25%, dtype: float64
```

▶▶ t 검증(독립/종속)

평균검정은 단일표본에서 모평균에 대한 검정과 두 독립표본에서의 평균 차이 검정, 짝지어진 표본에서 평균 차이 검정으로 구분된다. 이러한 검정은 t-test 또는 t-검정이라고 하는 방법으로 수행하는 것이 일반적이다. 단일표본에서 모평균에 대한 검정은 모평균을 알고 있을 경우 사용하거나 임상연구 또는 국책과제 등의 규모가 큰 경우에서 간혹 사용된다.

두집단의 독립표본에서 평균검정하는 것과 다르지 않으니 여기서는 생략하도록 한다.

앞서 사용하였던 국민체력100 자료를 활용하여 남성과 여성의 BMI를 비교해보도록 하자. 신장과 체중 변수는 있지만 BMI 변수는 예제에 존재하지 않으므로 간략한 계산을 통해 BMI 변수부터 생산한다.

```
data['BMI']=data['체중']/((data['신장'] *0.01 )**2 )
data['BMI']

out:
0         14.625119
1         23.353398
2         23.011497
3         29.191105
4         17.257111
            ...
21247    21.435658
21248    19.884867
21249    14.712743
21250    22.844444
21251    22.060796
Length: 21252, dtype: float64
```

t 검증을 수행하기 위해서는 scipy 모듈을 사용해야 한다. 터미널창에 pip install scipy 또는 conda install scipy를 입력하여 모듈을 설치하도록 하자. 정상적으로 설치하였다면 아래 코드를 실행하였을 때 ModuleNotFoundError : No module named 'scipy' 에러가 발생하지 않을 것이다. 에러가 발생한다면 scipy 모듈이 설치가 되어있지 않은 상태이니 확인하여 다시 정상적으로 설치하도록 하자. 아래 코드는 남성과 여성의 BMI를 각 객체에 담고, 독립 t-검증을 수행하는 코드이다. 신장과 체중값이 결측값인 경우 빈 값이 생성될 수 있으므로 dropna() 메소드를 통해 결측값은 모두 제거하고 수행하도록 하자.

```
from scipy import stats
bmi_F = data[data.성별=='F'].BMI.dropna()
bmi_M = data[data.성별=='M'].BMI.dropna()
stats.ttest_ind(bmi_F, bmi_M, equal_var=False)

out:
TtestResult(statistic=-31.40385448345562, pvalue=5.4289096440242936e-211, df=18650.055110872152)
```

결과를 살펴보면 t-value는 -31.404, p-value는 p<.001 로 통계적으로 유의한 결과를 나타냈다. 소수점 셋째 자리까지 가독성을 높이려면 다음과 같이 수행하면 된다.

```
from scipy import stats
bmi_F = data[data.성별=='F'].BMI.dropna()
bmi_M = data[data.성별=='M'].BMI.dropna()
bmi_ttest = stats.ttest_ind(bmi_F, bmi_M, equal_var=False)
print("t-value =%.3f, p-value= %.3f" % bmi_ttest)

out:
t-value =-31.404, p-value= 0.000
```

위에서 수행한 독립 t-검증은 분산의 동질성이 다르다고 가정하였을 경우이다. stats.ttest_ind(ind_A, ind_B, equal_var = True/False) 두 집단 분산의 동질성 검정을 수행한 후 다시 t-검증 결과를 살펴보자. 분산의 동질성 검정은 bartlett 또는 levene 검정으로 확인할 수 있다.

```
stats.bartlett(bmi_F, bmi_M)

out:
BartlettResult(statistic=14.302815166682603, pvalue=0.00015563195501572372)

stats.levene(bmi_F, bmi_M)

out:
LeveneResult(statistic=2.60200746095567, pvalue=0.10674329958634894)
```

위 결과를 살펴보면 bartlett 검정의 경우 p-value가 0.05보다 작게 나타난 반면, levene검정의 p-value는 0.05보다 크게 나타났다. bartlett과 levene검정의 차이는 데이터의 정규성에 대한 민감도 때문이다. bartlett은 데이터가 정규분포를 따른다고 가정하고 수행하기 때문에 데이터가 정규분포를 따르지 않을 경우 실제 분산이 동일한 경우에도 차이가 있다고 잘못 판단할 수 있다. levene검정은 데이터가 정규분포를 따른다는 가정을 하지 않고 수행하기 때문에 데이터가 정규분포를 따르지 않더라도 결과를 신뢰할 수 있다. 지금과 같이 두 검정방법에서 결과가 상이한 경우 데이터가 정규분포를 따르지 않을 가능성을 시사하기 때문에 levene검정을 더 신뢰하는 것이 좋다.

가장 확실한 방법은 데이터가 정규분포인지 확인하는 것이다. 여기서는 Shapiro-wilk 검정을 사용하여 데이터의 정규성을 확인해보도록 하자.

```python
from scipy.stats import shapiro
# Shapiro-Wilk 검정
shapiro_F = shapiro(bmi_F)
shapiro_M = shapiro(bmi_M)
print("여성 Shapiro-Wilk 검정: ShapiroResult = %.3f, p-value = %.3f" % shapiro_F)
print("남성 Shapiro-Wilk 검정: ShapiroResult = %.3f, p-value = %.3f" % shapiro_M)

out:
여성 Shapiro-Wilk 검정: ShapiroResult = 0.984, p-value = 0.000
남성 Shapiro-Wilk 검정: ShapiroResult = 0.988, p-value = 0.000
```

Shapiro 검정결과 데이터가 정규분포를 만족하지 않는 것으로 나타나, Levene 검정결과를 신뢰하는 것이 더 적절한 것으로 나타났다.

남, 여의 BMI 분산은 동일하다(분산의 동질성)는 전제하에 다시 t-검정을 실시해보자.

```python
from scipy import stats
bmi_F = data[data.성별 =='F'].BMI.dropna()
bmi_M = data[data.성별 =='M'].BMI.dropna()
bmi_ttest = stats.ttest_ind(bmi_F, bmi_M, equal_var =True)
print("t-value =%.3f, p-value= %.3f" % bmi_ttest)

out:
t-value =-31.168, p-value= 0.000
```

t-value가 -31.404에서 -31.168로 변화하였지만 p-value에는 차이가 없다. 이번 예시에서는 차이가 나타나지 않았지만 분산의 동질성을 만족하느냐, 만족하지 못하느냐에 따라 t-검증의 p-value 결과가

다르게 나타날 수 있으므로 항상 자료를 분석할 때는 정규성검정과 동질성검정을 반드시 확인하고 분석하도록 하자.

다음은 짝지어진 표본에서의 평균검정을 실시해보자.

서로 독립적인 표본이 아닌 같은 표본 또는 형제나 자매처럼 대상이 매우 비슷할 경우 종속표본이라고 가정하고 실시한다. 예시자료에서는 같은 사람이 반복적으로 측정한 악력의 '좌', '우'에 대하여 t-검정을 실시해보자.

종속 t-test 또는 paired-test는 짝지어진 표본으로 이루어져야 한다. 즉 각 자료의 길이가 같아야 함으로 악력 '좌', '우' 가 결측값인 경우는 모두 제외시키고 자료를 준비하여야 한다.

```
data_clean = data[['악력_좌','악력_우']].dropna()
grip_str_l = data_clean['악력_좌']
grip_str_r = data_clean['악력_우']
str_pttest = stats .ttest_rel(grip_str_l , grip_str_r)
str_pttest

out:
TtestResult(statistic=-70.46057528996815, pvalue=0.0, df=21204)

print ("t-value =%.3f, p-value= %.3f"% str_pttest)

out:
t-value =-70.461, p-value= 0.000
```

▶▶ 상관분석과 회귀분석

상관분석은 변수들 간 관련성을 살펴보는 분석법으로 피어슨(Pearson)의 상관계수라고 한다. 연속인 두 변수 사이의 선형 연관성 강도를 나타내며 상관계수가 +1이면 완벽한 정적 관계로 X값이 증가할 경우 Y값이 증가하고, 반대로 상관계수가 -1이면 완벽한 역선형관계로 X값이 증가하면 Y값이 감소한다. 만약 상관계수가 0이라고 하면 두 변수 간 선형관계는 없는 것이다.

상관분석을 실시할 때는 산점도(scatter plot)를 그려보고 상관계수를 구하는 것이 바람직하다.

이번 장에서는 산점도를 그리기위해 matplotlib 패키지와 seaborn 패키지를 사용한다. 패키지가 설치되어 있지 않은 경우 터미널에서 pip install matplotlib seaborn 또는 conda install matplotlib seaborn으로 설치 후 진행하도록 하자.

다음 코드는 두 변수(신장, 체중)의 산점도를 산출하는 코드이다.

```
import pandas as pd
import numpy as np
import matplotlib.pyplot as plt
data = pd.read_csv('/mnt/d/FD_2311.csv', header =0 , encoding ='utf-8')
data.columns=['측정회차','센터명','연령대그룹','측정장소','연령','입력구분',
              '인증구분','연령','성별','신장','체중','체지방율','허리둘레',
              '이완기혈압','수축기혈압','악력_좌','악력_우','윗몸말아올리기',
              '반복점프','앉아윗몸앞으로굽히기']
plt.scatter(data.신장, data.체중)
plt.show()

out:
```

상관계수는 numpy 모듈의 corrcoef 메소드를 이용하여 산출할 수 있다. 짝지어진표본 t-검증때와 마찬가지로 결측값이 두 변수 중 하나라도 존재할 경우 문제가 발생함으로 dropna() 메소드를 이용하여 전처리부터 수행한 뒤 분석을 실시한다.

신장과 체중의 상관계수는 0.858 로 나타난 것을 확인할 수 있다.

```
import numpy as np
data_clean = data[['신장','체중']].dropna()
cor = np.corrcoef(data_clean['신장'], data_clean['체중'])
cor

out:
array([[1. , 0.85825585],
       [0.85825585, 1. ]])
```

만약 여러 변수의 산점도 및 상관계수를 구하고 싶을 경우 seaborn 패키지를 사용하여 산점도를 그릴 수 있다.

```
import seaborn as sns
pair_data = data[['신장','체중','체지방율','악력_우','악력_좌']]
sns.pairplot (pair_data)
```

out:

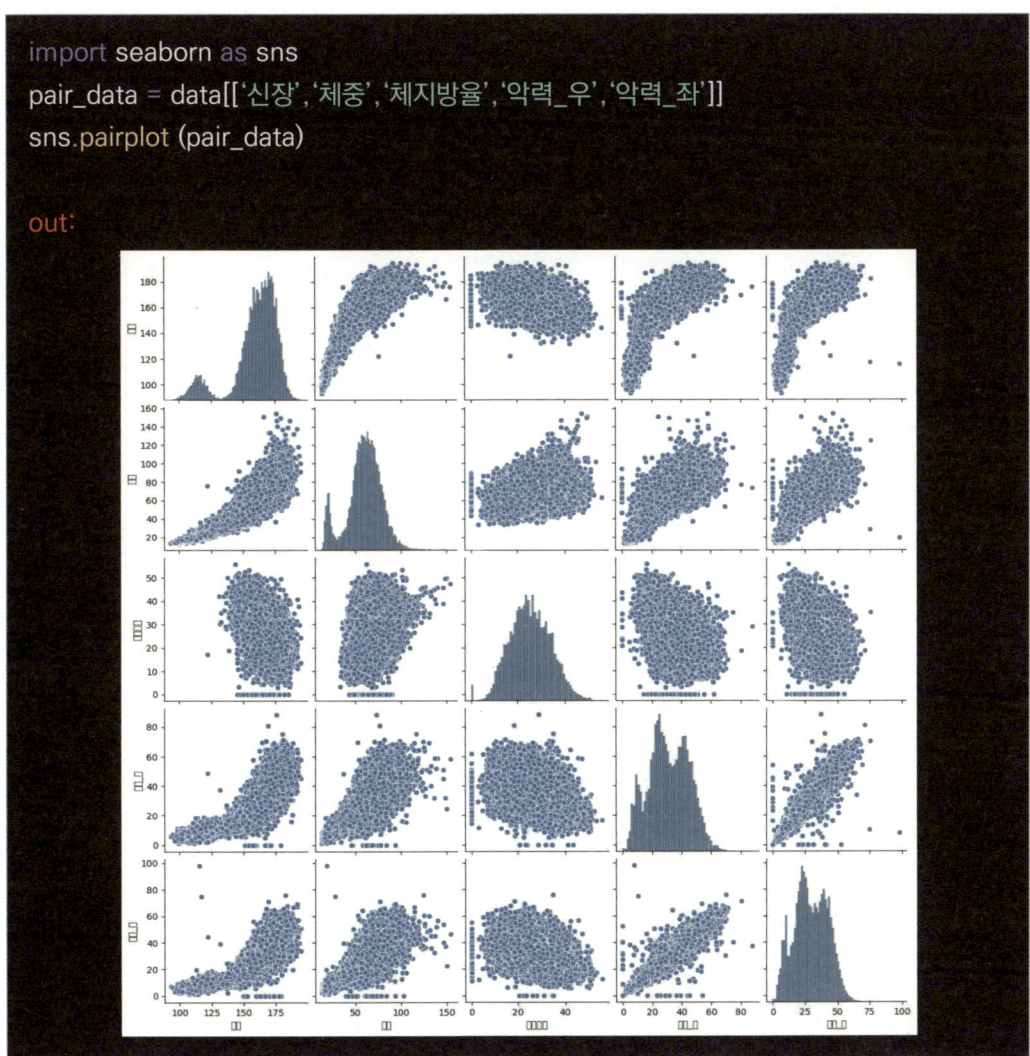

회귀분석은 변수간의 인과관계를 설명하고자 할 때 사용하는 분석방법으로 종속변수 또는 결과변수를 Y, 독립변수 또는 원인변수를 X라 할 때 선형회귀방정식으로 계산할 수 있다.

$$Y = \beta_0 + \beta_1 X_1 + ... \beta_i X_i + \epsilon$$

다음은 체지방율을 결과변수로, 체중, 허리둘레, 악력_우, 반복점프를 원인변수로 한 회귀모형을 분석하는 예제이다. result.summary() 메소드를 통해 회귀분석 결과를 도출할 수 있다.

```python
import statsmodels.api as sm
data_clean=data[['체중','허리둘레','악력_우','반복점프','체지방율']].dropna()
data_X = data_clean[['체중','허리둘레','악력_우','반복점프']]
data_X = sm.add_constant(data_X)
data_Y = data_clean['체지방율']
model = sm.OLS(data_Y, data_X)
result = model.fit()
result.summary()
```

out:

```
                            OLS Regression Results
==============================================================================
Dep. Variable:                 체지방율   R-squared:                       0.686
Model:                            OLS   Adj. R-squared:                  0.684
Method:                 Least Squares   F-statistic:                     311.9
Date:                Thu, 16 May 2024   Prob(F-statistic):           5.85e-142
Time:                        19:33:24   Log-Likelihood:                -1722.5
No. Observations:                 575   AIC:                             3455.
Df Residuals:                     570   BIC:                             3477.
Df Model:                           4
Covariance Type:            nonrobust
==============================================================================
                 coef    std err          t      P>|t|      [0.025      0.975]
------------------------------------------------------------------------------
const         -3.0966      2.007     -1.543      0.123     -7.039       0.846
체중            -0.0684      0.038     -1.786      0.075     -0.144       0.007
허리둘레          0.6308      0.042     15.185      0.000      0.549       0.712
악력_우         -0.3992      0.030    -13.099      0.000     -0.459      -0.339
반복점프         -0.1398      0.019     -7.253      0.000     -0.178      -0.102
==============================================================================
Omnibus:                        5.681   Durbin-Watson:                   1.710
Prob(Omnibus):                  0.058   Jarque-Bera (JB):                5.864
Skew:                           0.176   Prob(JB):                       0.0533
Kurtosis:                       3.348   Cond. No.                     1.18e+03
==============================================================================
```

(3) 데이터 시각화

▶▶ 파이썬의 matplotlib 패키지

Matplotlib은 파이썬에서 사용되는 강력한 그래픽 라이브러리로, 데이터 시각화에 널리 활용된다. 이 라이브러리는 존 헌터(John D. Hunter)에 의해 개발되었으며, 그의 사망 이후 커뮤니티의 여러 개발자에 의해 지속적으로 유지 및 발전되고 있다. Matplotlib은 초기에는 MATLAB의 시각화 기능을 파이썬에서 구현하기 위해 개발되었으며, 현재는 다양한 데이터 시각화 작업을 지원하는 범용적인 도구로 자리 잡았다.

Matplotlib은 pylab 모듈과 pyplot 모듈을 제공한다. pylab 모듈은 MATLAB과 유사한 스타일의 인터페이스를 제공하지만, 현재 pyplot 모듈 사용이 더 권장되고 있다. pyplot은 Matplotlib의 가장 일반적인 인터페이스로, 간편하게 그래프를 생성하고 관리할 수 있는 다양한 기능을 제공한다.

Matplotlib 패키지는 파이썬 패키지 인덱스(PyPI)에서 다운로드할 수 있으며, 최신 버전은 2024년 기준 3.7.3이다. 이 버전은 파이썬 3.8 이상에서 사용할 수 있으며, NumPy 1.20.0 이상의 버전이 필요하다. 또한, Matplotlib는 Anaconda 배포판에 기본적으로 포함되어 있어, Anaconda를 설치할 경우 자동으로 사용할 수 있다. Matplotlib을 설치하려면 다음과 같은 명령어를 사용한다.

```
(base) → ~ pip install matplotlib
```

Matplotlib을 사용할 때는 보통 다음과 같이 "plt"라는 약어를 사용하여 pyplot 모듈을 임포트한다.

```
import matplotlib.pyplot as plt
```

사용방식과 표현방식

matplotlib은 대화형(interactive) 방식으로 사용할 수도 있고, 비대화형(non-interactive)방식으로 사용할 수도 있다. 대화형 방식이란 그래픽 창에 캔버스(canvas)를 미리 띄워 놓고 그림의 각 요소를 명령어별로 추가하여 그림을 그리는 것으로, spyder 개발환경이나 jupyter 개발환경에서 한 줄 한 줄의 명령어로 그림의 요소를 추가하여 그리는 방식이다. 비대화형 방식은 캔버스에 실제로 그림을 그리기에 앞서 여러 명령어 전체로 그림을 구성한 이후 한 번에 그림을 그리는 방식이다. 실제 그림을 하나하나 그려 나가는 경우에는 대화형 방식이 편리할 수 있고, 프로그래밍 방법으로 그림을 한꺼번에 그려야 하는 경우라면 비대화형 방식으로 그려야 한다.

스파이더(spyder)나 주파이터(jupyter notebook)에서는 명령어 입력방식이 한 줄 단위로 입력되는지 여러 명령어로 구성된 블록으로 입력되는지에 따라 대화형 방식인지 비대화형 방식인지를 자동으로 구별하여 그림을 그려 주지만 사용자가 다음과 같이 이를 명시적으로 설정할 수 있다.

- plt.ion(): 이후의 입력을 대화형 방식으로 하여 그림을 그림
- pit.ioff(): 이후의 입력을 비대화형 방식으로 그림을 구성함
- plt.show(): 비대화형 방식으로 앞서 입력하여 구성된 그림을 그림

Matplotlib 등 그래픽 소프트웨어들에서 그림을 그리기 위해서는 그림을 그릴 캔버스에 해당하는 그래픽 화면 장치가 마련되어야 한다. 이 그래픽 장치를 스파이더나 주파이터와 같은 개발환경 내부에 포함시켜서 처리하는 방식을 내부처리(inline) 방식이라고 하고, 외부에 별도의 창을 띄워 처리하는 방식을 외부처리 방식이라고 한다. 주피터노트북의 경우 별도의 명령어(%matplotlib inline) 없이도 내부적으로 처리된다.

```python
import pandas as pd
import numpy as np
import matplotlib.pyplot as plt
data = pd.read_csv('/mnt/d/FD_2311.csv', header =0 , encoding ='utf-8')
data.columns=['측정회차','센터명','연령대그룹','측정장소','연령','입력구분',
              '인증구분','연령','성별','신장','체중','체지방율','허리둘레',
              '이완기혈압','수축기혈압','악력_좌','악력_우','윗몸말아올리기',
              '반복점프','앉아윗몸앞으로굽히기']
plt.scatter(data.체지방율, data.체중)
plt.show()
```

out:

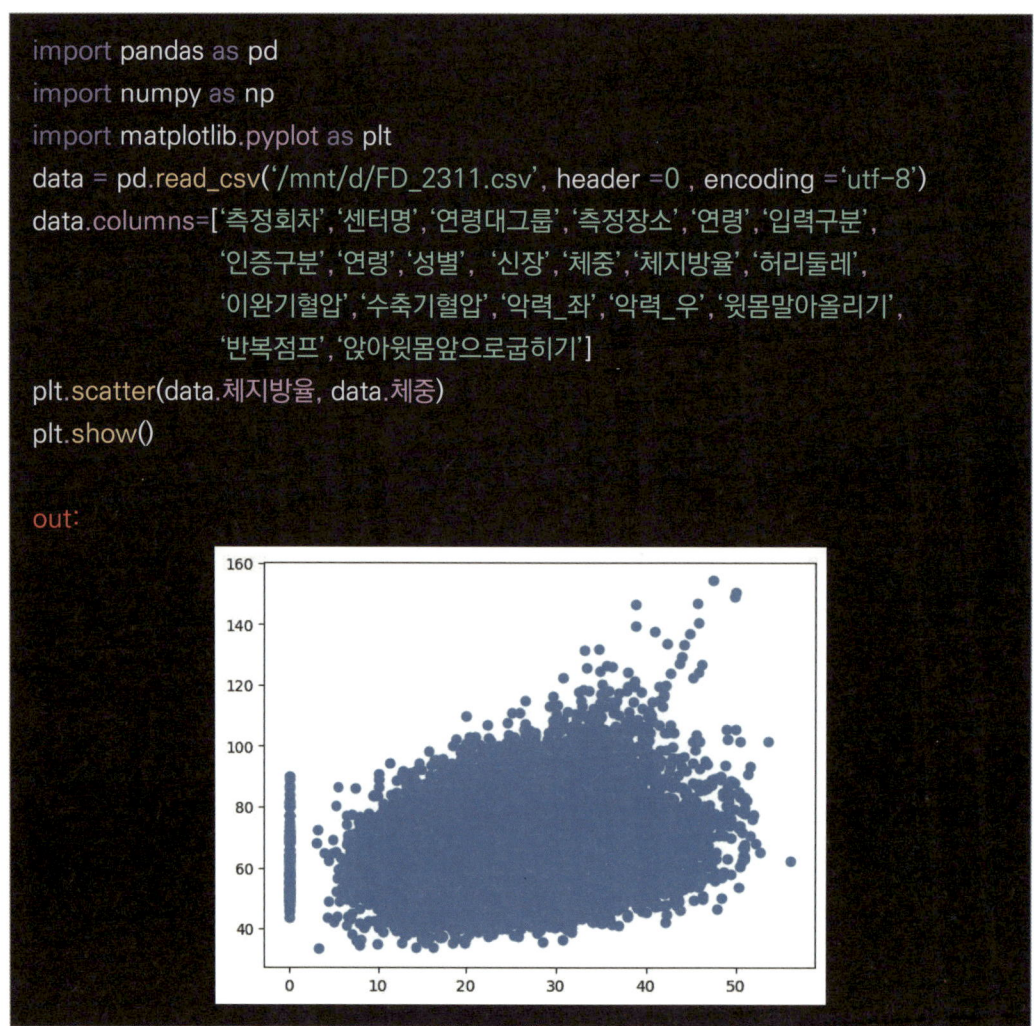

표 III-42 matplotlib에 이용되는 스타일 인수와 약어

스타일	약어	의미
color	c	선 색깔
linewidth	lw	선 굵기
linestyle	ls	선 스타일
marker		마커 종류
markersize	ms	마커 크기
markeredgecolor	mec	마커 선 색깔
markeredgewidth	mew	마커 선 굵기
markerfacecolor	mfc	마커 내부 색깔

matplotlib에서는 색깔을 나타낼 때 "#FF7F00"과 같이 #로 시작하는 RGB 코드로 나타낼 수도 있고, 색깔의 이름을 문자열로 나타낼 수도 있으며, 약어 문자로 나타낼 수도 있다. 〈표 III-43〉은 색깔을 표현하는 약어 문자를 정리한 것이다. matplotlib에서는 RGB 코드로 표현할 수 있는 다양한 색상이 이용될 수 있지만, 그림 그리는 과정에서 각각의 색들을 편리하게 이용하기 위해 색상을 이름으로 나타낼 수 있는 경우들이다.

표 III-43 matplotlib에서 자주 사용하는 색깔의 약어

색 문자열	약어
blue	b
green	g
red	r
cyan	c
magenta	m
yellow	y
black	k
white	w

다음 그림은 plt.plot 함수를 이용하여 다양한 종류의 선을 그리는 방법의 예시다. 3개의 선을 그리는 과정에서 plt.plot 함수는 한 번 이용되었다. 객체 z는 0에서부터 1.95까지 0.05 간격으로 증가하는 수열이고, 이에 대하여 z, z^2, z^3 에 해당하는 선을 그림으로 표현하는 간단한 과정이다. 아래 그림에서 나타나는 세 가지 선은 파란 실선('b-'), 녹색 점선('g:'), 빨간색 파선('r--')이다. matplotlib에서 이와 같이 선과 마커의 형태를 표현하기 위하여 〈표 III-44〉, 〈표 III-45〉와 같은 기호를 사용한다.

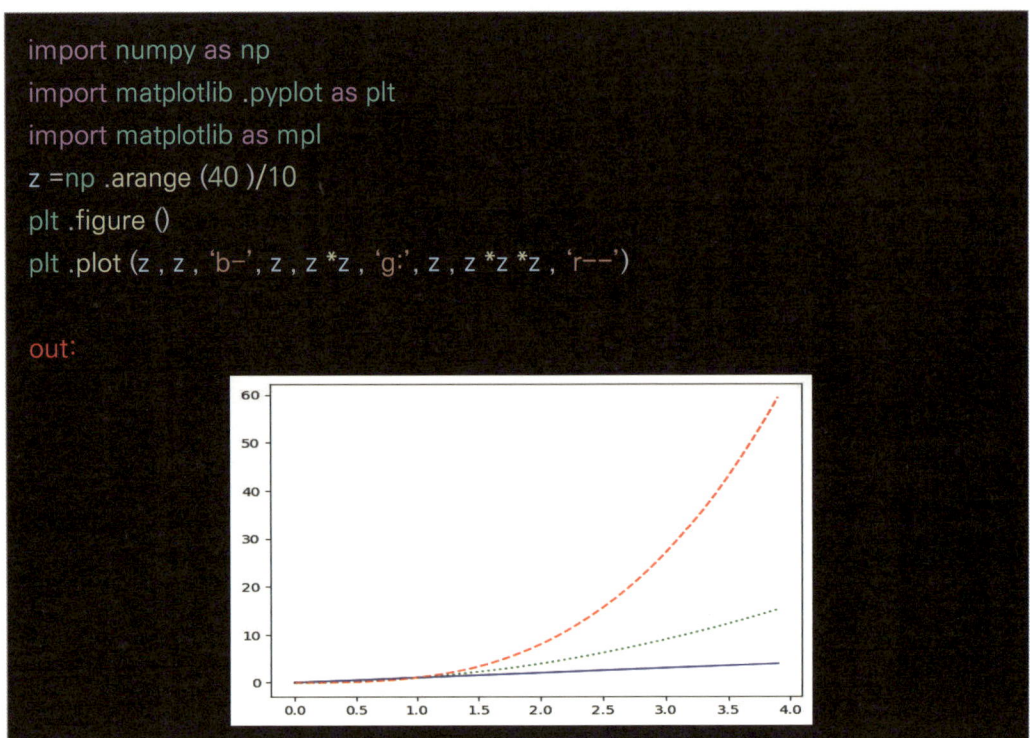

표 III-44 matplotlib의 선 스타일

문자	의미
-	실선
--	파선
-.	쇄선
:	점선

표 III-45 matplotlib의 마커 스타일

문자	의미	문자	의미
.	점	4	우향 삼발이
,	픽셀	s	정사각형
o	원	p	오각형
v	하향 삼각형	*	별
^	상향 삼각형	h	육각형1
<	좌향 삼각형	H	육각형2
>	우향 삼각형	+	덧셈 기호

문자	의미	문자	의미
1	하향 삼발이	x	x 표
2	상향 삼발이	D	다이아몬드
3	좌향 삼발이	d	얇은 다이아몬드

matplotlib에서 제공하는 다양한 그림 함수

앞에서는 matplotlib의 plt.plot 함수를 위주로 그림을 그리는 방법을 살펴보았다. matplotlib에는 plt.pot 함수 외에도 다양한 함수들이 제공되고 있는데, 이를 이용해 다양한 그림을 그릴 수 있다. pyplot 인터페이스로 제공되는 다양한 함수들은 인터넷 Matplotlib 사이트의 Reference 페이지에 잘 정리되어 있다[20]. 〈표 Ⅲ-46〉는 그 일부를 간략하게 정리한 것 이다.

다음 예제코드는 표준정규분포표에서 4,000개의 난수를 발생시켜 이를 plt.hist 함수를 이용하여 히스토그램으로 그리고, 동시에 표준정규분포의 밀도함수를 그리는 예이다.

표 Ⅲ-46 matplotlib에서 제공하는 그림 함수종류

함수	설명
plt.plot()	선그림/마커그림
plt.scatter()	산점도
plt.bar()	수직 막대그림
plt.barh()	수평 막대그림
plt.bars()	가시그림
plt.boxplot()	상자그림
plt.contour()	등고선도
plt.imshow()	이미지그림
plt.pie()	원그림
plt.quiver()	화살표필드그림
plt.streamplot()	스트림그림
plt.violinplot()	바이올린 그림
plt.hist()	히스토그램
plt.hist2d()	2차원 히스토그램

---

[20] https://matplotlib.org/api/_as_gen/matplotlib.pyplot.html#module-matplotlib.pyplot

```python
import scipy.stats as stats

x = np.random.randn(4000)
fig = plt.figure()
ax = fig.add_subplot(111)
ax.hist(x, bins=40, color='pink', rwidth=1)

xlim = ax.get_xlim()
ylim = ax.get_ylim()

xs = np.linspace(xlim[0], xlim[1], 200)
dx = stats.norm.pdf(xs)
dx = dx*(ylim[1]/dx.max())

plt.plot(xs, dx, 'r-')
```

out:

▶ seaborn 패키지에 대하여

Matplotlib은 NumPy 패키지를 기반으로 한 파이썬의 종합적인 데이터 시각화 도구이다. 다양한 그래픽 기능을 제공하여 데이터 시각화에 필요한 거의 모든 작업을 수행할 수 있게 해준다.

한편, Pandas 패키지는 데이터를 효율적으로 저장하고 변환할 수 있는 데이터프레임(DataFrame) 클래스를 제공하며, 데이터 분석 작업에서 널리 사용된다. 실제 데이터를 분석하고 시각화하는 과정에서 Pandas 데이터프레임에 저장된 데이터를 시각화하는 것이 일반적이다.

Seaborn 패키지는 Matplotlib과 Pandas를 기반으로, 데이터프레임에 저장된 데이터를 손쉽게 시각화할 수 있는 고급 도구를 제공한다. Seaborn은 Matplotlib의 복잡한 그래픽 함수들을 더 직관적이고 사용하기 쉽게 만들어, 데이터 시각화를 더욱 간편하게 할 수 있도록 돕는다.

Matplotlib은 강력한 기능을 제공하지만, 그 방대한 기능 때문에 처음 접하는 사용자가 모든 것을 익히고 활용하는 데 어려움을 겪을 수 있다. Seaborn은 이러한 문제를 해결하기 위해, Matplotlib의 기능을 기반으로 더욱 사용하기 쉬운 인터페이스를 제공한다. 이로 인해 Seaborn은 데이터 시각화 도구로서 큰 인기를 끌고 있으며, 특히 Matplotlib 사용자라면 필수적으로 사용하게 되는 패키지로 자리 잡았다. 현재 온라인에 공개된 다양한 시각화 예시들 중 상당수가 Seaborn을 사용하여 작성된 것이다.

Seaborn 패키지는 마이클 와스콤(Michael Waskom)에 의해 개발되었으며, 2014년에 처음 발표되었습니다. Seaborn에 대한 자세한 내용은 공식 웹사이트에서 확인할 수 있다. 최신 버전의 Seaborn은 파이썬 3.7 이상에서 사용할 수 있으며, Matplotlib 및 Pandas와의 호환성을 갖추고 있다. seaborn 패키지에 대한 자세한 소개는 인터넷의 Seaborn 사이트에서 찾아볼 수 있다. 이 책에 서술된 내용은 Seaborn 사이트에 게시된 내용을 참조하여 작성되었다.

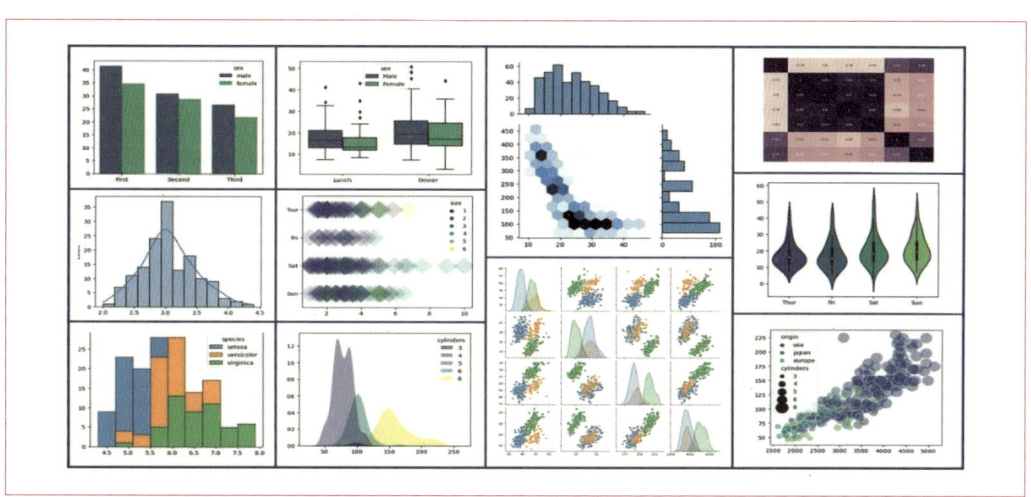

seaborn 패키지 설치와 사용방법

파이썬 seaborn 패키지는 파이썬의 패키지 저장소인 PyPI에서 내려받을 수 있고, Anaconda 파이썬을 설치하는 경우 자동으로 설치되는 패키지 중 하나이다. 다음과 같은 방법으로 PyPI에서 다운로드하며 설치할 수 있다.

```
(base) → ~ pip install seaborn
```

파이썬에서 seaborn 패키지는 다음과 같이 임포트(import)하여 사용할 수 있다.

```
import seaborn as sns
```

대부분의 파이썬 프로그램들은 seaborn 패키지를 sns라는 약어로 사용하고 있다.

파이썬에서 seaborn 패키지를 사용하기 위해서는 numpy, pandas, matplotlib 패키지가 필요하다. 관련 패키지들을 미리 임포트하고 사용하는 것이 편리할 수도 있지만, 필요시에 임포트하여 사용해도 무방하다.

seaborn 패키지 사용 예

seaborn 패키지는 데이터 시각화의 도구로써 크게 세 가지 측면에서 장점이 있다.

하나는 활용도가 높은 새로운 유형의 데이터 시각화용 그림을 제공한다는 것이고, 다른 하나는 그리드 그림(grid plot)의 개념을 이용하여 큰 그림을 각기 다른 내용으로 이루어진 부분 그림들로 구성할 수 있는 편리한 방법을 제공한다는 점이다.

또 다른 하나는 그래픽 작업에 유용한 스타일과 색상선택 방법을 잘 구성하여 편리하게 사용할 수 있도록 한다는 점이다.

seaborn 패키지는 데이터 시각화에 필요한 다양한 그림을 그릴 수 있는 함수를 제공한다.

〈표 Ⅲ-47〉은 seaborn 패키지에서 그림을 그리는 주요 함수들이다.

stripplot, swarmplot, violinplot, boxenplot, heatmap, clustermap 등은 특히 유용하게 활용될 수 있는 함수들이다.

표 III-47 seaborn 패키지의 그림 관련 주요 함수

구분	함수
relational plots	relplot, scatterplot, lineplot
categorical plots	catplot, stripplot, swarmplot, boxplot, violinplot, boxenplot, pointplot, barplot, countplot
distribution plots	distplot, kdeplot, rugplot
regression plots	lmplot, regplot, residplot
matrix plots	heatmap, clustermap

seaborn 패키지를 이용하여 다양한 그래프를 그리기 앞서 필요한 라이브러리와 데이터 세트를 준비하도록 하자.

```python
#라이브러리 가져오기
import pandas as pd
import numpy as np
import seaborn as sns
import matplotlib
import matplotlib.pyplot as plt

# 데이터 세트 가져오기
data =pd .read_csv (filepath_or_buffer ='/mnt/e/FD_2311.csv', sep =',', header =0
, encoding ='utf-8')

data.columns = ['측정회차', '센터명', '연령대그룹', '측정장소', '연령', '입력구분',
                '인증구분', '측정날짜', '성별', '신장', '체중', '체지방율', '허리둘레',
                '이완기혈압', '수축기혈압', '악력_좌', '악력_우', '윗몸말아올리기',
                '반복점프', '앉아윗몸앞으로굽히기']

data.head(10 )
```

막대그래프

막대그래프를 사용하면 개수, 빈도, 백분율, 평균 등 다양한 유형의 데이터를 시각화 할 수 있다. 이는 다양한 범주의 데이터를 표시하고 비교하는데 특히 유용하다. 이번 예시는 국민체력100 자료를 활용하여 범주형 비교를 활용하는 방법이다. 각 막대는 고유한 범주를 나타내며 막대의 높이는 해당 범주와 관련된 집계된 값(개수, 합계 또는 평균)을 나타낸다.

예를 들어 국민체력100에 참여한 대상자들의 연령대그룹별 연령 평균은 다음과 같다.

```
# 막대그래프
data = data.dropna(subset =['연령대그룹', '연령'])
data.loc[data ['연령대그룹'] =='유아기', '연령'] =data .loc [data ['연령대그룹'] == '유아기', '연령'] /12

sns.barplot(data =data, x ="연령대그룹", y ="연령", estimator ='mean', errorbar = None, palette='viridis', order=['유아기', '유소년', '청소년', '성인', '어르신'])

sns.set (font_scale =1.5 ,font ='NanumGothic' )
plt.title('간단한 막대그래프')
plt.xlabel('〈연령대 그룹〉')
plt.ylabel('평균 연령')
plt.show()

out:
```

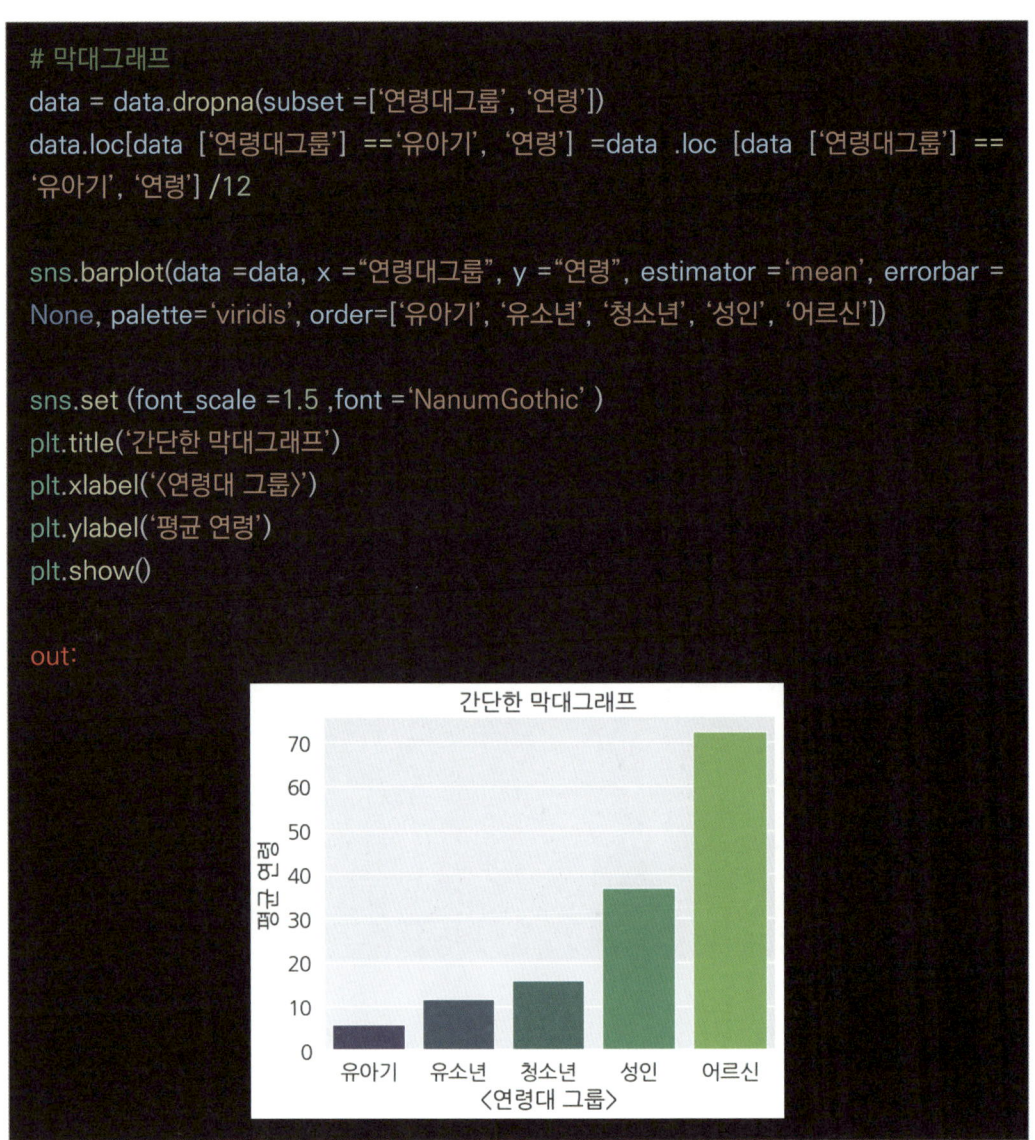

첫째 줄의 dropna 명령어는 국민체력100 데이터 중에서 "연령대그룹"과 "연령" 변수에 결측값이 있는 경우 제외하는 명령이다. 이후 자료의 특성 상 "유아기"에 해당하는 측정자는 연령이 년(year)이 아니라 개월 수(month)로 입력되어 있기 때문에 /12로 연령의 척도를 같게 변환하였다. 이후에는 x축을 "연령대그룹"으로 지정하고 y축을 "연령"으로 지정한 뒤 평균(mean)을 계산하도록 하였다. 가독성을 높이기 위하여 x축의 변수명 순서(order)를 변경하여 유아기부터 어르신 순서로 정렬되어 출력하도록 하였다.

막대그래프의 유형을 누적 막대그래프로 표현할 수도 있다. 이 그래프는 비율이나 백분율을 나타낼 때 유용한 방법으로 범주 내 관측치의 비율을 나타내기 위해 각 막대의 높이를 조정하면 다양한 범주의 상대적 분포를 비교할 수 있다.

```
#다음 플롯을 위한 데이터 준비
data_2 =data.groupby("센터명").agg({'연령대그룹': 'count', '성별' : lambda x :(x == 'M' ).sum()}).reset_index ()
data_2.rename(columns ={'연령대그룹': 'total', '성별':'남성' }, inplace=True)
data_2.sort_values('total' , inplace =True )
```

누적막대그래프를 그리기 위하여 data_2 이름의 새로운 데이터프레임을 생성하도록 하자. data_2는 groupby 매소드를 이용하여 센터명으로 그룹별 연산을 수행하도록 설정하고 연령대그룹 변수를 사용하여 빈도를, 성별이 '남성'인 인원의 합을 계산하도록 하였다. 여기서 '연령대그룹' 변수를 활용하여 인원수를 카운트하지만 꼭 '연령대그룹'을 사용하지 않아도 된다. 사전에 연령대그룹과 연령 변수에 결측값이 있는 경우를 제외하였기 때문에 편의상 사용하는 것을 참고하도록 하자. 우리는 연령대그룹으로 분석하는 것이 아니라 단순히 인원의 빈도수를 세기 위해 '연령대그룹'을 선택하였으므로 rename 메소드를 이용하여 'total'로 변수명을 변경하였다. 이는 남·여 모두를 합한 인원수가 집계되어 있다. 또한, 성별이 남성(M)인 경우만 집계한 변수명은 '성별'이 아니라 '남성'으로 변경하는 것이 오해의 여지를 남기지 않으므로 변경하도록 하고 그래프의 가독성을 위해 인원수가 가장 적은 센터부터 많은 순서대로 정렬하도록 하였다.

아래 예시코드를 작성하면 각 센터별로 남·여 인원 중 남성이 차지하는 비율이 어느 정도 인지를 파악하는 그림이 출력된다.

```
# 누적막대그래프
sns.set_color_codes("pastel")
sns.barplot(x="total", y="센터명", data =data_2, label ="Female", color ="b")
sns.set_color_codes ("muted")
sns.barplot (x ="남성", y ="센터명", data =data_2 , label ="Male", color ="b")

plt.title ('누적막대 그래프')
plt.xlabel ('Number of Persons')
plt.legend (loc ='upper right')
plt.tick_params (axis ='y', which ='major', labelsize =5 )
plt.show ()
```

out:

각 카테고리 내의 하위 카테고리 비교를 위해서는 Clustered Bar Plot을 통해 확인할 수 있다. 각 카테고리 내에서 여러 개의 막대를 그룹화 하여 다양한 하위 카테고리를 나타낼 수 있으므로 비교 및 분석에 용이하다. 예를 들어, 각 연령그룹별 내 남성과 여성의 평균 연령은 어떻게 나타내고 있는지를 확인할 수 있다.

```
# Clustered barplot
sns .barplot (data =data, x ='연령대그룹', y ='연령', hue ='성별', estimator ='mean',
errorbar =None, palette ='viridis', order =['유아기', '유소년', '청소년', '성인', '어르신'])
plt .title ('Clustered Barplot')
plt .xlabel ('Class')
plt .ylabel ('Average Age')
plt .show ()
```

out:

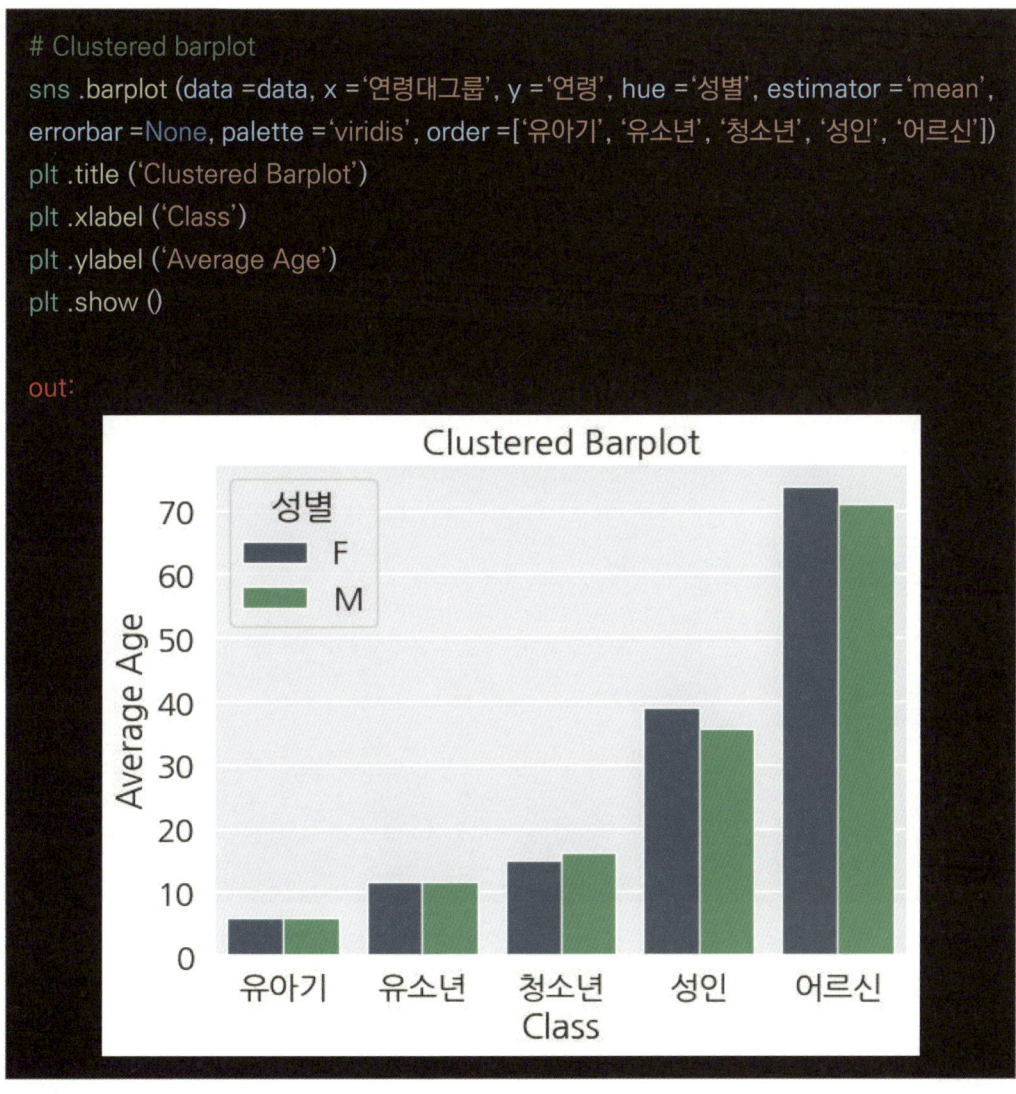

히스토그램

히스토그램은 데이터 세트의 분포를 그래픽으로 표현한 것이다. 이를 통해 데이터가 정규 분포를 따르는지, 한쪽으로 치우쳐 있는지, 여러 개의 봉우리(쌍봉분포 등)가 있는지 등 데이터의 중요한 특성을 밝힐 수 있다. 데이터의 다양한 간격 내에서 관찰의 빈도 또는 개수를 표시한다. 히스토그램의 x축은 동일한 간격의 간격 또는 구간으로 나누어진 데이터 세트의 값 범위를 나타내고, y축은 각 관측치의 빈도 또는 개수를 나타낸다.

이번 예제에서도 국민체력100 자료의 '연령' 변수로 히스토그램을 시각화 해보도록 한다. 우선 '연령' 변수의 자료부터 확인해보자. 이전 장에서 진행한 데이터 이상치 탐색은 항상 빼먹지 말고 반드시 수행해야 됨을 다시 한번 강조한다.

```
# 히스토그램을 위한 자료 준비
data['연령'].describe()

out:
count    21252.000000
mean        33.064394
std         23.244053
min          4.000000
25%         14.000000
50%         23.000000
75%         55.000000
max        573.000000
Name: 연령, dtype: float64
```

국민체력100 자료의 연령 기술통계를 실시한 결과 연령의 최댓값이 573세로 나타났다. 다음과 같이 이상치를 제거하여 자료를 준비하도록 한다.

```
Q1 =data ['연령'].quantile (0.25 )
Q3 =data ['연령'].quantile (0.75 )
IQR =Q3 -Q1
lower_bound =Q1 -1.5 *IQR
upper_bound =Q3 +1.5 *IQR
data_cleaned=data[(data['연령'])=lower_bound)&(data['연령']<=upper_bound )]
```

```
# Histogram with KDE
sns.histplot(data=data_cleaned, x='연령', kde=True)
plt.title('Histogram with KDE')
plt.show()
```

out:

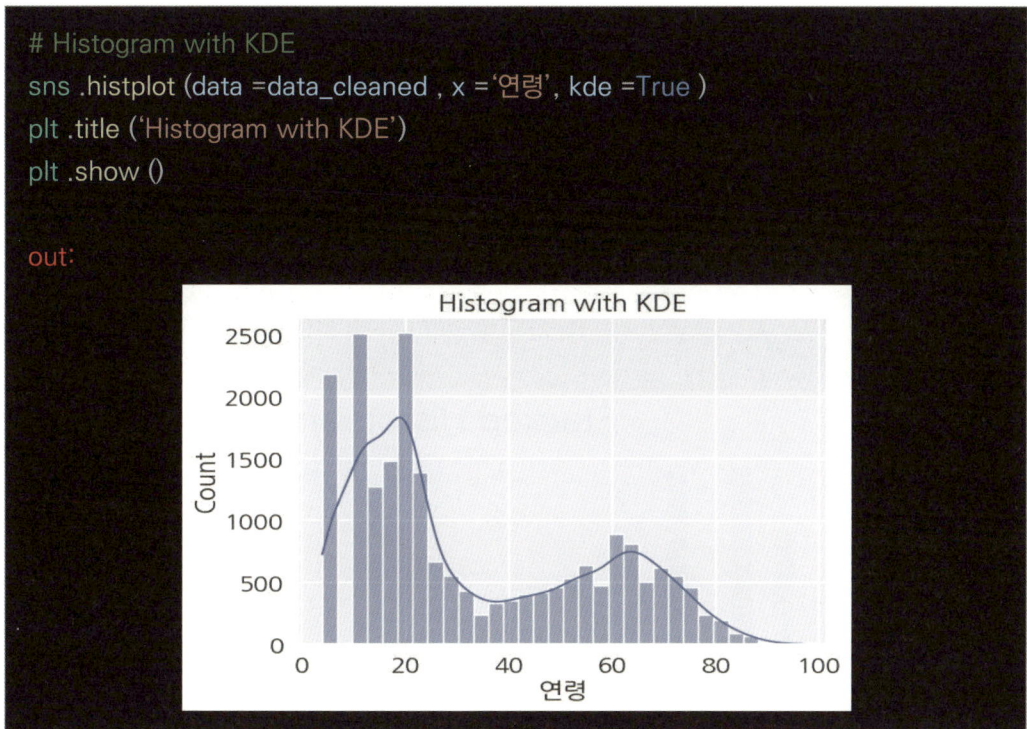

여러 변인의 히스토그램을 같이 그리고 싶다면 입력인수를 리스트로 입력하도록 한다.

```
# Histogram with multiple features
sns.histplot(data=data_cleaned[['신장','체중']])
plt.title('Multi-Column Histogram')
plt.show()
```

out:

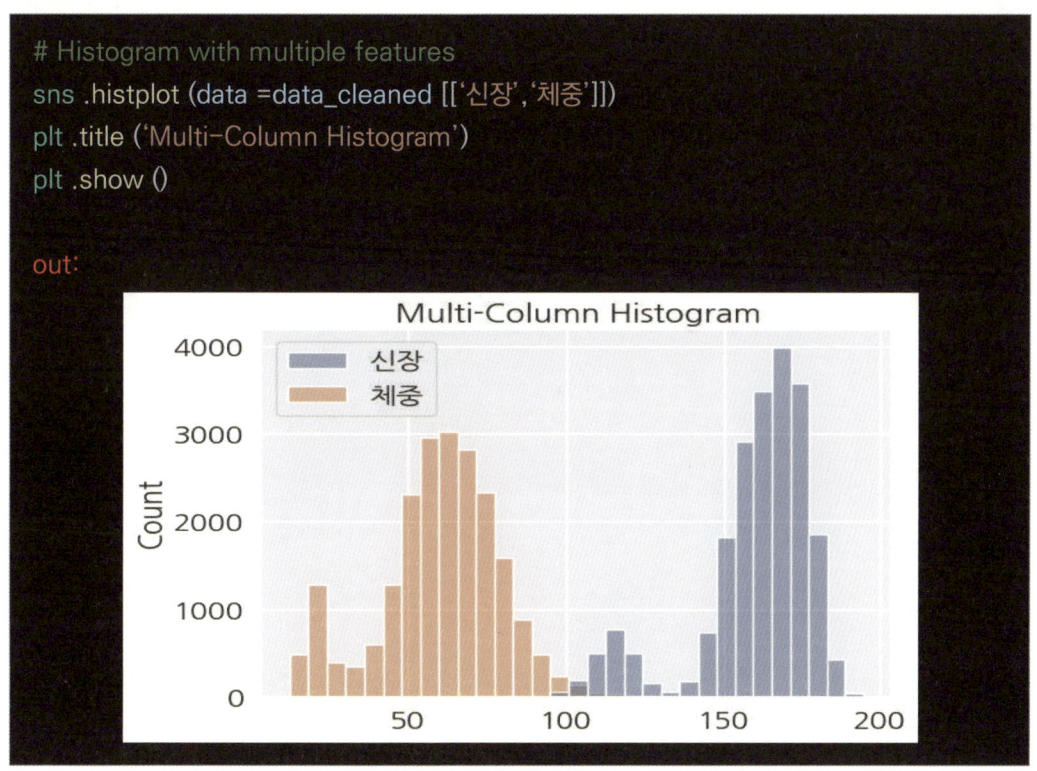

누적된 히스토그램을 그릴수도 있다. 다음 예시는 연령의 히스토그램을 그리되, 성별에 따라 비교하는 누적히스토그램의 예시이다.

```
#Stacked Histogram
sns.histplot(data_cleaned, x='연령', hue='성별', multiple='stack', linewidth=0.5)
plt.title('Stacked Histogram')
plt.show()
```

out:

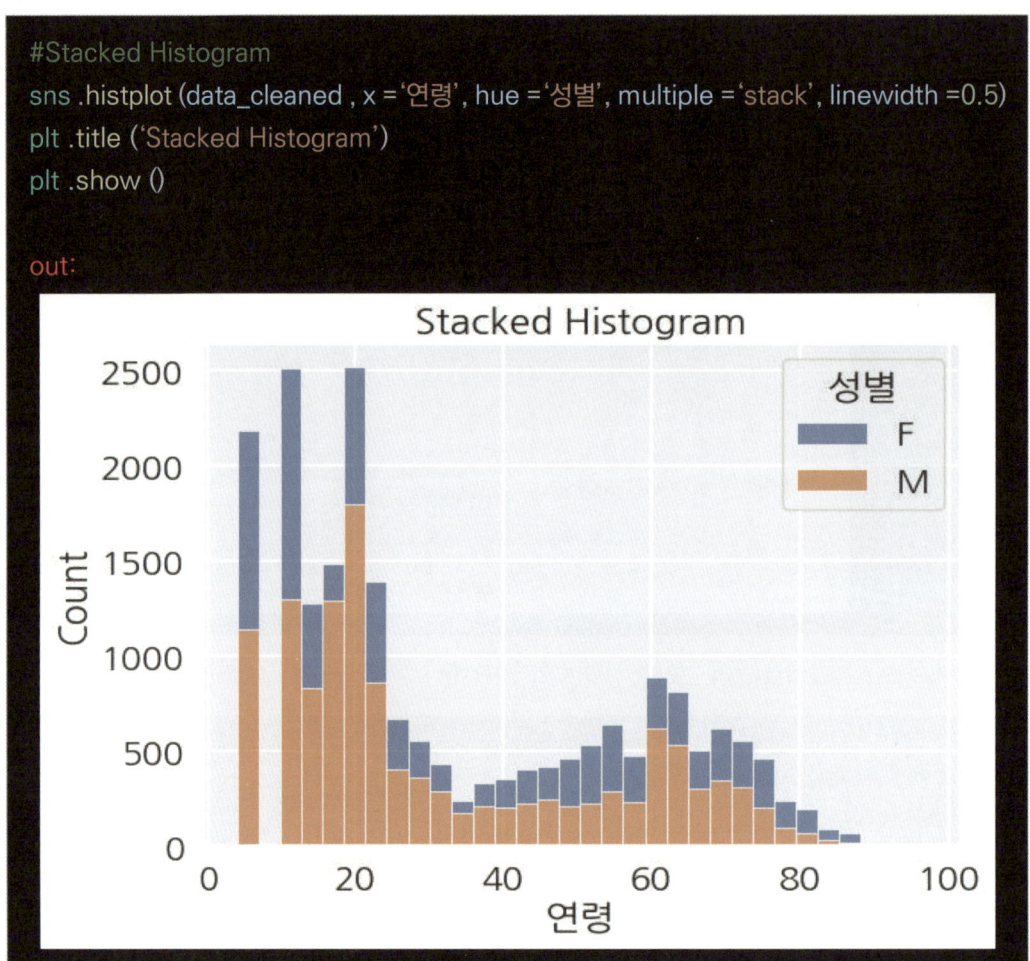

Cat Plots

Catplot은 상자 그림(box plots), 바이올린 그림(violin plots), 군집 그림(swarm plots), 점 그림(pointplots), 막대 그림(bar plots) 및 계수 그림과 같은 여러 기본 범주형 그림을 결합하는 더 높은 수준의 다용도 기능이다. 주로 범주형 변수와 연속형 변수 간의 관계를 탐색하거나 연속형 변수의 요약통계를 확인하는 활용된다.

```
sns.boxplot(data =data_cleaned, x ='연령대그룹', y ='신장', hue ='성별', palette ='viridis')
plt .title ('Boxplot')
plt .show ()
```

out:

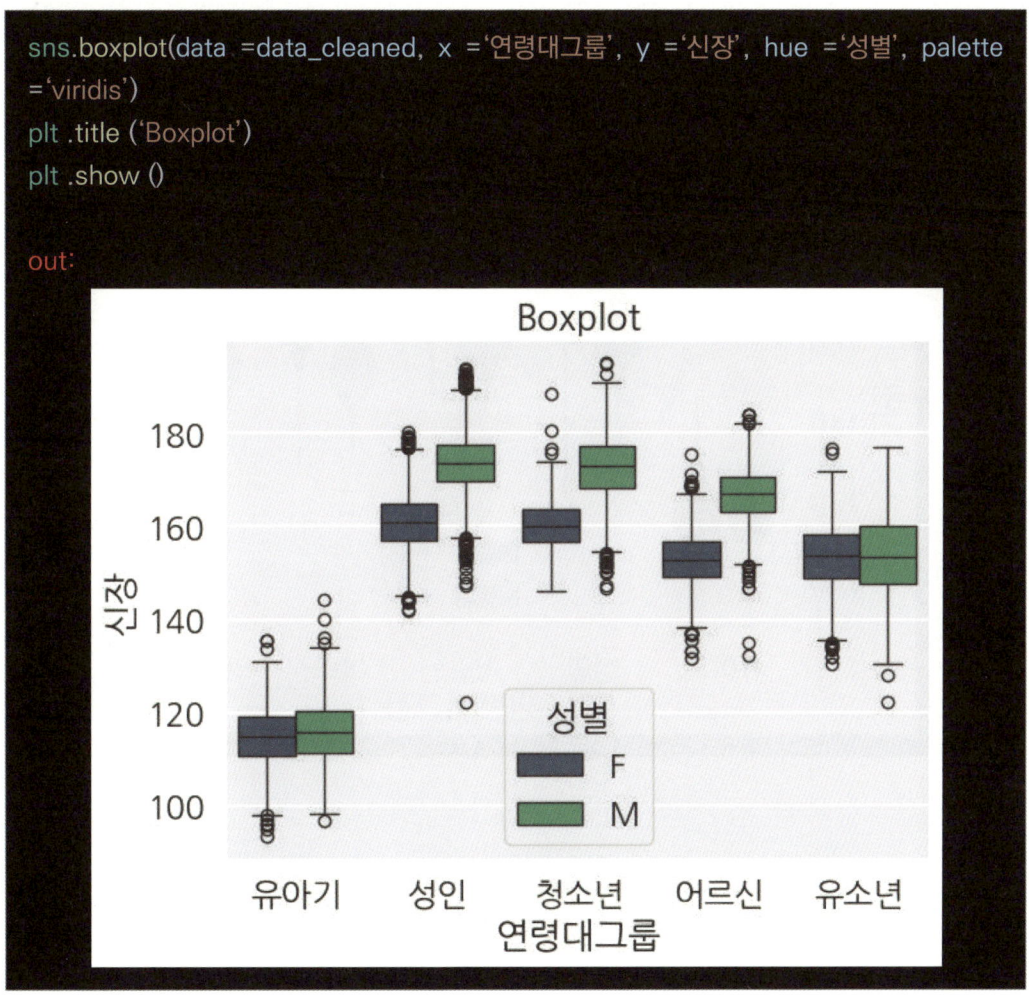

연령대그룹별 성별에 따른 신장을 바이올린 그림(violin plots)으로 표현할 수도 있다. 다음 예시는 같은 변수를 사용하되 그림의 종류만 변경한 코드이다.

```python
# Violinplot
sns.violinplot(data =data_cleaned, x ='연령대그룹', y ='신장', hue ='성별', palette ='viridis')
plt.title('Violinplot')
plt.show()
```

out:

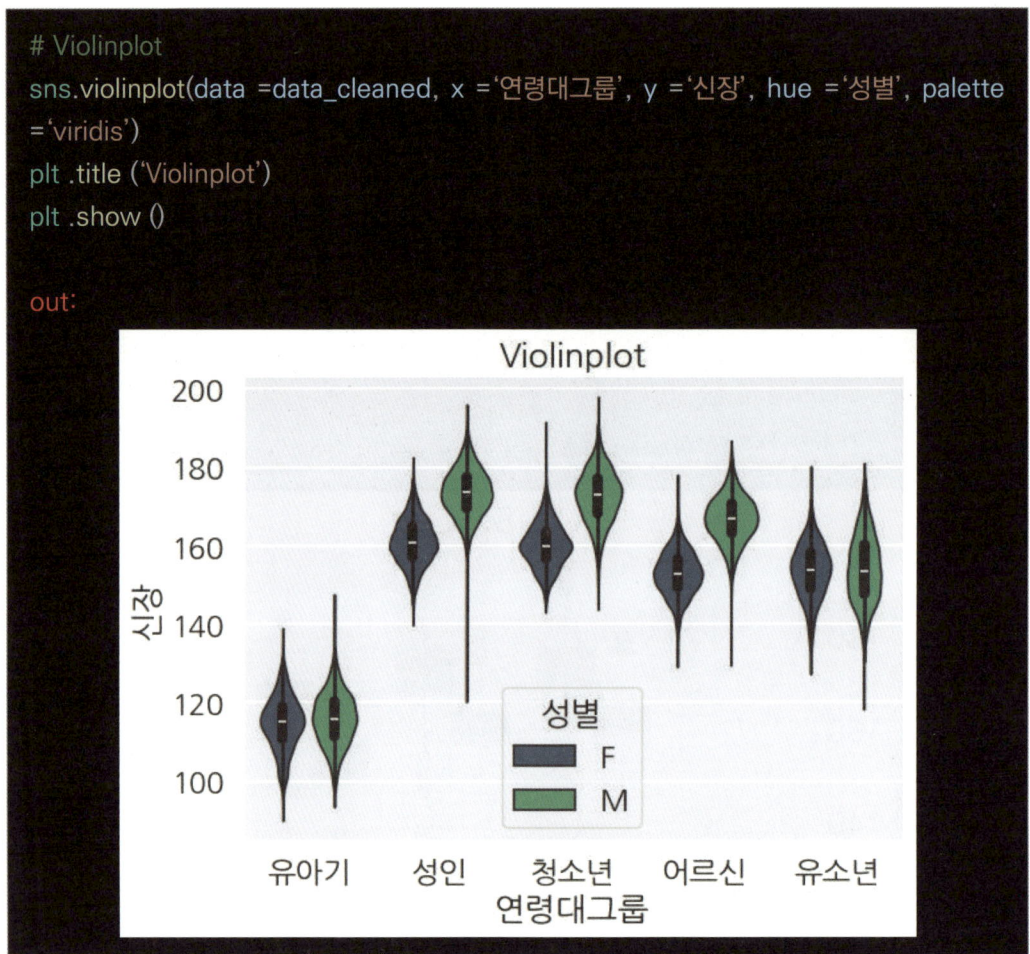

다음 예시는 연령대그룹별 측정회차가 어떻게 되는지 확인하기 위해 군집그림으로 시각화한 예제이다. 국민체력100 자료가 방대하기 때문에 일부 자료만 사용하여 시각화 해보도록 하자. 파이썬에서 일부의 자료만 사용할 경우에는 리스트를 선언하듯이 대괄호([,])를 사용하여 선택할 수 있다.

```
#Swarmplot
sns.swarmplot (data =data_cleaned [:600 ], x ='연령대그룹', y ='측정회차', dodge =True , palette ='viridis', s =6 )
plt .title ('SwarmPlot')
plt .show ()
```

out:

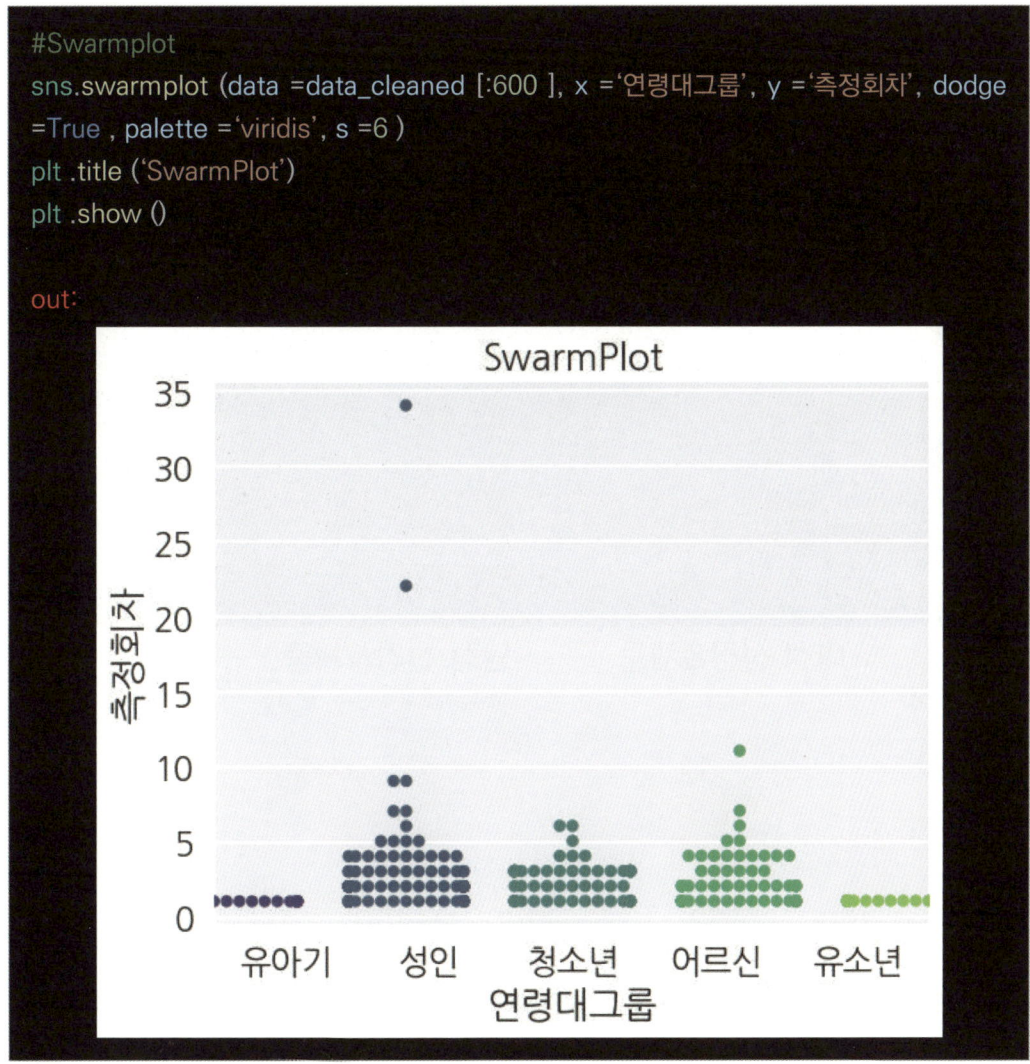

다중 그림

FacetGrid는 그리드와 같은 배열로 데이터의 여러 하위 집합을 생성할 수 있는 seaborn 라이브러리의 기능이다. 각 플롯이 범주를 나타내는 플롯 그리드를 생성할 수 있다. 하위 집합은 FacetGrid()의 'col' 및 'row' 속성에 지정된 열 이름에 따라 결정된다. 그리드 내의 개별 플롯은 산점도, 선 플롯, 막대 플롯 또는 히스토그램과 같이 seaborn에서 지원하는 모든 유형의 플롯일 수 있다. FacetGrid를 활용하면 데이터세트 내의 다양한 그룹이나 카테고리를 비교하고 분석하는데 유용하다.
예를 들어 연령대그룹별 남성과 여성의 신장 & 체중의 산점도 그림은 다음과 같다.

```
# Creating subplots using FacetGrid
g =sns .FacetGrid (data_cleaned , col ='성별',hue ='연령대그룹', palette ='Paired')
# Drawing a plot on every facet
g .map (sns .scatterplot , '신장', '체중')
g .set_titles (template ="{col_name} 신장&체중")
g .add_legend ()

out:
```

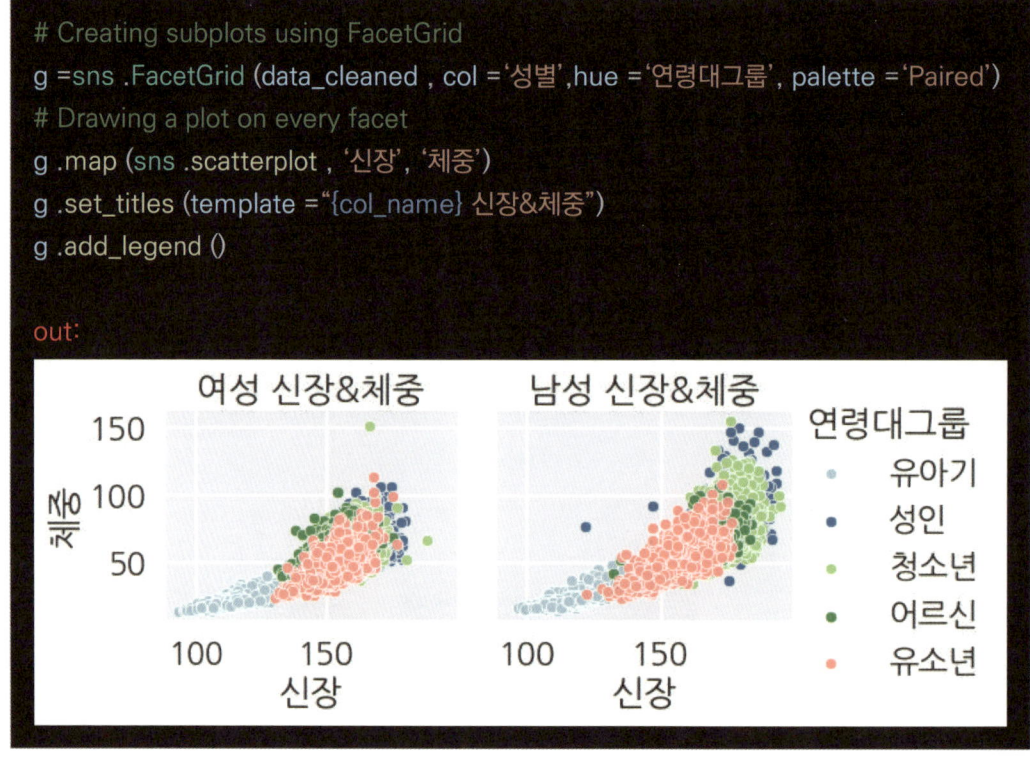

결합 플롯(jointplot)은 여러 개의 일변량 플롯과 이변량 플롯을 단일 그림으로 결합할 수 있다. 중앙 도표는 일반적으로 두 변수의 결합 분포를 나타내는 산점도를 표시하고 각 변수의 분포를 개별적으로 보여주는 축(히스토그램 또는 밀도)을 추가하여 함께 제공할 수 있다.

```
# Hex Plot with Histogram margins
sns.jointplot (x ="신장", y ="체중", data =data_cleaned, height =5, kind ='hex', ratio =2, marginal_ticks =True )
```

out:

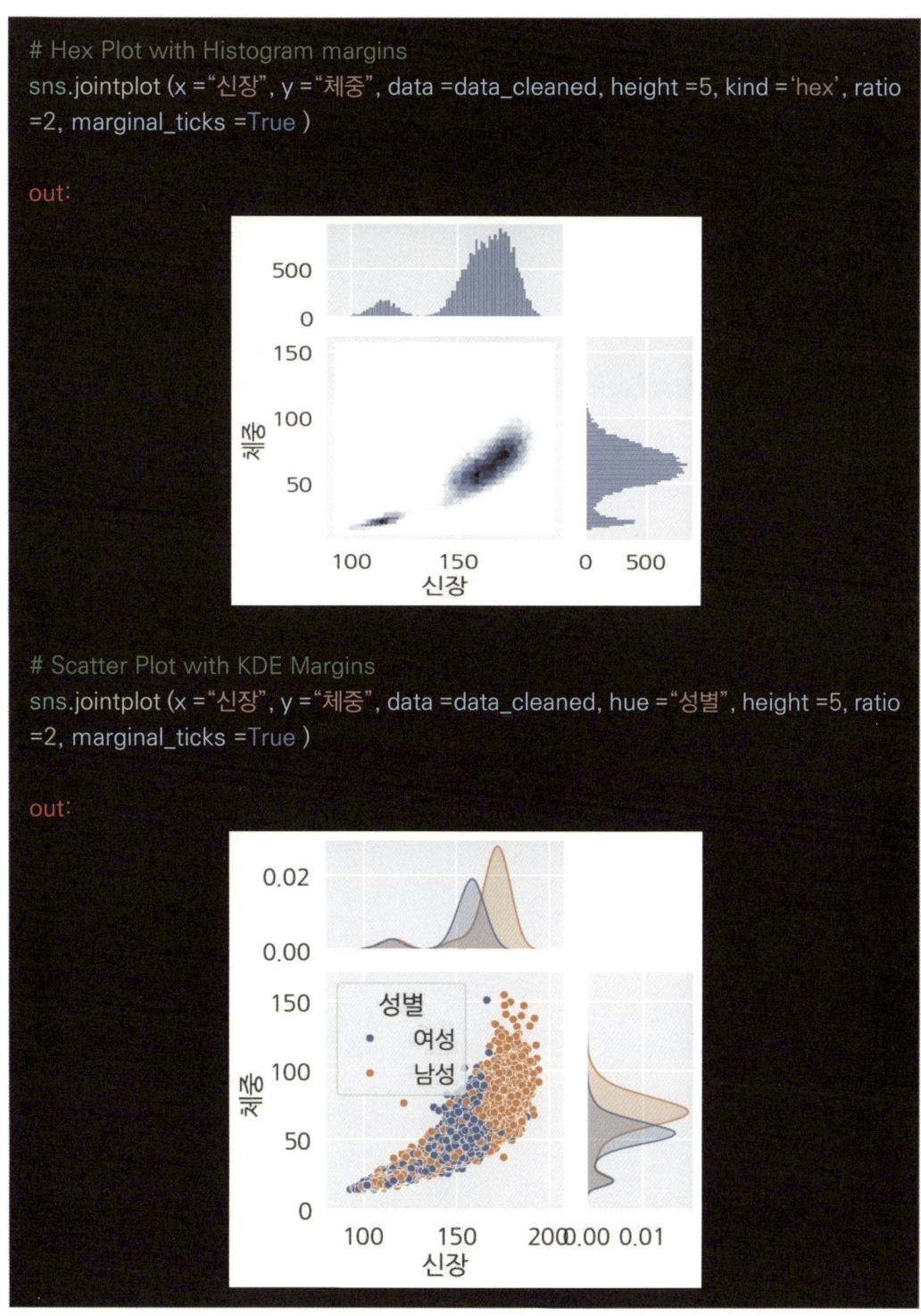

```
# Scatter Plot with KDE Margins
sns.jointplot (x ="신장", y ="체중", data =data_cleaned, hue ="성별", height =5, ratio =2, marginal_ticks =True )
```

out:

짝 도표(pari plots)는 데이터 세트에 있는 여러 변수 간의 관계를 탐색할 수 있는 시각화 유형이다. 이는 선형 또는 비선형 관계, 클러스터 또는 이상값과 같은 변수 간의 상관관계 또는 패턴을 식별하기 때문에 각 변수와 다른 모든 변수에 대해 산점도를 그리는데 매우 유용하다. 짝 도표에서 대각선 항목은 값의 분포를 보여주는 각 변수에 대한 히스토그램 또는 밀도 도표를 표시할 수 있다.

예를 들어 국민체력100의 체력측정 변인들의 일부분을 예시로 들면 다음과 같다.

```
data_3 =data_cleaned[['연령대그룹', '신장', '체중', '체지방율', '허리둘레', '악력_우',
'윗몸말아올리기', '앉아윗몸앞으로굽히기']]

#Simple Pairplot
sns.pairplot (data =data_3 , corner =True );
```

out:

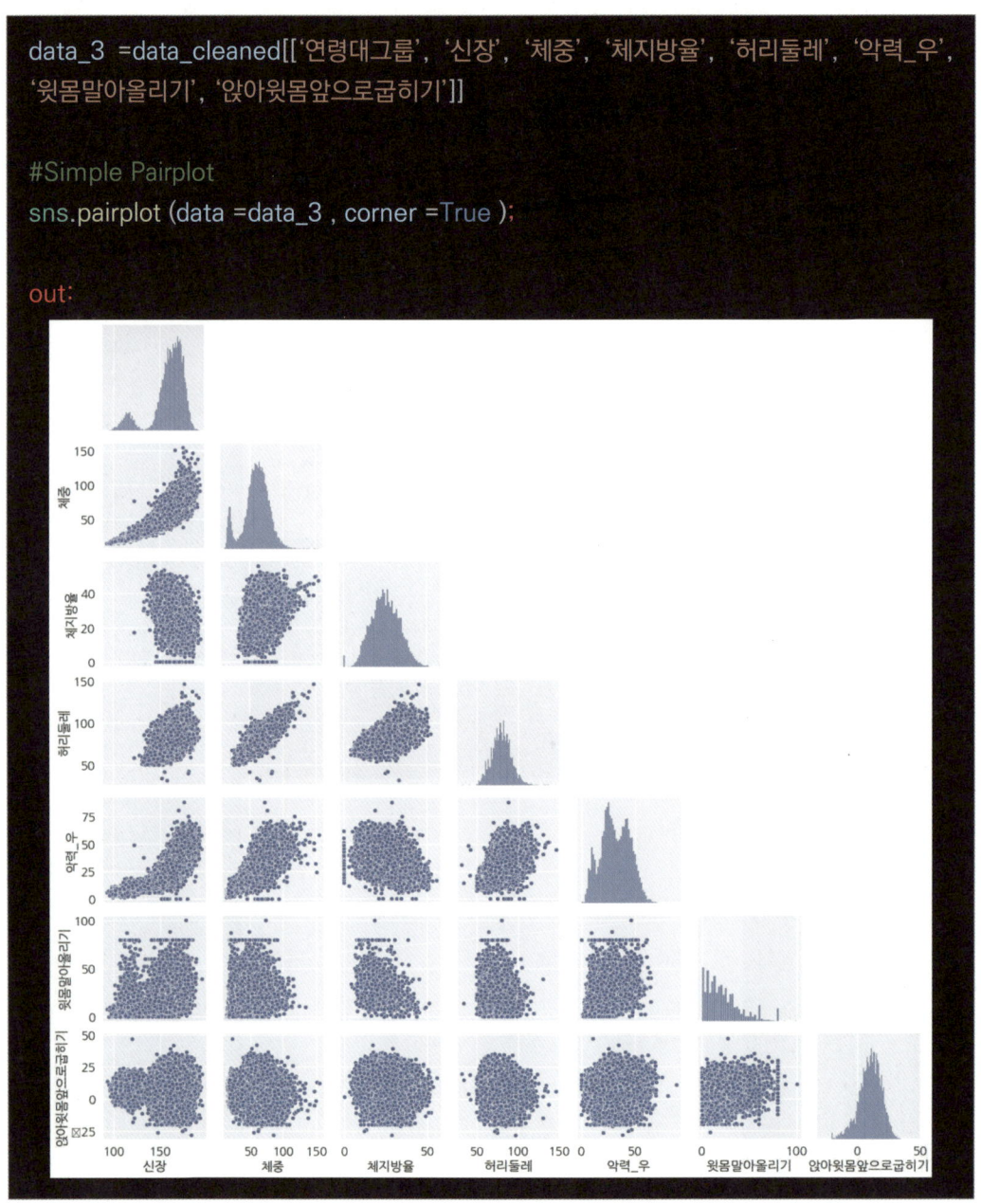

연령대그룹 별로 짝도표를 그리고 싶다면 'hue' 옵션을 설정해 주면 된다.

```
# Pairplot with hues
sns.pairplot (data =data_3 , hue ='연령대그룹')
```

out:

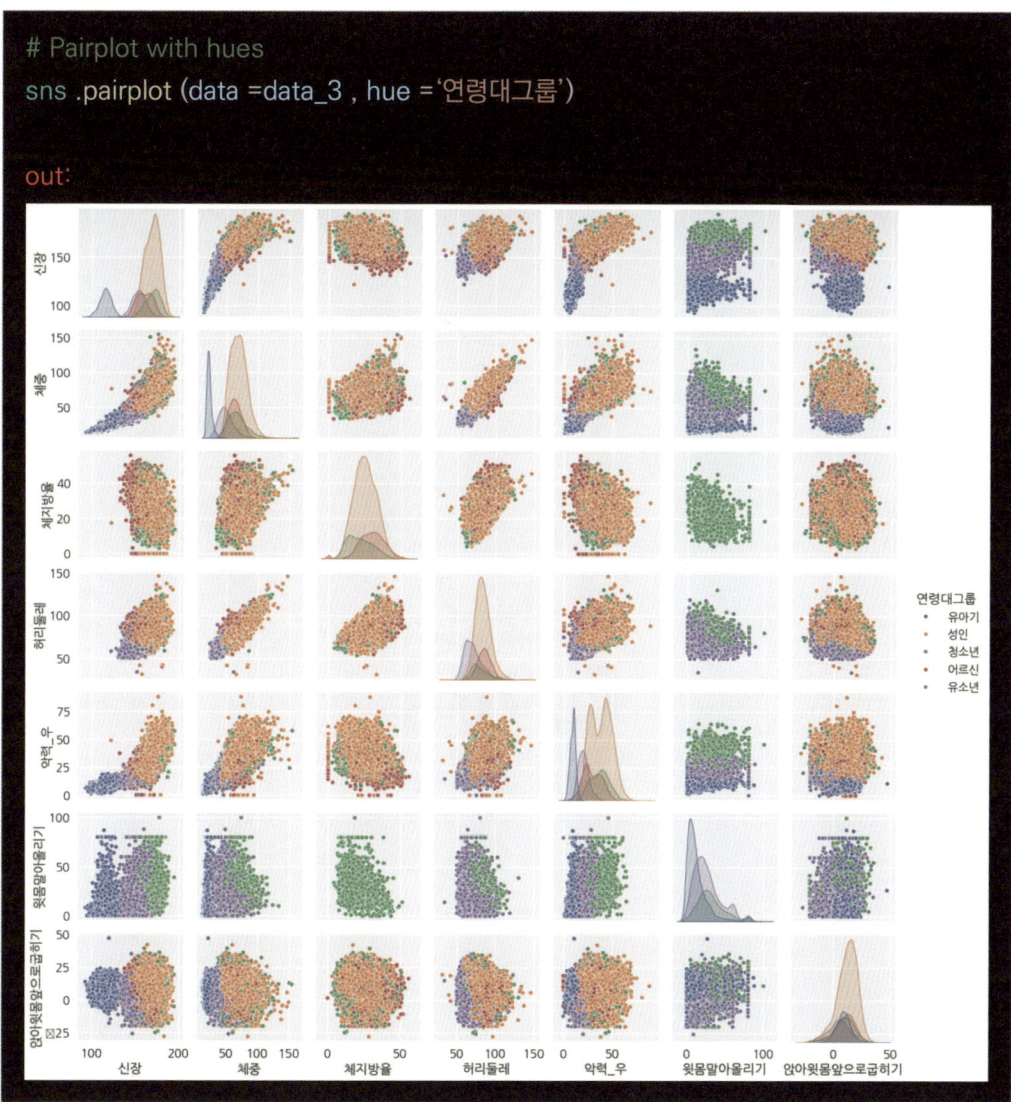

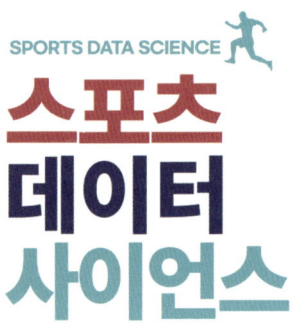

IV. 스포츠데이터와 인공지능(AI)

최형준

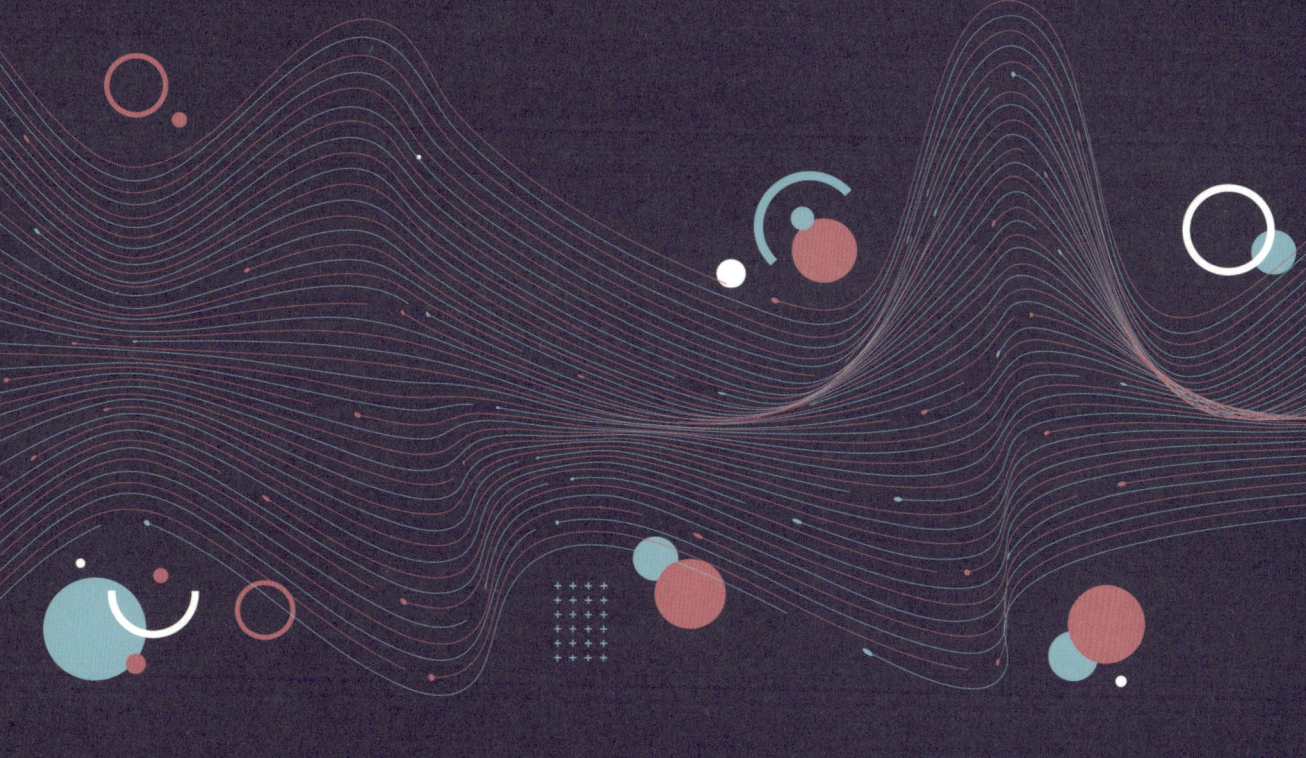

1. 인공지능과 머신러닝의 이해
2. 지도학습, 비지도학습, 강화학습

1. 인공지능과 머신러닝의 이해

인공지능(AI: Artificial Intelligence)은 인간의 학습, 추론, 자가 개선 능력을 모방하여 복잡한 문제를 해결하도록 설계된 컴퓨터 시스템이다. 이 기술은 패턴 인식, 언어 이해, 의사 결정 지원 등 다양한 분야에 활용되며, 의료, 금융, 제조업, 자동차 등 다양한 산업에서 혁신을 촉진하고 있다. 인공지능의 발전은 데이터의 수집과 분석, 알고리즘의 개선, 컴퓨팅 파워의 증가에 힘입어 빠르게 진행되고 있다. 반면 머신러닝(ML: machine learning)은 인공지능의 한 분야로, 기계가 데이터를 통해 학습하고 예측 및 결정을 할 수 있도록 하는 알고리즘과 기술을 포함한다. 이는 컴퓨터가 명시적으로 프로그래밍 되지 않아도 데이터로부터 배울 수 있게 함으로써, 자동으로 패턴을 인식하고 예측 모델을 구축한다. 머신러닝은 지도 학습(supervised learning), 비지도 학습(Unsupervised learning), 강화 학습(Reinforcement learning) 등 다양한 방법론을 포함하며, 이를 통해 음성 인식, 이미지 분석, 예측 분석 등의 고급 기능을 구현한다. 인공지능과 머신러닝은 서로 밀접하게 연관되어 있으며, 머신러닝은 인공지능을 실현하는 중요한 수단이다. 이들 기술은 지속적인 발전을 거듭하며 우리 삶의 많은 부분을 변화시키고 있으며, 미래에는 더욱 지능적이고 자율적인 시스템을 구현할 수 있을 것이다.

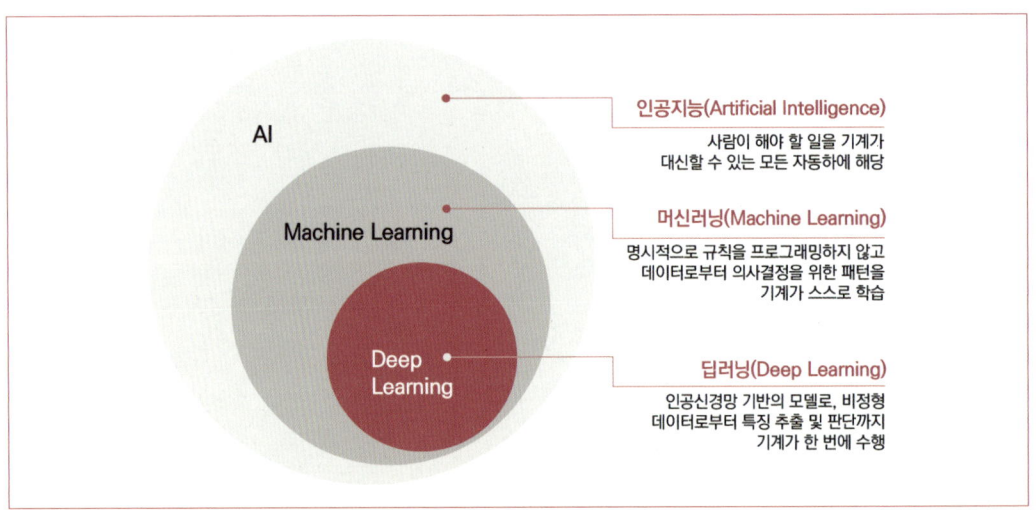

* 출처: https://tkleen.cafe24.com/%EA%B8%B0%EA%B3%84%ED%95%99%EC%8A%B5%EC%9D%98-%EB%B6%84%EB%A5%98-%EB%B0%8F-%EA%B5%AC%EB%B6%84/

이 장에서는 인공지능 기법을 이해하기 위하여 인공지능의 기본이 되는 신경망과 딥러닝의 기초에 대해서 학습하게 된다. 인공지능 기법 중에서 가장 기본이 되는 신경망은 오래 전부터 연구되어 왔다. 신경망은 동물의 두뇌처럼 전체적인 제어를 하는 장치 없이 단순한 유닛들이 모여 병렬로 작동하는 특성을 가진 컴퓨터의 한 모델이다고 하였다[21]. 신경망은 선형대수에서의 1차 방정식 Ax=b에 대한 집합모델링과 접목시켜 설명이 가능하다. 신경망의 모든 과정은 신경망의 구조에 의해서 형성되어지며, 기본적인 구조와 자료처리 과정만 안다면 응용이 가능하다.

신경망은 뉴런 수, 계층 수, 계층 간 연결타입으로 이루어져 있다. 여러 가지 신경망의 종류 중에서 순방향 다층 신경망(feed-forward nultilater nerual networks)로 알려져 있으며 하나의 입력 계층(Input layer), 하나 이상의 은닉 계층(Hidden layer), 하나의 출력 계층(Output layer)로 구성되어 있으며 각 계층은 서로 다른 뉴런의 수를 가질 수 있고 인접한 계층에 완전히 연결되어 있는 구조로 되어 있다. 계층 내의 구조는 뉴런 간의 연결이 순방향쪽으로 진행되는 형태를 지닌다.

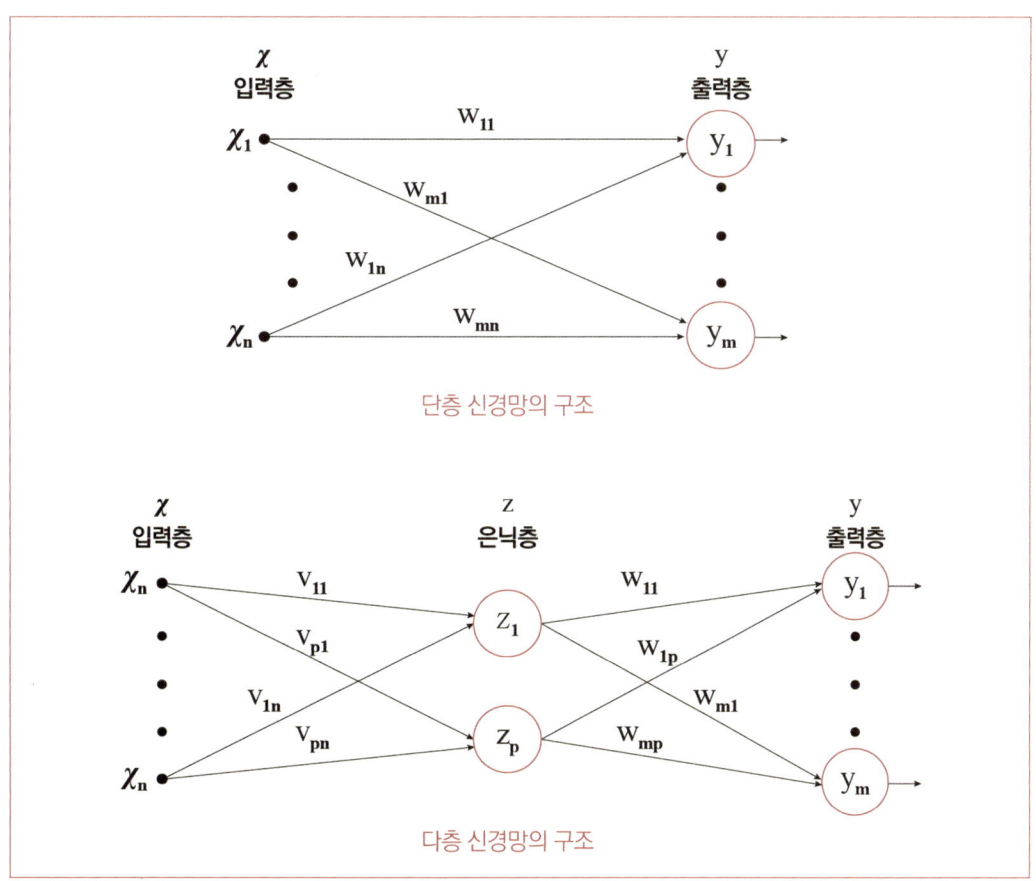

단층 신경망의 구조

다층 신경망의 구조

* 출처: http://www.aistudy.com/neural/theory_oh.htm

생물학적 뉴런(biological neuron)

생물학적 뉴런은 모든 동물 신경계의 기본적인 신경조직이다. 뉴런은 서로 신호를 주고받는 통신으로 이루어지며 자극이 시냅스 사이를 가로지르는 과정을 거친다. 자극이 화학물질의 방출을 활성화할 정도로 충분히 강하면 하나의 세포에서 다른 세포로 시냅스를 가로질러 전기 화학 자극을 전달한다. 자극의 강도는 최소 임계값을 넘어야 하며, 화학물질이 방출되지 않는 수준이어야 한다[21].
신경세포에는 소마, 수상돌기, 축삭, 시냅스로 구성되며, 아래의 그림과 같이 연결되어 있다.

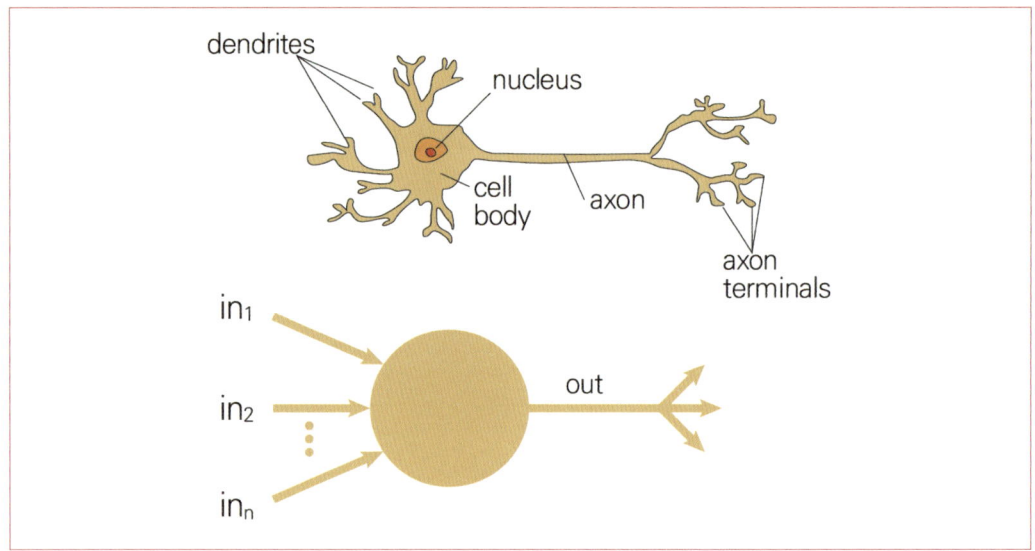

시냅스는 축삭과 수상돌기 사이에 존재하는 접합지점을 말하며, 특정 신호를 뉴런의 축상으로부터 다른 뉴런의 수상돌기로 전달하는 역할을 한다. 신호를 전달하지 못하는 경우에는 뉴런에 수상돌기가 없거나 축삭이 없거나, 축삭을 다른 축삭에 연결하는 시냅스가 없는 경우이다.
수상돌기는 신경 세포 주위의 덤불 같은 신경망의 소마로부터 파생되는 섬유를 가지고 있다. 수상돌기는 세포가 연결된 인접 뉴런으로부터 신호를 수신할 수 있게 하며 각 수상돌기는 수상돌기의 무게만큼 증식할 수 있는 성질을 지닌다. 증식이란 수상돌기에 도입된 신호 화학 물질에 대한 시냅스 신경 전달 물질의 비율 증가 또는 감소를 의미한다.
축삭이란 소마로부터 확장된 길고 얇은 섬유질을 말하며, 수상돌기보다 좀 더 길게 뻗어서 1cm (소마의 100배) 정도를 말한다. 결과적 축삭은 다른 수상돌기에 연결되는 결과를 나타낸다.

---

21 Patterson, J. & Gibson, A. (2017). Deep Learning. O'Reily Media Inc.:New York.

생물학적 뉴런에서 인공뉴런으로의 전환

일반적으로 동물의 뇌는 정신의 근본적인 부분을 담당하는 것으로 밝혀졌으며, 이러한 개념에서 생물학적 뉴런을 인공뉴런으로 전환하는 방법에 대해서 다양한 시도가 이루어지고 있다. 예를 들어서, 인공신경망 종류의 하나인 합성곱 신경망(Convolutional Neuron Network)은 동물의 눈에서 하는 역할에서와 같이 시각적인 정보를 뇌에서 처리하는 방법과 비슷하게 처리한다. 하지만 이러한 생물학적 뉴런에서 인공뉴런으로의 전환으로 의하여 포유류의 뇌를 완전히 전환하였다고는 할 수 없다.

퍼셉트론(Perceptron)

퍼셉트론은 이진 분류에서 사용되는 선형모델이며, 1957년 코넬 대학교의 항공 학회에서 Frank Rosenblatt에 의해 처음 연구되었다. 이후 미국 해군연구소의 지원을 받아 뉴욕타임즈에 발표되면서 조명되기 시작하였다.

퍼셉트론은 간단한 입력 계층과 출력 계층을 가진 이진 선형 분류기이며, 입력 n개에 연결된 가중치를 모두 더한 다음 정의도니 임계값이 있는 계단함수에 순입력을 넣는 방식으로 자료를 처리한다. 전형적으로 퍼셉트론에서는 임계값이 0.5인 헤비사이드 계산함수를 사용하며 이 함수는 입력값에 따라 이진값 하나(0 혹은 1)를 출력한다.

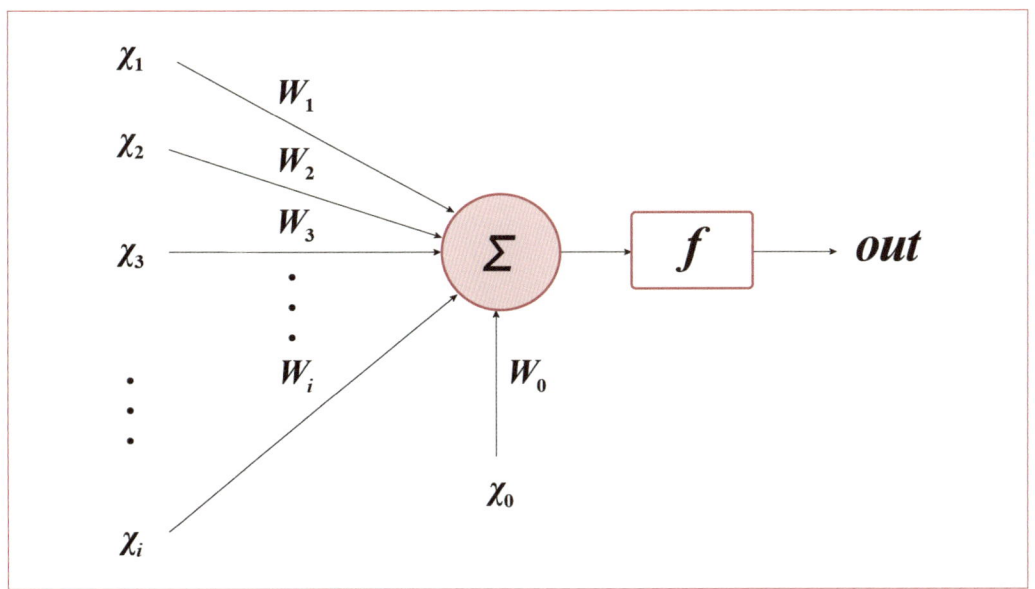

* 출처: http://untitledtblog.tistory.com/27

위의 그림에서 f에 해당하는 위치가 계단함수가 처리하는 부분이며, 계단함수를 거쳐 도출되는 값은 이진값(0 혹은 1)이 된다.

$$f(x) \begin{cases} 0 & x < 0 \\ 1 & x \geq 0 \end{cases}$$

즉, 위의 함수에서와 같이, 음수와 양수일 경우, 각각 0과 1의 이진값으로 전환하여 전달하게 된다. 이러한 퍼셉트론을 단층 퍼셉트론(single layer perceptron)이라고 한다. 단층 퍼셉트론에서 사용되는 파라미터는 다음과 같다.

$$w : 연결\ 가중치의\ 실수\ 벡터값$$
$$w \cdot x : 내적\ (\sum_{i=1}^{n} w_i x_i)$$
$$n : 퍼셉트론의\ 입력\ 수$$
$$b : 편향\ 조건$$

퍼셉트론의 학습

퍼셉트론의 학습은 모든 입력이 정확하게 분류될 때까지 퍼셉트론의 가중치들을 바꾼다. 이 때 학습에 대한 입력값이 선형으로 분류되지 않으면 멈추지 않게 하고, 학습을 반복한다. 이때에 입력되는 값과 학습에 의해 수정된 퍼셉트론의 가중치는 출력값에 많은 영향을 주는데, 출력값이 예측하는 값과 동일할 경우에는 학습을 멈추게 함으로써, 오차의 범위를 줄일 수 있다. 하지만, 단층 퍼셉트론으로는 인식할 수 있는 패턴의 형태가 제한이 되어 있으며 비선형 문제를 해결할 수 엇는 퍼셉트론은 신경 회로 분야의 실패로 간주되면서 대중의 관심을 못 받게 된다.

다층 순방향 신경망(Multi Layers Feed Forward Neuron Network)

다층 순방향 신경망은 입력 계층 하나, 은닉계층 하나이상, 출력 계층 하나인 신경망을 말한다. 다층 퍼셉트론의 인공 뉴런은 단층 퍼셉트론과 유사하지만 사용할 수 있는 활성화계층의 형태에 유연성이 높다.
즉, 계단함수 대신에 활성화 함수를 사용함으로써 유연성을 높인 신경망이라 할 수 있다.

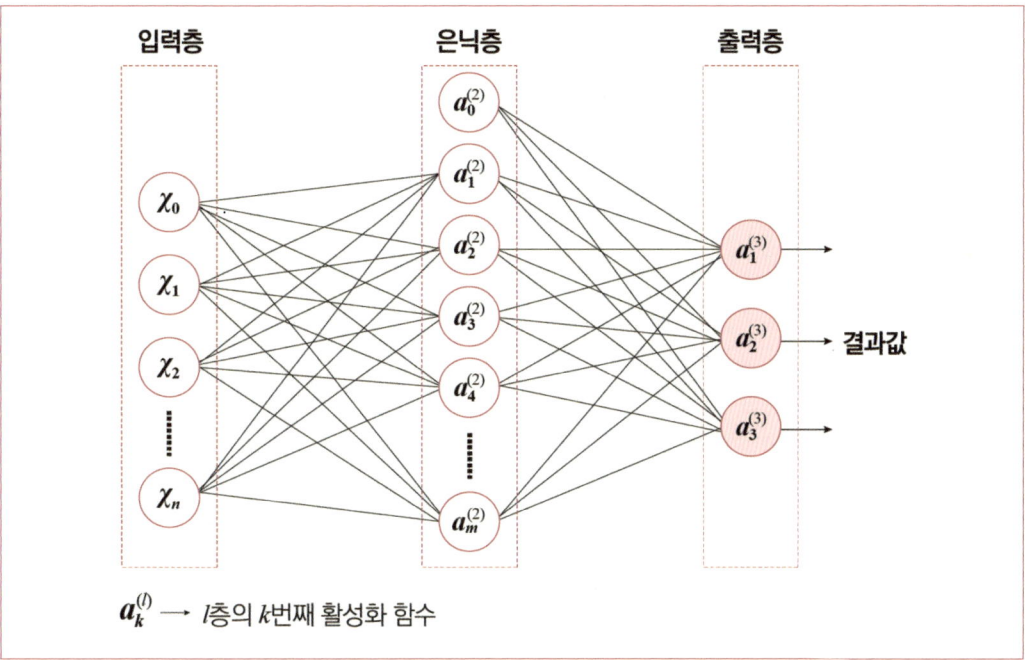

* 출처: http://blog.naver.com/PostView.nhn?blogId=samsjang&logNo=221030487369&categoryNo=87&parentCategoryNo=0&viewDate=&currentPage=1&postListTopCurrentPage=1&from=search&userTopListOpen=true&userTopListCount=10&userTopListManageOpen=false&userTopListCurrentPage=1

2.
지도학습, 비지도학습, 강화학습

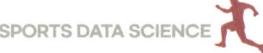

1) 지도학습(Supervised Learning)

지도학습(Supervised Learning)은 입력 데이터와 그에 대응하는 정답(레이블)을 사용하여 모델을 훈련시키는 머신러닝의 한 방법이다. 이 과정에서 모델은 주어진 입력으로부터 정답을 예측하는 방법을 학습한다. 지도학습의 주요 목표는 새로운, 보지 못한 데이터에 대해 정확한 예측을 할 수 있는 일반화된 모델을 개발하는 것이다. 분류(Classification)와 회귀(Regression) 문제가 지도학습의 대표적인 예시이다. 분류는 데이터가 속하는 그룹을 예측하는 문제이며 그룹을 나누는 함수를 찾아낸다. 회귀는 실수 값을 예측하는 문제로 답을 예측하는 함수를 찾아낸다.

지도학습을 위해서는 알고리즘에 입력하는 데이터가 필요하고 해당 데이터에 대한 정확한 출력(레이블)을 제공하여 모델을 훈련시키는 과정으로 구성된다. 이러한 방식은 주어진 입력 데이터(input data)로부터 예상되는 출력 값(output value)을 예측하기 위해 모델을 학습시키는데 사용되기 때문에 입력되는 데이터와 출력 값과의 관계가 중요하다. 앞서 회귀분석(regression analysis)에서도 설명한 바와 같이 입력되는 데이터와 출력 값과의 관계가 높으면 높을수록 회귀식을 통한 예측이 정확해지듯이, 지도학습에서도 마찬가지이다.

지도학습의 장점은 사용자가 직접 목표 값에 개입하므로 정확도를 높을 수 있다는 점이며, 단점은 직접 목표값에 개입하기 위해서 학습 데이터마다 정답(label)을 구성해야 하므로 시간이 오래 걸린다는 점이다.

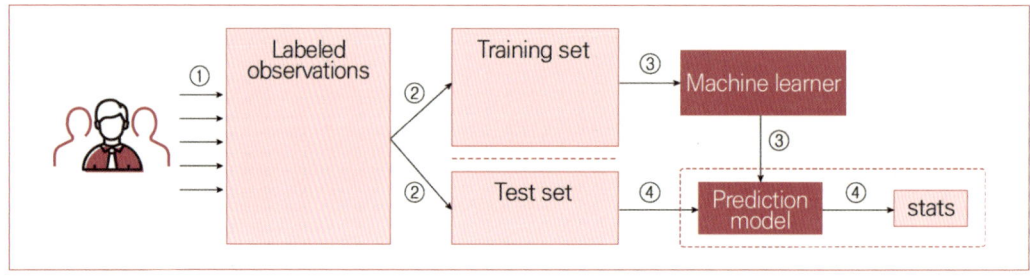

* 출처: https://blogs.nvidia.co.kr/2018/09/03/supervised-unsupervised-learning/

2) 비지도학습(Unsupervised Learning)

비지도학습(Unsupervised Learning)은 정답(레이블) 없이 입력 데이터만을 사용하여 학습하는 머신러닝의 방법이다. 이 방법은 데이터의 숨겨진 패턴, 구조, 분포를 발견하는 데 중점을 둔다. 비지도학습은 데이터 내의 관계를 이해하거나, 데이터를 새로운 방식으로 조직화하기 위해 사용된다. 군집화(Clustering)와 차원 축소(Dimensionality Reduction)가 비지도학습의 대표적인 예시이다. 군집은 사전 정보 없이 쌓여 있는 그룹 정보를 의미하는 서브그룹 혹은 군집으로 나누는 '탐색적 데이터 분석 기법'이다. 앞서 설명한 군집분석(cluster analysis)에 기반하고 있으며, 군집을 통해 데이터 속에서 그룹을 나누는 것을 목적으로 하고 있다. 차원 축소는 다차원으로 표현할 수 있는 복잡하고 높은 차원을 가지는 데이터를 낮을 차원으로 축소하여 2차원 혹은 3차원으로 표현하기 위하여 사용한다.

비지도 학습은 데이터의 숨겨져 있는 특징(feature)이나 구조를 발견하는데 사용된다. 예를 들어서, 국가대표 선수들의 체격을 측정한 자료가 있다고 생각해 보자. 어떤 종목은 근력 위주의 경기력을 요구하는 종목이 있을 것이고, 어떤 종목은 지구력 위주의 경기력을 요구하는 종목이 있다. 비지도 학습은 국가대표 선수들의 체격 측정 데이터 속에서 근력 위주의 데이터와 지구력 위주의 데이터를 구분하여 답을 줄 수 있다.

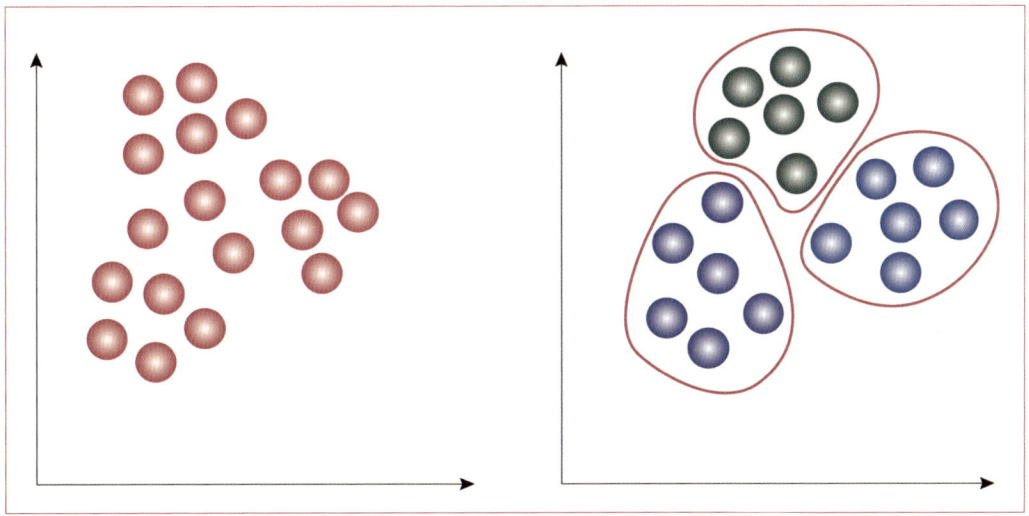

* 출처: https://brunch.co.kr/@aischool/2

3) 강화학습(Reinforcement Learning)

강화학습(Reinforcement Learning)은 에이전트가 환경과 상호작용하며 보상을 최대화하는 방법을 학습하는 머신러닝의 한 분야이다. 이 과정에서 에이전트는 시행착오를 통해 어떤 상황에서 어떤 행동이 최적인지를 학습한다. 강화학습은 명확한 정답이 없고, 에이전트의 행동에 따라 받는 보상으로부터 학습이 이루어진다는 점에서 지도학습과 비지도학습에 구별된다. 강화학습은 입력과 출력이 쌍으로 이루어진 학습 집합이 제시되지 않으며, 잘못된 행동에 대해서도 명시적으로 정정이 일어나지 않는다는 점에서 일반적인 지도학습과 다르다[22]. 이 방법은 게임, 로봇 제어, 자원 관리 등 다양한 분야에서 응용되고 있다.

강화학습에서 다루는 것은 주로 마르코프 결정 과정(MDP: Markov Decision Process)으로 주어진다[23]. 마르코프 결정 과정이란 의사결정 과정을 모델링하는 수학적인 틀을 제공한다.

마르코프 결정 과정(MDP: Markov Decision Process)[24]

어떤 시점에 있어서 마르코프 결정 과정은 어떠한 상태인 s에 존재하고 있다고 가정한다. 의사 결정자는 해당 상태 s에서 어떠한 행동 a를 취할 수 있게 되는데, 다음 시점에서 마르코프 결정 과정은 확률적으로 새로운 상태인 s'로 전이하게 된다. 이때 의사 결정자는 상태 전이에 해당하는 보상 $R_a(s, s')$를 받게 된다. 기존의 상태 s에서 새로운 상태 s'로 전이하는 확률은 의사결정자의 행동에 영향을 받는다. 즉 전이 확률 함수는 $P_a(s, s')$와 같이 주어진다. 따라서, 다음 상태 s'는 현재 상태 s와 의사결정자의 행동 a에만 영향을 받으며 이전의 모든 상태와는 확률적으로 독립적이므로, 마르코프 결정 과정의 상태 전이는 마르코프 속성을 만족하게 된다.

강화학습은 실제 인공지능 바둑기사인 알파고에 적용되면서 큰 관심을 끌었으며, 실제 비즈니스 현장에서 의미 있게 적용된 사례가 많아지고 있다. 기술의 성숙도 측면에서 보면 머신러닝에 비해서 아직도 진행단계이지만, 향후 일상생활에 더욱더 적용될 수 있는 기술이다.

---

[22] https://ko.wikipedia.org/wiki/강화_학습
[23] Otterlo, Martijn van; Wiering, Marco (2012). 《Reinforcement Learning and Markov Decision Processes》. Adaptation, Learning, and Optimization (영어). Springer, Berlin, Heidelberg. 3-42쪽. doi:10.1007/978-3-642-27645-3_1. ISBN 9783642276446.
[24] https://ko.wikipedia.org/wiki/마르코프_결정_과정

V. 스포츠데이터의 인공지능 기법 적용

강지연

1. 데이터 정제
2. 지도학습의 적용
3. 비지도학습의 적용
4. XAI(eXplainable AI)
5. 강화학습의 적용

1. 데이터 정제

데이터 정제(Data Cleaning 또는 Data Cleansing)는 데이터 분석이나 머신러닝 모델링 과정에서 매우 중요한 단계이다. 데이터 정제의 주요 목표는 데이터의 품질을 향상시키는 것이며, 이는 데이터의 정확성, 일관성, 완전성을 보장하도록 한다. 다음은 데이터 정제 과정에서 일반적으로 따르는 6단계 절차에 해당한다.

① 데이터 검사 및 평가
② 결측치 처리
③ 중복 데이터 제거
④ 데이터 타입 조정 및 정규화
⑤ 이상치 처리
⑥ 최종 검토 및 검증

지금부터 위 절차의 세부 내용에 대해 이해하고 '5_1_data.xlsx' 파일을 활용하여 데이터 정제 실습을 진행한다.

1) 데이터 검사 및 평가

데이터 검사 및 평가 단계에서는 우선적으로 데이터의 구조, 유형 등을 파악하며, 결측치, 중복 데이터, 이상치 등 자료에 문제가 없는 지에 관하여 식별한다.

실습

pandas 라이브러리를 활용하여 실습에 활용 될 '5_1_data.xlsx' 파일을 로드하고 자료의 기술통계 정보를 확인하여 데이터의 구조와 형식을 이해한다. 또한 결측치, 중복 데이터, 이상치 등을 확인하여 자료의 문제점을 식별한다.

```
import pandas as pd

# 파일 로드
file_path = '../5_1_data.xlsx'
data = pd.read_excel(file_path)

# 데이터 검사 및 평가
# 처음 5개의 행을 출력하여 데이터의 구조와 형식 확인
data_head = data.head()

# 수치형 자료의 기술통계 정보 확인
data_description = data.describe()

# 결측치 개수 확인
missing_values = data.isnull().sum()

# 중복 데이터 개수 확인
duplicate_rows = data.duplicated().sum()

data_head, data_description, missing_values, duplicate_rows
```

결과

데이터는 다양한 건강 및 체력 관련 측정값을 포함하고 있으며, 각 컬럼은 성별, 신장, 체중, 체지방율 등을 나타냄을 확인할 수 있다. 일부 컬럼에는 상당량의 결측치가 존재하는데 예를 들어, '체지방율(%)' 컬럼에는 3,733개의 결측치가 있고, '허리둘레(cm)' 컬럼에는 9,224개의 결측치가 확인되었다. 또한 전체 행 중 중복 데이터는 총 17개로 나타났다.

2) 결측치 처리

결측치 처리 단계에서는 데이터에서 결측치가 있는 위치를 파악하고 해당 열의 특징(결측치 비율, 기술통계 결과)을 고려하여 결측치 처리 방법을 결정한다. 방법으로는 결측치를 완전히 제거하거나, 대체(평균, 중앙값 등)하거나, 특정 알고리즘을 사용하여 추정하는 방법 등이 있다.

결측치 처리 방법
- 결측치 제거: 결측치가 포함된 행 또는 열을 완전히 제거한다. 이 방법은 데이터 손실을 초래할 수 있으므로, 결측치가 많지 않은 경우에 적합하다.
- 평균값 대체: 수치형 데이터의 경우, 해당 컬럼의 평균값으로 결측치를 대체할 수 있다. 이 방법은 데이터의 전반적인 분포를 유지하는 데 도움이 된다.
- 중앙값 대체: 수치형 데이터에 대해, 해당 컬럼의 중앙값으로 결측치를 대체할 수 있으며, 평균값 대체 방법에 비해 이상치의 영향을 덜 받는다.
- 최빈값 대체: 범주형 데이터의 경우 대체로 가장 자주 나타나는 값(최빈값)으로 결측치를 대체한다.
- 임의값 대체: 결측치를 해당 컬럼의 데이터 분포를 고려하여 임의의 값으로 대체하는 방법이다.

실습

결측치가 존재하는 각각의 열에 대해 서로 다른 방법으로 결측치를 처리한다.

- '체지방율(%)' 컬럼에 대해 평균값으로 결측치 대체
- '허리둘레(cm)' 컬럼에 대해 중앙값으로 결측치 대체
- '악력_좌(kg)' 컬럼에 대해 최빈값으로 결측치 대체
- '악력_우(kg)' 컬럼에 대해 임의값(해당 컬럼의 최솟값과 최댓값 사이의 임의값)으로 결측치 대체

```
# '체지방율(%)' 컬럼의 평균값으로 결측치 대체
data['체지방율(%)'].fillna(data['체지방율(%)'].mean(), inplace=True)
```

```
# '허리둘레(cm)' 컬럼의 중앙값으로 결측치 대체
data['허리둘레(cm)'].fillna(data['허리둘레(cm)'].median(), inplace=True)
```

```python
# '악력_좌(kg)' 컬럼의 최빈값으로 결측치 대체
most_frequent_left_grip = data['인증구분명'].value_counts().index[0]
data['인증구분명'].fillna(most_frequent_left_grip, inplace=True)
```

```python
import numpy as np

# '악력_우(kg)' 컬럼의 임의값으로 결측치 대체
# 최솟값과 최댓값 사이의 임의값 선택
min_value = data['악력_우(kg)'].min()
max_value = data['악력_우(kg)'].max()
random_values = np.random.uniform(min_value, max_value, size=data['악력_우(kg)'].isnull().sum()) #최솟값과 최댓값 사이의 랜덤 값 생성
data.loc[data['악력_우(kg)'].isnull(), '악력_우(kg)'] = random_values
```

```python
# 결측치 처리 후 상태 확인
updated_missing_values = data.isnull().sum()
updated_missing_values
```

결과

'체지방율(%)'과 '허리둘레(cm)' 컬럼의 결측치는 각각 평균값과 중앙값으로, '인증구분명' 컬럼의 결측치는 최빈값으로, '악력_우(kg)' 컬럼의 결측치는 최솟값과 최댓값 사이의 임의값으로 대체되었다. 다른 컬럼들에 대해서도 유사한 방법으로 결측치를 처리할 수 있으며, 각 컬럼의 특성과 분석 목적에 맞게 가장 적합한 방법을 선택할 수 있다.

3) 중복 데이터 제거

중복 데이터 제거 단계에서는 동일한 정보를 가진 중복 항목을 찾고 중복 데이터를 제거하거나, 필요한 경우 데이터를 통합한다. pandas 라이브러리의 DataFrame.drop_duplicates() 함수를 사용하여 중복된 행을 제거할 수 있으며, 이 함수는 모든 컬럼이 일치하는 중복 행을 찾아서 첫 번째 행을 제외하고 모두 제거한다.

실습

중복 데이터 제거 후 데이터프레임의 크기를 확인하여 중복 제거가 제대로 이루어졌는지 검증한다.

```python
# 중복 데이터 제거 전 데이터프레임의 크기 확인
size_before = data.shape

# 중복 데이터 제거
data.drop_duplicates(inplace=True)

# 중복 데이터 제거 후 데이터프레임의 크기 확인
size_after = data.shape

size_before, size_after
```

결과

중복 데이터 제거 전 데이터프레임의 크기는 18,969행 17열이었고, 중복 데이터를 제거한 후의 크기는 18,952행 17열로 변경되었다. 이는 총 17개의 중복 행이 제거되었음을 의미한다.

4) 데이터 타입 조정 및 정규화

데이터 타입을 조정 및 정규화 단계에서는 첫째, 해당 컬럼 속성(숫자, 문자열, 날짜)에 적절한 타입으로 변환하고, 데이터를 스케일링한다.

- 데이터 타입 조정: 필요한 경우 일부 컬럼의 데이터 유형을 조정한다. 예를 들어, '성별구분코드' 컬럼이 문자열로 되어 있을 경우, 이를 범주형 데이터로 변환할 수 있다.

실습

성별구분코드(문자형를 범주형으로 변환)

```
# 데이터 타입 조정: '성별구분코드'를 범주형으로 변환
data['성별구분코드'] = data['성별구분코드'].astype('category')
```

- 데이터 스케일링: 수치형 데이터의 범위가 다를 때, 이를 통일된 범위로 조정하기 위해 스케일링을 진행한다. 대표적인 스케일링 방법에는 MinMaxScaler, StandardScaler, RobustScaler, MaxAbsScaler 등이 있다.

스케일링 방법

각각의 스케일러는 데이터를 특정 범위로 변환하는 고유한 방식을 가지고 있으며, 그에 따라 각각의 장단점이 존재한다.

MinMaxScaler	• 특징: 모든 특성 값을 지정된 범위(기본적으로 0과 1 사이)로 변환한다. 데이터의 최솟값과 최댓값을 사용하여 조정한다. • 장점: 모든 특성이 동일한 스케일로 조정되므로 최적화 알고리즘의 수렴을 가속화할 수 있다. • 단점: 이상치에 매우 민감하다. 이상치가 있을 경우 나머지 데이터의 스케일이 크게 영향을 받아 압축될 수 있다.
StandardScaler	• 특징: 각 특성의 평균을 0, 분산을 1로 조정하여 특성의 값을 정규화 한다. • 장점: 많은 머신러닝 알고리즘에서 좋은 성능을 내는 경향이 있다. • 단점: 이상치의 영향을 받을 수 있으며, 이로 인해 일부 알고리즘의 성능이 저하될 수 있다.
RobustScaler	• 특징: 중앙값(median)과 사분위수(quartiles)를 사용하여 특성의 값을 조정한다. 따라서 평균과 분산 대신 중앙값과 사분위 범위를 사용한다. • 장점: 이상치의 영향을 덜 받기 때문에 이상치가 있는 데이터에 유용하다. • 단점: MinMaxScaler나 StandardScaler에 비해 변환된 데이터의 해석이 덜 직관적일 수 있다.

MaxAbsScaler	• 특징: 각 특성의 절대값이 0에서 1 사이가 되도록 데이터를 스케일링한다 데이터를 −1과 1 사이로 조정한다(음수 값이 있는 경우). • 장점: 절대 크기가 중요한 데이터에서 유용하며, 희소 데이터에 적합하다. • 단점: 이상치에 민감할 수 있으며, MinMaxScaler와 유사한 이유로 데이터의 범위가 크게 압축될 수 있다

실습

수치형에 해당하는 '신장(cm)', '체중(kg)', '체지방율(%)' 컬럼에 대해 Min-Max, Standard, Robust, MaxAbs 스케일링 방법을 각각 적용해보고 그 결과를 확인한다.

```
from sklearn.preprocessing import MinMaxScaler

# MinMaxScaler초기화
min_max_scaler = MinMaxScaler()

# 데이터 스케일링
data_min_max_scaled = min_max_scaler.fit_transform(data[['신장(cm)', '체중(kg)', '체지방율(%)']])

data_min_max_scaled
```

```
from sklearn.preprocessing import StandardScaler

# StandardScaler 초기화
standard_scaler = StandardScaler()

# 데이터 스케일링
data_standard_scaled = standard_scaler.fit_transform(data[['신장(cm)', '체중(kg)', '체지방율(%)']])

data_standard_scaled
```

```
from sklearn.preprocessing import RobustScaler

# RobustScaler 초기화
robust_scaler = RobustScaler()

# 데이터 스케일링
data_robust_scaled = robust_scaler.fit_transform(data[['신장(cm)', '체중(kg)', '체지방율(%)']])

data_robust_scaled
```

```
from sklearn.preprocessing import MaxAbsScaler

# MaxAbsScaler 초기화
max_abs_scaler = MaxAbsScaler()

# 데이터 스케일링
data_max_abs_scaled = max_abs_scaler.fit_transform(data[['신장(cm)', '체중(kg)', '체지방율(%)']])

data_max_abs_scaled
```

결과

네 가지 주요 스케일링 방법을 적용한 결과, 각 방법에 따라 변환된 '신장(cm)', '체중(kg)', '체지방율(%)' 컬럼의 첫 번째 행 값은 다음과 같다.

- MinMaxScaler 결과: [0.86 , 0.41, 0.31]
- StandardScaler 결과: [1.54, 0.81, −0.74]
- RobustScaler 결과: [1.03, 0.71, −0.58]
- MaxAbsScaler 결과: [0.86, 0.41, 0.31]

5) 이상치 처리

이상치 처리 단계에서는 통계적 방법(예 IQR, Z-score) 또는 시각화(예 박스 플롯)를 사용하여 이상치를 찾고, 이상치를 제거 또는 수정하여 처리한다.

실습

수치형 컬럼에 대한 박스 플롯, 및 IQR 계산을 통해 이상치를 시각적, 수치적으로 식별하고 해당 컬럼의 중앙값으로 대체한다.

먼저, '신장(cm)', '체중(kg)', '체지방율(%)' 컬럼에 대한 박스 플롯을 그려 이상치를 시각화한다. 박스 플롯을 통해 '신장(cm)', '체중(kg)', '체지방율(%)' 컬럼의 이상치를 시각적으로 확인할 수 있는데, 박스 플롯에서 상자 바깥의 점이 이상치에 해당한다.

```
import matplotlib.pyplot as plt
# 박스 플롯을 통한 이상치 분포 확인
plt.figure(figsize=(10, 6))
data.boxplot(['신장(cm)', '체중(kg)', '체지방율(%)'])
plt.ylabel('Value')
plt.grid(False)
plt.show()
```

다음으로 이상치를 처리하기 위해 IQR 방법을 사용한다. IQR 방법은 1분위수(Q1)와 3분위수(Q3)를 기준으로 하여, Q1 – 1.5IQR 미만이거나 Q3 + 1.5IQR 초과하는 값을 이상치로 간주한다. 이상치를 중앙값으로 대체하는 replace_outliers_with_median 이라는 자체 함수를 생성한다.

```
def replace_outliers_with_median(df, column):
    """
    이상치를 중앙값으로 대체하는 함수
```

```
:param df: 데이터프레임
:param column: 이상치를 찾을 컬럼 이름
"""
Q1 = df[column].quantile(0.25)
Q3 = df[column].quantile(0.75)
IQR = Q3 - Q1

lower_bound = Q1 - 1.5 * IQR
upper_bound = Q3 + 1.5 * IQR

#해당 컬럼의 중앙값 저장
median = df[column].median()
#이상치 위치에 중앙값으로 대체
df.loc[(df[column] < lower_bound) | (df[column] > upper_bound), column] = median
```

마지막으로 replace_outliers_with_median() 함수를 호출하여 이상치에 대해 해당 컬럼의 중앙값으로 대체한다.

```
# '신장(cm)', '체중(kg)', '체지방율(%)' 컬럼에 대해 이상치 처리
for column in ['신장(cm)', '체중(kg)', '체지방율(%)']:
    replace_outliers_with_median(data, column)

# 이상치 처리 후 다시 박스 플롯 생성하여 결과 확인
plt.figure(figsize=(10, 6))
data.boxplot(['신장(cm)', '체중(kg)', '체지방율(%)'])
plt.ylabel('Value')
plt.grid(False)
plt.show()
```

결과

이상치 처리 후에 다시 생성한 박스 플롯을 통해 '신장(cm)', '체중(kg)', '체지방율(%)' 컬럼의 이상치가 감소했음을 확인할 수 있다. 이상치를 중앙값으로 대체하는 방법을 사용함으로써, 박스 플롯의 상자 바깥에 위치한 점들이 줄어든 것을 볼 수 있다.

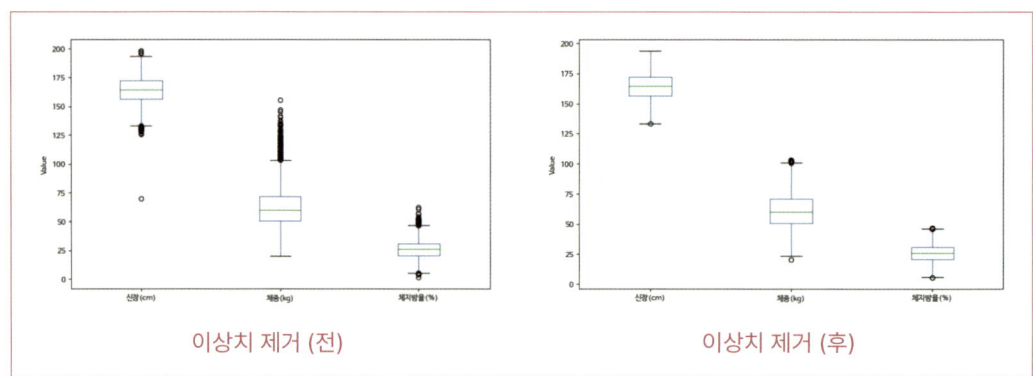

이상치 제거 (전)   이상치 제거 (후)

6) 최종 검토 및 검증

최종 검토 및 검증 단계에서는 정제된 데이터가 분석 목표에 부합하는지 최종 검토하며, 다른 데이터 세트나 표본을 사용하여 정제 과정의 결과를 검증할 수도 있다.

각 단계는 특정 프로젝트나 데이터 세트의 특성에 따라 조정될 수 있으며, 경우에 따라 추가 단계가 필요할 수도 있다. 데이터 정제는 반복적인 과정이며, 때로는 여러 번의 반복을 통해 데이터의 품질을 지속적으로 향상시켜야 할 수도 있다.

2. 지도학습의 적용

지도학습은 학습 데이터에 목표(target)값이 함께 제공될 때 입력과 출력을 매핑하는 일반화된 규칙을 찾는 것이다. 지도학습은 크게 회귀(regression) 문제와 분류(classification) 문제로 구분되어진다. 회귀 문제는 연속형 목표값을 찾는 일반화된 규칙을 찾는 문제를 의미하며 반면, 분류 문제는 범주형 자료를 목표값으로 적절한 클래스 레이블을 찾는 문제를 말한다. 지도학습의 적용 파트에서는 회귀 문제와 분류 문제의 대표적인 기계학습 모델을 활용하여 기초적인 실습을 진행한다. 다음은 지도학습의 적용에서 일반적으로 따르는 6단계 절차에 해당한다.

① 데이터 인코딩
② 데이터셋 분리
③ 스케일링
④ 모델 적합 및 성능 평가
⑤ 특성 중요도(Feature Importance) 검토

1) 회귀 문제

(1) 데이터 인코딩

데이터 인코딩은 범주형 데이터를 수치형 데이터로 변환하는 과정이며, 머신러닝 모델은 숫자로 된 데이터를 입력으로 받기 때문에 반드시 필요한 절차에 해당한다. 대표적인 범주형 데이터 인코딩 방법은 다음과 같다.

- 원-핫 인코딩 (One-Hot Encoding) : 범주형 변수 내의 각 범주를 고유한 이진 특성으로 변환한다. 예를 들어, '색상' 변수에 '빨강', '녹색', '파랑'이라는 세 가지 범주가 있다면, 원-핫 인코딩을 통해 '빨강', '녹색', '파랑' 각각을 대표하는 세 개의 이진 변수로 변환한다. 해당 범주에 속하면 1, 속하지 않으면 0의 값을 가지며, 이 방법은 범주 간의 순서나 중요도를 고려하지 않기 때문에 범주 간에 서로 독립적일 때 적합하다.

- 레이블 인코딩 (Label Encoding) : 각 범주를 단순히 숫자로 변환한다. 예를 들어, '색상' 변수에 '빨강', '녹색', '파랑'이라는 세 가지 범주가 있다면, 이를 각각 0, 1, 2와 같이 숫자로 대체한다. 레이블 인코딩은 원-핫 인코딩에 비해 추가 차원을 생성하지 않기 때문에 데이터의 차원을 증가(컬럼 추가)시키지 않는 장점이 있다. 그러나, 변환된 숫자에 순서나 중요도가 부여될 수 있으므로, 모델이 이러한 숫자를 순서나 중요도로 잘못 해석할 가능성이 있기 때문에 순서가 중요하지 않은 범주형 데이터에는 적합하지 않다.

- 순서 인코딩 (Ordinal Encoding) : 범주의 순서나 중요도를 고려하여 숫자를 할당하는 방법이다. 예를 들어, '사이즈' 변수에 '소', '중', '대'라는 세 가지 범주가 있고, 이들에 각각 1, 2, 3과 같이 순서대로 숫자를 할당할 수 있다. 이 방법은 범주 간에 자연스러운 순서가 있을 때 유용하다.

인코딩 방법은 데이터 특성과 사용 상황에 따라 선택하여 사용할 수 있으며, 데이터의 특성과 모델의 요구사항을 고려하여 가장 적절한 방법을 선택하는 것이 중요하다.

실습

sklearn의 OneHotEncoder를 사용하여 데이터셋의 '성별구분코드'와 '인증구분명'이라는 범주형 변수를 원-핫 인코딩 방식으로 변환한다.

	성별구분코드	인증구분명
0	M	참가중
1	M	참가중
2	F	2등급
3	F	3등급
4	F	참가중

→

성별구분코드_F	성별구분코드_M	인증구분명_1등급	인증구분명_2등급	인증구분명_3등급	인증구분명_참가중
0.0	1.0	0.0	0.0	0.0	1.0
0.0	1.0	0.0	0.0	0.0	1.0
1.0	0.0	0.0	1.0	0.0	0.0
1.0	0.0	0.0	0.0	1.0	0.0
1.0	0.0	0.0	0.0	0.0	1.0

```
from sklearn.preprocessing import OneHotEncoder

# 원-핫 인코더 생성
encoder = OneHotEncoder(sparse=False)

# 범주형 변수 인코딩
encoded_features = encoder.fit_transform(data[['성별구분코드', '인증구분명']])

# 인코딩된 특성을 DataFrame으로 변환
encoded_df = pd.DataFrame(encoded_features,columns=encoder.get_feature_names_out(['성별구분코드', '인증구분명']))

# 인코딩된 특성을 원본 데이터와 결합
data_encoded = pd.concat([data.drop(['성별구분코드', '인증구분명'],axis=1),encoded_df], axis=1)

# 인코딩된 데이터의 첫 5행 확인
data_encoded.head()
```

(2) 데이터셋 분리

머신러닝 모델을 개발할 때, 전체 데이터셋을 훈련 데이터셋과 테스트 데이터셋으로 분리하는 이유는 모델의 일반화 능력을 평가하기 위함이다. 트레인셋은 모델 학습에 사용되어 모델이 데이터의 패턴을 학습하도록 하는 반면. 테스트셋은 학습 과정에는 전혀 사용되지 않으며 학습이 완료된 모델의 성능을 평가하는 데 사용된다.

데이터셋의 분리를 통해 모델이 단순히 학습 데이터에만 과적합(overfitting)한 것이 아니라, 새로운 데이터에 대해서도 잘 예측하는지 확인할 수 있다. 따라서, 훈련 데이터셋과 테스트 데이터셋의 분리는 과적합을 방지하고 모델의 실제적 성능을 객관적으로 평가하는 데 필수적인 과정이다.

실습

훈련용 특성데이터(X_train), 훈련용 타겟데이터(y_train), 테스트용 특성데이터(X_test), 테스트용 타겟 데이터(y_test)로 분리한다. 훈련데이터와 테스트 데이터는 7:3으로 분리한다.

```
from sklearn.model_selection import train_test_split

# 특성과 타겟 분리 ('측정연령수'를 타겟으로 함)
X = data_encoded.drop('측정연령수', axis=1)
y = data_encoded['측정연령수']

# 훈련 데이터와 테스트 데이터 분할
X_train, X_test, y_train, y_test = train_test_split(X, y, test_size=0.3, random_state=42)
```

결과

전체 (18969, 19) 데이터 중 13278로우(70%)가 훈련용 데이터 셋으로, 5691로우(30%)가 테스트용 데이터로 분리 되었으며, 타겟 컬럼은 '측정연령수', 특성 컬럼은 '측정연령수'를 제외한 나머지 컬럼에 해당한다.

```
print(X_train.shape, y_train.shape, X_test.shape, y_test.shape)
(13278, 18) (13278,) (5691, 18) (5691,)
```

(3) 스케일링

스케일링은 머신러닝에서 특성(feature)들의 값을 일정한 범위 또는 규모로 조정하는 과정이다. 여러 특성들이 서로 다른 범위나 단위를 가질 때, 그 차이로 인해 모델의 성능에 부정적인 영향을 미칠 수 있기 때문에 모든 특성을 동일한 크기 단위로 조정함으로써, 모델 학습이 더 빠르고 안정적도록 한다. 또한, 모델 개발 과정에서 가장 주의해야할 과적합의 위험을 줄이고 모델의 전반적인 성능을 향상시킬 수 있다.

실습

StandardScaler를 사용하여 훈련용 데이터(X_train)와 테스트 데이터셋(X_test)을 스케일링 한다.

```
from sklearn.preprocessing import StandardScaler

# 표준화 스케일러 생성
scaler = StandardScaler()

# 훈련 데이터에 대해 fit_transform 적용, 테스트 데이터에 대해 transform 적용
X_train_scaled = scaler.fit_transform(X_train)
X_test_scaled = scaler.transform(X_test)

# 스케일링된 훈련 데이터의 첫 5행 확인
X_train_scaled[:5]
```

(4) 모델 적합 및 성능 평가

회귀 문제를 해결하는 다양한 알고리즘 중에서 랜덤포레스트(Random Forest), XGBoost(eXtreme Gradient Boosting), LightGBM(Light Gradient Boosting Machine), 보팅(Voting) 모델 네 종류의 모델을 개발하여 회귀문제 해결 성능을 평가한다.

- 랜덤포레스트(Random Forest): 앙상블 학습 방법 중 하나인 랜덤 포레스트는 다수의 결정 트리를 결합하여 사용한다. 각 트리는 데이터의 서브셋에서 학습되며, 최종 예측은 여러 트리의 예측을 평균내어 결정된다. 랜덤 포레스트는 각 트리의 다양성을 증가시켜 과적합을 줄이고, 일반화 성능을 향상시키는 효과가 있다.
- XGBoost(eXtreme Gradient Boosting): XGBoost는 그라디언트 부스팅 기법을 기반으로 하는 고성능, 고속의 머신러닝 라이브러리이다. 순차적으로 트리를 구축하면서 이전 트리의 오류를 보정해 나가는 방식으로 학습한다. 대규모 데이터셋에서 뛰어난 성능을 보이며, 규제 항목을 포함하여 과적합을 방지할 수 있는 기능을 제공한다.
- LightGBM(Light Gradient Boosting Machine): LightGBM 역시 그라디언트 부스팅 프레임워크이지만, XGBoost에 비해 더 빠른 학습 속도와 효율성을 보인다. 트리가 수직으로 확장되는 리프 중심

트리 분할 방식을 사용하여, 불균형 데이터셋 처리에 효과적이다. 메모리 사용량이 적고, 대규모 데이터셋에서도 높은 성능을 유지할 수 있다.
- 보팅(Voting): Voting 모델은 여러 다른 모델을 조합하여 사용하는 앙상블 기법 중 하나이다. 이 모델은 각 모델의 예측값을 평균 내거나 가중 평균하여 최종 예측값을 결정하며 모델의 다양성을 활용하여 개별 모델보다 더 안정적이고 높은 성능을 제공한다.

각 모델은 서로 다른 알고리즘과 접근 방식을 가지고 있어, 특정 문제에 더 적합할 수 있으므로 모델 선택 시 데이터의 크기, 특성, 예측 문제의 복잡성 등을 고려해야 한다.

실습

랜덤포레스트(Random Forest), XGBoost(eXtreme Gradient Boosting), LightGBM(Light Gradient Boosting Machine), 보팅(Voting) 모델을 활용해 회귀 모델을 구축한다.

```python
# 머신러닝 모델들을 저장할 딕셔너리를 정의함
models = {
    # 랜덤 포레스트 회귀 모델을 생성하고, 'Random Forest'라는 이름으로 저장함
    # 100개의 결정 트리를 사용하고, 결과의 일관성을 위해 random_state를 설정
    "Random Forest": RandomForestRegressor(n_estimators=100, random_state=42),

    # XGBoost 회귀 모델을 생성하고, 'XGBoost'라는 이름으로 저장함
    # 회귀 문제를 위한 목적 함수로 'reg:squarederror'를 사용하고, 100개의 부스팅 단계를 지정함
    # 결과의 일관성을 위해 seed 값을 설정함
    "XGBoost": xgb.XGBRegressor(objective='reg:squarederror', n_estimators=100, seed=42),

    # LightGBM 회귀 모델을 생성하고, 'LightGBM'이라는 이름으로 저장함
    # 100개의 부스팅 단계를 사용하고, 결과의 일관성을 위해 random_state를 설정함
    "LightGBM": lgb.LGBMRegressor(n_estimators=100, random_state=42)
}
```

```
# VotingRegressor를 생성함. 앞서 개발한 세가지 회귀 모델을 조합하여 사용하는 앙상블
모델에 해당함
# 각 모델의 이름과 인스턴스를 튜플 형태로 리스트에 추가하여 VotingRegressor의 'estimators'
인자로 전달함
voting_regressor = VotingRegressor(
    estimators=[(name, model) for name, model in models.items()]
)
```

서로 다른 종류의 회귀 모델(RandomForestRegressor, XGBRegressor, LGBMRegressor)을 정의하고, 이를 결합하여 보팅 회귀(VotingRegressor) 모델을 구성하였다. 보팅 회귀 모델은 개별 모델의 예측을 평균 내어 최종 예측을 결정한다. 이러한 방식은 모델의 다양성을 활용해 일반화 성능을 향상시키는 데 도움이 된다.

모델 적합 및 성능 평가

회귀 문제에서 성능 평가 지표는 모델의 예측값이 실제값과 얼마나 잘 일치하는지를 측정한다. 대표적인 지표로는 RMSE(평균 제곱근 오차), MAE(평균 절대 오차), R^2(결정 계수) 등이 있다. RMSE는 예측 오차의 제곱들을 평균한 값의 제곱근으로, 값이 작을수록 좋은 모델을 의미한다. MAE는 예측값과 실제값의 차이의 절대값을 평균한 것으로, 이 역시 값이 작을수록 모델의 성능이 좋다고 볼 수 있다. R^2(결정계수)는 전체 데이터의 변동성 중 모델을 통해 설명 가능한 변동성의 비율을 나타내며, 1에 가까울수록 모델의 설명력이 높다고 해석된다. 이러한 지표들은 모델의 성능을 다각도로 평가하여, 더 나은 모델 개선 방향을 제시하는 데 도움을 준다.

실습

훈련용 데이터셋을 랜덤포레스트(Random Forest), XGBoost(eXtreme Gradient Boosting), LightGBM(Light Gradient Boosting Machine), 보팅(Voting) 에 적합시키고, 테스트 데이터 셋을 통해 각 모델의 성능을 RMSE(평균 제곱근 오차), R^2(결정계수)로 평가한다.

```python
# 결과를 저장할 딕셔너리 초기화
results = {}

# 모든 모델에 대해 반복
for name, model in models.items():
    # 현재 모델을 훈련 데이터에 적합시킴
    model.fit(X_train_scaled, y_train)
    # 모델의 특성 중요도를 추출
    feature_importances = model.feature_importances_
    # 테스트 데이터에 대한 예측 수행
    y_pred = model.predict(X_test_scaled)
    # 예측과 실제 값 사이의 RMSE 계산
    rmse = np.sqrt(mean_squared_error(y_test, y_pred))
    # 결정계수(R^2) 값 계산
    r2 = r2_score(y_test, y_pred)
    # 모델 이름을 키로 하고, RMSE, R^2, 특성 중요도를 값으로 하는 딕셔너리를 결과 딕셔너리에 저장
    results[name] = {'RMSE': rmse, 'R^2': r2, 'feature_importance': feature_importances}

# 앙상블 모델(보팅 리그레서)를 훈련 데이터에 적합시킴
voting_regressor.fit(X_train_scaled, y_train)
# 앙상블 모델을 사용해 테스트 데이터에 대한 예측 수행
y_pred_voting = voting_regressor.predict(X_test_scaled)
# 예측과 실제 값 사이의 RMSE 계산
rmse_voting = np.sqrt(mean_squared_error(y_test, y_pred_voting))
# 결정계수(R^2) 값 계산
r2_voting = r2_score(y_test, y_pred_voting)
# 'Voting Regressor'를 키로 하고, RMSE와 R^2를 값으로 하는 딕셔너리를 결과 딕셔너리에 추가
results['Voting Regressor'] = {'RMSE': rmse_voting, 'R^2': r2_voting}
```

성능 비교 시각화

실습

랜덤포레스트(Random Forest), XGBoost(eXtreme Gradient Boosting), LightGBM(Light Gradient Boosting Machine), 보팅(Voting)의 테스트 데이터셋에 대한 성능인 RMSE(평균 제곱근 오차), R^2(결정계수))를 그래프를 통해 모델 별로 비교한다.

```
# 성능 비교를 위한 시각화를 설정한다.
fig, ax = plt.subplots(1, 2, figsize=(14, 6))

# RMSE(평균 제곱근 오차)를 비교하기 위한 막대 그래프를 그린다.
ax[0].barh(list(results.keys()), [value['RMSE'] for value in results.values()])
ax[0].set_title('RMSE Comparison')  # 그래프 제목 설정
ax[0].set_xlabel('RMSE')  # x축 라벨 설정

# R^2(결정 계수)를 비교하기 위한 막대 그래프를 그린다.
ax[1].barh(list(results.keys()), [value['R^2'] for value in results.values()])
ax[1].set_title('R^2 Comparison')  # 그래프 제목 설정
ax[1].set_xlabel('R^2 Score')  # x축 라벨 설정

plt.tight_layout()  # 서브플롯 간격 자동 조정
plt.show()  # 그래프 표시
```

결과

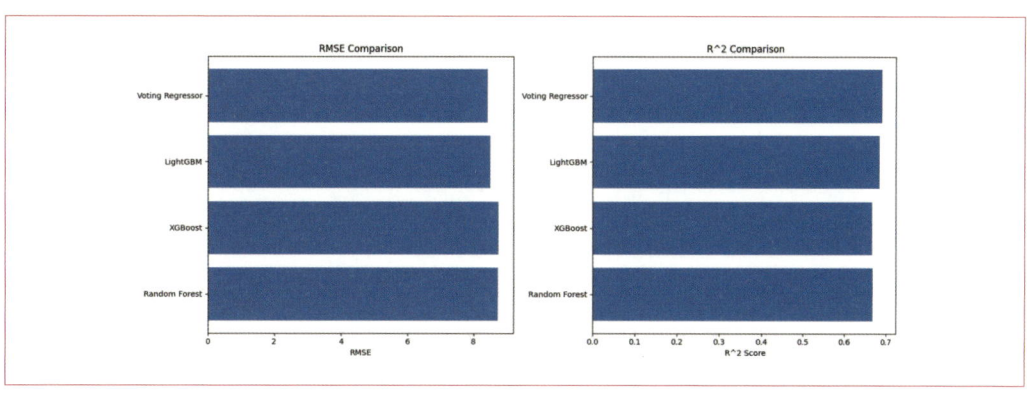

이 그래프는 네 가지 다른 회귀 모델(Random Forest, XGBoost, LightGBM, Voting Regressor)의 성능을 RMSE(평균 제곱근 오차)와 R^2(결정 계수) 지표를 이용하여 비교한 것이다. 왼쪽 그래프에서는 RMSE 값이 낮을수록 모델의 성능이 더 좋다는 것을 나타내며, 보팅(Voting) 모델이 가장 낮은 RMSE 값을 보여 최고의 성능을 보인다. 반면, 오른쪽 그래프의 R^2 값은 높을수록 모델이 데이터를 잘 설명하고 있다는 것을 의미하며, 여기에서도 보팅(Voting) 모델이 가장 높은 R^2 값을 가지고 있어 가장 좋은 성능을 나타내는 것으로 해석할 수 있다.

(5) 특성 중요도(Feature Importance) 검토

특성 중요도(Feature Importance)는 머신러닝 모델에서 각 피처(입력 변수)가 예측 결과에 미치는 영향력의 크기를 수치적으로 나타낸 것이다. 이 중요도는 모델이 어떤 피처를 기반으로 결정을 내렸는지 이해하는 데 도움을 주며, 모델의 예측력에 가장 큰 영향을 미치는 피처를 식별할 수 있게 해준다. 피처 중요도를 통해 불필요한 피처를 제거하거나, 중요한 피처에 더 많은 주의를 기울여 모델의 성능을 향상시킬 수 있다.

실습

가장 좋은 성능을 보였던 보팅(Voting) 모델에 대해 각 피처(입력 변수)가 예측 결과에 미치는 영향력의 크기인 특성 중요도(Feature Importance)를 시각화 한다.

```
# 한글 폰트 설정 – '나눔바른고딕' 사용
plt.rc('font', family='NanumBarunGothic')
plt.figure(figsize=(10, 6))

# 특성 중요도를 수평 막대 그래프로 시각화
# feature_names는 특성 이름을 담고 있는 리스트, results의 네번째 모델(보팅) 결과에서
'feature_importance' 값을 사용
plt.barh(feature_names, list(results.values())[3]['feature_importance'])

plt.xlabel("Feature Importance")
```

```
plt.ylabel("Feature")
plt.title("Feature Importance")
plt.show()
```

결과

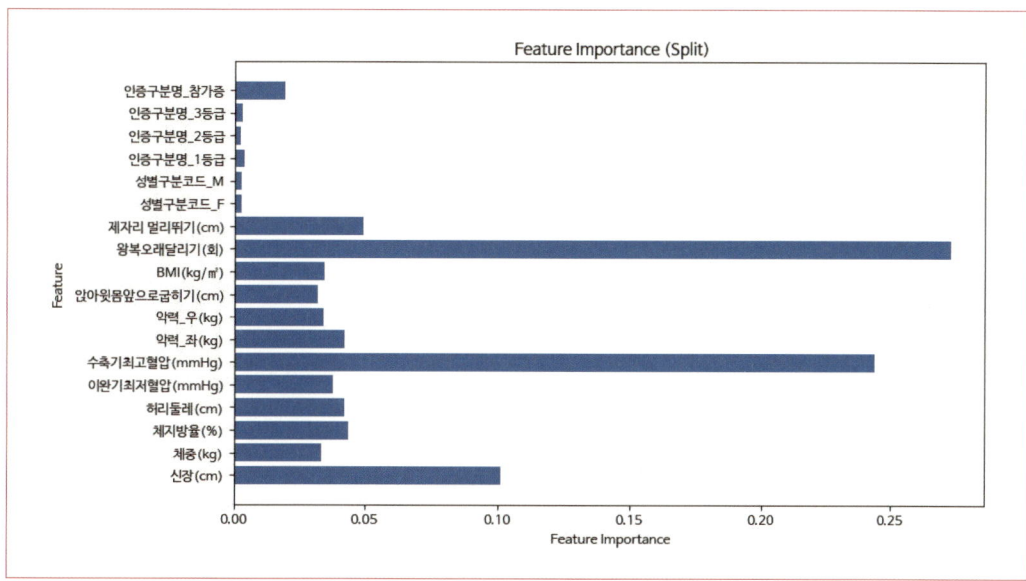

특성 중요도 분석 결과 해당 데이터로 왕복오래달리기와 수축기최고혈압이 연령 예측 시 모델의 예측력에 가장 큰 영향을 미치는 피처라고 볼 수 있다.

2) 분류 문제

(1) 데이터 인코딩

데이터 인코딩은 앞서 회귀 문제에서 다루었던 내용과 중복되어 자세한 내용은 생략하도록 한다.

실습

'성별구분코드'는 원-핫 인코딩을 적용하며, '인증구분명'은 타겟 변수이므로 레이블 인코딩을 적용한다. 수치형 특성들은 StandardScaler를 통해 정규화한다(평균 0, 표준편차 1).

```
# 원본 데이터 복사하여 직접 변경 방지
data_encoded = data.copy()

# '성별구분코드' 원-핫 인코딩 적용 후 데이터프레임 병합
ohe = OneHotEncoder()
gender_encoded = ohe.fit_transform(data_encoded[['성별구분코드']]).toarray()
gender_encoded_df = pd.DataFrame(gender_encoded, columns=[f"gender_{cat}" for cat in ohe.categories_[0]])
data_encoded = pd.concat([data_encoded.drop('성별구분코드', axis=1), gender_encoded_df], axis=1)

# '인증구분명' 라벨 인코딩 적용
le = LabelEncoder()
data_encoded['인증구분명'] = le.fit_transform(data_encoded['인증구분명'])
```

(2) 데이터셋 분리

데이터셋의 분리를 통해 모델이 단순히 학습 데이터에만 과적합(overfitting)한 것이 아니라, 새로운 데이터에 대해서도 잘 예측하는지 확인할 수 있다. 따라서, 훈련 데이터셋과 테스트 데이터셋의 분리는 과적합을 방지하고 모델의 실제적 성능을 객관적으로 평가하는 데 필수적인 과정이다.

실습

전체 18969컬럼 16로우의 데이터 셋을 먼저 특성과 타겟 데이터로 분리하고, 훈련용 데이터 셋 80%, 테스트용 데이터 셋 20%로 또다시 분리한다.

```
# 인코딩 후 특성과 타겟 분리
X_encoded = data_encoded.drop('인증구분명', axis=1)
y_encoded = data_encoded['인증구분명']

# 데이터 훈련 및 테스트 세트 분리
X_train_encoded, X_test_encoded, y_train_encoded, y_test_encoded = train_test_split
(X_encoded, y_encoded, test_size=0.2, random_state=42)
```

결과

전체 (18969, 15) 데이터 중 15175로우(80%)가 훈련용 데이터 셋으로, 3794로우(20%)가 테스트용 데이터로 분리 되었으며, 타겟 컬럼은 '인증구분명', 특성 컬럼은 '인증구분명'을 제외한 나머지 컬럼에 해당한다.

```
# 결과 배열 형태 확인
X_train_scaled.shape, X_test_scaled.shape, y_train_encoded.shape, y_test_encoded.shape
((15175, 15), (3794, 15), (15175,), (3794,))
```

(3) 스케일링

스케일링은 모든 변수를 같은 범위의 값으로 조절함으로써 모델의 학습 속도를 증가시키고 안정성을 높일 수 있다. 즉, 모델 개발 시에 발생할 수 있는 과적합 문제를 완화하며, 전체적으로 모델 성능을 개선하는 데 효과적이다.

실습

수치형 특성들은 표준화(StandardScaler)를 통해 정규화한다.

```
# 수치형 특성 표준 스케일링 적용
scaler = StandardScaler()
X_train_scaled = scaler.fit_transform(X_train_encoded)
X_test_scaled = scaler.transform(X_test_encoded)
```

(4) 모델 적합 및 성능 평가

모델 구현

가우시안 나이브 베이즈(Gaussian Naive Bayes), K-최근접 이웃(K-Nearest Neighbors, KNN), 서포트 벡터 머신(Support Vector Machine, SVM)은 분류 문제 해결에 자주 사용되는 세 가지 머신러닝 알고리즘이다. 따라서 분류문제를 해결하는 예로 위의 세 모델을 사용한다.

- 가우시안 나이브 베이즈(Gaussian Naive Bayes) : 베이즈 정리를 기반으로 하며, 특성들이 서로 독립적이라는 '나이브'(단순한) 가정을 한다. 가우시안 나이브 베이즈는 연속적인 데이터에 대해 각 클래스 내의 특성이 가우시안(정규) 분포를 따른다고 가정한다. 구현이 단순하고 계산 속도가 빠르며, 소규모 데이터셋에서도 좋은 성능을 낸다. 매개변수 조정이 거의 필요 없다. 하지만 특성 간 독립 가정이 실제 상황에서는 종종 맞지 않아 성능이 저하될 수 있다.
- K-최근접 이웃(K-Nearest Neighbors, KNN) : 분류하고자 하는 샘플과 가장 가까운 K개의 이웃 샘플을 찾아, 이 이웃들의 클래스를 기반으로 샘플의 클래스를 결정한다. 알고리즘이 직관적이고 간단하다. 데이터의 분포에 대한 가정이 필요 없다. 반면 데이터셋이 커지면 계산 비용이 매우 증가한다. 데이터의 차원이 높아지면 '차원의 저주'로 인해 성능이 저하될 수 있다.

- 서포트 벡터 머신(Support Vector Machine, SVM) : 데이터를 고차원 공간으로 매핑하고, 클래스를 분리하는 최적의 경계(결정 경계)를 찾아낸다. 이 경계는 서로 다른 클래스의 샘플 사이의 마진(간격)을 최대화한다. 비선형 분류가 가능하며, 고차원 데이터에서도 잘 작동한다. 최적화 이론에 기반하여 일반화 능력이 뛰어나다. 하지만 적절한 커널 선택과 매개변수 튜닝이 필요하다. 데이터셋의 크기가 매우 클 때는 훈련 시간이 길어질 수 있다.

실습

가우시안 나이브 베이즈(Gaussian Naive Bayes), K-최근접 이웃(K-Nearest Neighbors, KNN), 서포트 벡터 머신(Support Vector Machine, SVM) 모델을 구축한다.

```python
from sklearn.naive_bayes import GaussianNB
from sklearn.neighbors import KNeighborsClassifier
from sklearn.svm import SVC

# 모델 초기화
nb_model = GaussianNB()  # 가우시안 나이브 베이즈 모델
knn_model = KNeighborsClassifier()  # K-최근접 이웃 모델
svm_model = SVC()  # 서포트 벡터 머신 모델

# 모델을 저장할 딕셔너리
models = {'Naive Bayes': nb_model, 'KNN': knn_model, 'SVM': svm_model}
```

모델 적합 및 성능 평가

- 정확도(Accuracy) : 전체 예측 중 올바르게 예측된 비율을 나타낸다. 즉, (올바르게 예측된 양성 + 올바르게 예측된 음성) / 전체 데이터 수로 계산한다. 다만 클래스 불균형이 있는 경우(한 클래스의 샘플 수가 다른 것보다 훨씬 많은 경우) 정확도만으로 모델의 성능을 판단하는 것은 오해의 소지가 있다. 이런 경우, 소수 클래스의 성능이 과소평가될 수 있다.

- 정밀도(Precision) : 양성으로 예측된 경우 중 실제로 양성인 비율을 나타낸다. TP / (TP + FP)로 계산된다, 여기서 TP는 진짜 양성(true positive), FP는 거짓 양성(false positive)이다.
- 재현율(Recall) : 실제 양성 중 양성으로 올바르게 예측된 비율을 나타낸다. TP / (TP + FN)으로 계산된다, 여기서 FN은 거짓 음성(false negative)이다.
 (정밀도와 재현율은 서로 상충하는 관계에 있을 수 있다(정밀도-재현율 트레이드오프). 모델을 최적화할 때 두 지표 사이의 균형을 고려해야 한다.)
- F1 점수(F1 Score) : 정밀도와 재현율의 조화 평균으로, 두 지표를 동시에 고려할 때 사용된다. F1 점수는 2 * (정밀도 * 재현율) / (정밀도 + 재현율)로 계산된다. F1 점수는 정밀도와 재현율이 모두 중요할 때 유용하다. 하지만 특정 상황에서 한 측면을 더 중요시할 경우, F1 점수만으로는 충분한 정보를 제공하지 못할 수 있다.

실습

훈련용 데이터셋을 가우시안 나이브 베이즈(Gaussian Naive Bayes), K-최근접 이웃(K-Nearest Neighbors, KNN), 서포트 벡터 머신(Support Vector Machine, SVM)에 적합시키고, 테스트 데이터 셋을 통해 각 모델의 성능을 정확도(Accuracy), 정밀도(Precision), 재현율(Recall), F1 점수(F1 Score)로 평가한다.

```
from sklearn.metrics import accuracy_score, precision_score, recall_score, f1_score, classification_report
# 성능 메트릭을 저장할 딕셔너리
performance_metrics = {'Model': [], 'Accuracy': [], 'Precision': [], 'Recall': [], 'F1 Score': []}

for model_name, model in models.items():
    # 모델 훈련
    model.fit(X_train_scaled, y_train_encoded)

    # 테스트 세트에 대한 예측 수행
    y_pred = model.predict(X_test_scaled)
```

```
# 메트릭 계산
accuracy = accuracy_score(y_test_encoded, y_pred)
precision = precision_score(y_test_encoded, y_pred, average='weighted', zero_division=0)
recall = recall_score(y_test_encoded, y_pred, average='weighted', zero_division=0)
f1 = f1_score(y_test_encoded, y_pred, average='weighted', zero_division=0)

# 메트릭 저장
performance_metrics['Model'].append(model_name)
performance_metrics['Accuracy'].append(accuracy)
performance_metrics['Precision'].append(precision)
performance_metrics['Recall'].append(recall)
performance_metrics['F1 Score'].append(f1)
```

성능 평가 결과제시 및 시각화

실습

performance_metrics에 저장해 둔 네가지 성능 평가 메트릭(정확도, 정밀도, 재현율, F1 점수)를 표로 제시한다.

```
import pandas as pd

# 성능 메트릭을 DataFrame으로 변환
performance_df = pd.DataFrame(performance_metrics)
performance_df.round(2)
```

결과

	Model	Accuracy	Precision	Recall	F1 Score
0	Naive Bayes	0.66	0.67	0.66	0.66
1	KNN	0.69	0.70	0.69	0.70
2	SVM	0.72	0.69	0.72	0.70

실습

performance_metrics에 저장해 둔 네가지 성능 평가 메트릭(정확도, 정밀도, 재현율, F1 점수)를 그림으로 제시한다.

```
# 서브플롯 생성
fig, axes = plt.subplots(2, 2, figsize=(14, 10))
fig.suptitle('모델 성능 비교', fontsize=16)

# 정확도(accuracy) 플롯
axes[0, 0].bar(performance_df['Model'], performance_df['Accuracy'], color='skyblue')
axes[0, 0].set_title('정확도')
axes[0, 0].set_ylim(0, 1)

# 정밀도(precision) 플롯
axes[0, 1].bar(performance_df['Model'], performance_df['Precision'], color='lightgreen')
axes[0, 1].set_title('정밀도')
axes[0, 1].set_ylim(0, 1)

# 재현율(recall) 플롯
axes[1, 0].bar(performance_df['Model'], performance_df['Recall'], color='salmon')
axes[1, 0].set_title('재현율')
axes[1, 0].set_ylim(0, 1)
```

```
# F1 점수(f1 score) 플롯
axes[1, 1].bar(performance_df['Model'], performance_df['F1 Score'], color='gold')
axes[1, 1].set_title('F1 점수')
axes[1, 1].set_ylim(0, 1)

# 플롯 표시
plt.show()
```

결과

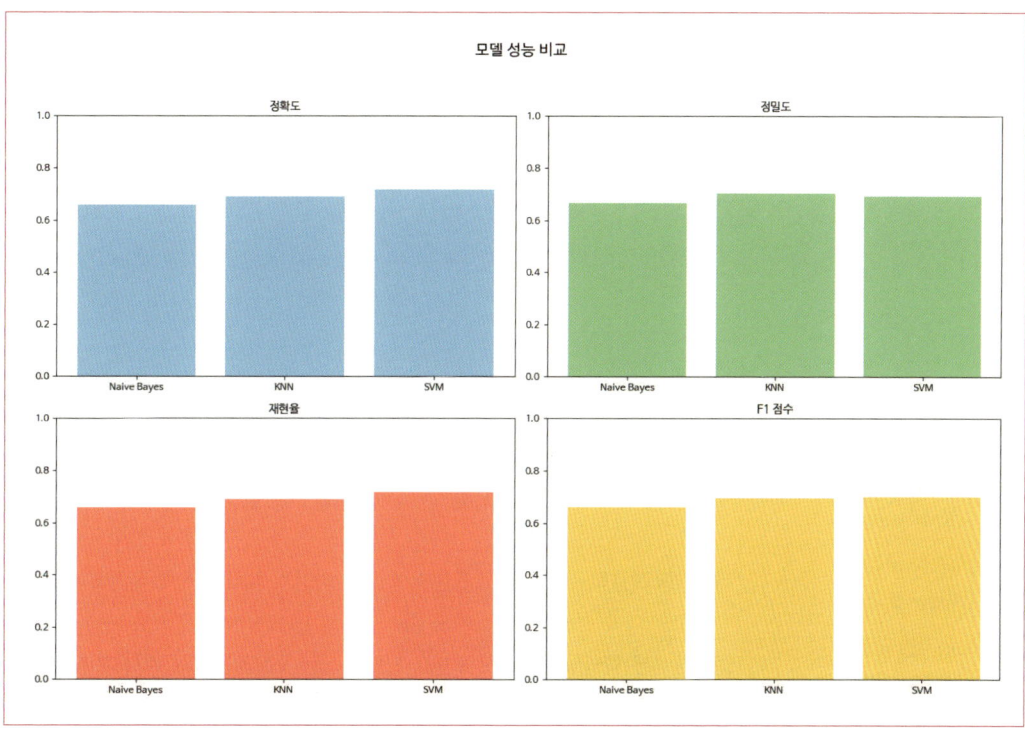

이 그래프는 세 분류 알고리즘이 전반적으로 비슷한 성능을 나타낸다고 해석할 수 있다. 하지만, 각 지표별로 최고와 최저의 성능을 나타내는 알고리즘이 다를 수 있으므로, 특정 애플리케이션에 적합한 알고리즘을 선택할 때는 모든 평가 지표를 종합적으로 고려해야 한다.

3. 비지도학습의 적용

비지도학습은 레이블이 지정되지 않은 데이터로부터 패턴이나 구조를 찾아내는 머신러닝의 한 방법이다. 이 방식은 입력 데이터만을 사용하여 데이터의 분포나 관계를 파악하며, 주로 군집화, 차원 축소, 연관 규칙 학습과 같은 작업에 활용된다. 레이블이 필요 없기 때문에, 데이터의 숨겨진 특징을 발견하거나, 데이터를 새롭고 의미 있는 방식으로 표현하는 데 유용하다. 예를 들어, 고객 세분화, 사기 탐지, 시장 구조화 등의 문제에서 자주 사용된다.

1) 군집 분석

군집분석은 비지도 학습의 일종으로, 개별 데이터셋들을 유사성이나 패턴에 기반해 여러 그룹으로 나누는 분석 방법이다. 이 방식은 데이터 내에서 자연스럽게 구분되는 집단을 식별하며, 유사한 개별 데이터셋들을 군집화하여 통찰을 얻거나, 데이터를 구조화하는 데 사용된다. 다음 표는 대표적인 군집분석 방법을 요약한 표이다.

분류	특징	적용 분야
K-평균 (K-Means)	데이터를 k개의 군집으로 나눔	일반적인 군집화 문제, 고객 세분화
계층적 군집화 (Hierarchical)	데이터를 계층적 트리 구조로 표현	이상치 탐지, 유전학 데이터 분석
밀도 기반 군집화 (DBSCAN)	밀도가 높은 영역을 군집으로 구분	복잡한 구조의 데이터, 위치 데이터 분석
스펙트럼 군집화 (Spectral Clustering)	그래프 기반 군집화, 데이터 간의 연결성 고려	사회 네트워크 분석, 이미지 분할

군집분석은 일반적으로 ① 특성 선택, ② 스케일링, ③ 실루엣 점수 평가(군집 개수 선택), ④ 군집분석의 네단계 절차로 구성된다.

(1) 특성 선택

실습

전체 데이터 중 군집 분석에 사용할 신장, 체중, 체지방율 특성을 선택한다.

```
# 데이터를 다시 로드하고 분석에 사용할 특성을 선택한다.
# 여기서는 '신장(cm)', '체중(kg)', '체지방율(%)' 세 가지 특성을 사용한다.
columns = ['신장(cm)', '체중(kg)', '체지방율(%)']

# 선택된 특성에 대해 데이터를 로드한다.
data = data[columns]
```

결과

	신장(cm)	체중(kg)	체지방율(%)
0	180.6	75.1	20.0
1	174.4	63.8	7.0
2	156.5	52.8	34.8
3	162.2	52.9	24.5
4	162.0	65.3	38.6
...	...	...	...

(2) 스케일링

군집분석 시 데이터 스케일링을 하는 이유는 각 특성(feature)의 스케일이 결과에 미치는 영향을 최소화하기 위함이다. 다양한 스케일을 가진 특성들이 있을 경우, 더 큰 수치 범위를 가진 특성이 군집 형성에 지나치게 큰 영향을 줄 수 있으므로, 이를 방지하기 위해 스케일링을 한다. 스케일링을 통해 모든 특성이 동일한 중요도를 가지고 군집화 과정에 참여하게 함으로써, 더 공정하고 균형 잡힌 군집 형성이 가능해진다.

실습

자료를 StandardScaler로 스케일링한다.

```
# 수치형 변수를 정규화하기 위해 StandardScaler를 사용한다.
# 이는 각 특성의 평균을 0, 표준편차를 1로 만들어 줌으로써
# 모든 특성이 동일한 스케일을 갖게 한다.
scaler = StandardScaler()
data_scaled = scaler.fit_transform(data)
```

(3) 실루엣 점수 평가(군집 개수 선택)

실루엣 점수(Silhouette Score)는 군집화의 품질을 측정하는 지표 중 하나로, 군집 내의 데이터가 얼마나 밀접하게 모여 있는지, 그리고 다른 군집과는 얼마나 잘 분리되어 있는지를 나타낸다. 실루엣 점수는 -1에서 1 사이의 값을 가지며, 값이 1에 가까울수록 군집 내의 개별 데이터셋이 자신이 속한 군집에 잘 매칭되고 다른 군집과는 멀리 떨어져 있다는 것을 의미한다.

실루엣 점수는 각 데이터셋의 실루엣 계수의 평균으로 계산되며, 개별 데이터셋 i에 대한 실루엣 계수 s(i)는 다음 공식으로 정의된다.

$$s(i) = \frac{b(i) - a(i)}{\max a(i), b(i)}$$

- a(i)는 데이터셋 i와 같은 군집 내 다른 포인트들 간의 평균 거리이며, 군집 내 응집도를 의미
- b(i)는 데이터셋 i와 가장 가까운 다른 군집의 모든 포인트들 간의 평균 거리이며, 이 군집과의 분리도를 의미

실습

군집의 개수를 3개부터 5개까지 조정하였을 때, k-means 군집분석과 계층적 군집분석의 실루엣 점수를 출력한다.

```
# 3부터 5까지 군집의 개수를 변화시키면서 군집화와 실루엣 점수 계산을 반복한다.
for k in range(3, 6):

    # K-평균 군집분석을 수행한다. 군집의 개수(k)와 초기 중심점 선택 횟수(n_init),
    # 그리고 결과의 재현성을 위한 난수 시드(random_state)를 설정한다.
    kmeans = KMeans(n_clusters=k, n_init=10, random_state=42)
    kmeans_labels = kmeans.fit_predict(data_scaled)

    # 계층적 군집분석을 수행한다. 여기서도 군집의 개수는 k로 설정한다.
    agg_clustering = AgglomerativeClustering(n_clusters=k)
    agg_labels = agg_clustering.fit_predict(data_scaled)

    # 실루엣 점수를 계산하여 군집화의 품질을 평가한다.
    # 실루엣 점수는 -1에서 1 사이의 값을 가지며, 1에 가까울수록 군집화가 잘 되었다는 것을
    의미한다.
    silhouette_kmeans = silhouette_score(data_scaled, kmeans_labels)
    silhouette_agg = silhouette_score(data_scaled, agg_labels)

    # 현재 군집의 개수(k), K-평균 군집화에 대한 실루엣 점수, 계층적 군집화에 대한 실루엣
    점수를 출력한다.
    print(k, silhouette_kmeans, silhouette_agg)
```

결과

최종적으로 k=3일 때의 실루엣 점수 평균이 가장 높으므로, 3개의 그룹으로 군집화 하였을 때 가장 좋은 성능을 보임을 도출할 수 있다.

```
3 0.38374910414299584 0.3568194088585344
4 0.3558945917129671 0.32546241756321787
5 0.33175424226575534 0.28771946176743746
```

(4) 군집 분석

실습

k=3으로 두고 k-평균 군집분석과 계층적 군집분석을 수행한다.

```
# K-평균 군집분석
kmeans = KMeans(n_clusters=3, n_init=10, random_state=42)
#실루엣점수 측정 결과 k=3일 때 가장 좋은 성능을 보임
kmeans_labels = kmeans.fit_predict(data_scaled)

# 계층적 군집분석
agg_clustering = AgglomerativeClustering(n_clusters=3)
#실루엣점수 측정 결과 k=3일 때 가장 좋은 성능을 보임
agg_labels = agg_clustering.fit_predict(data_scaled)
```

결과

각 데이터 셋이 할당된 군집의 레이블을 확인할 수 있다.

```
#kmeans 알고리즘에 의해 각 데이터 포인트가 할당된 군집의 레이블을 담고 있는 배열
kmeans_labels

array([0, 0, 1, ..., 2, 1, 1], dtype=int32)

#계층적 군집분석 알고리즘에 의해 각 데이터 포인드기 할당된 군집의 레이블을 담고 있는 배열
agg_labels

array([3, 3, 1, ..., 2, 0, 0])
```

2) 주성분 분석

주성분분석(PCA, Principal Component Analysis)은 고차원 데이터의 차원을 축소하기 위한 통계적 방법으로, 데이터의 분산을 최대한 보존하면서 새로운 축(주성분)으로 데이터를 재표현한다. 이 방법은 원래 데이터의 특성 간 상관관계를 분석하여, 중요한 정보를 담고 있는 주요 특성을 추출함으로써 데이터를 더 낮은 차원으로 요약한다. PCA는 데이터의 시각화, 노이즈 제거, 특성 추출 및 데이터 압축 등 다양한 분야에서 활용되며, 특히 머신러닝과 패턴 인식에서 데이터 전처리 단계로 자주 사용된다.

실습

군집분석에서 활용된 신장, 체중, 체지방 자료(3차원)를 2차원으로 차원축소(주성분분석)한다.

```python
from sklearn.decomposition import PCA

# PCA 모델을 사용하여 데이터를 2차원으로 축소
pca = PCA(n_components=2)  # 2개의 주성분으로 축소
data_pca = pca.fit_transform(data_scaled)
```

결과

3차원의 데이터(data_scaled)가 2차원으로 축소된 걸 확인할 수 있다.

```
array([[-1.72136346, -0.74640002],
       [-0.9566185 , -2.30430208],
       [ 0.96326917,  0.93916615],
       ...,
       [-1.94868234,  1.15020165],
       [ 0.59706043,  0.23306579],
       [ 0.91991765, -0.16950372]])
```

실습

2차원 축소된 자료를 군집 결과(레이블)와 함께 시각화한다.

```python
import matplotlib.pyplot as plt

# K-평균 군집 결과 시각화
plt.figure(figsize=(8, 6))
plt.scatter(data_pca[:, 0], data_pca[:, 1], c=kmeans_labels, cmap='viridis', marker='o', label='K-Means Cluster')
plt.title('2D PCA - KMeans Clustering')
plt.xlabel('Principal Component 1')
plt.ylabel('Principal Component 2')
plt.legend()
plt.show()

# 계층적 군집 결과 시각화
plt.figure(figsize=(8, 6))
plt.scatter(data_pca[:, 0], data_pca[:, 1], c=agg_labels, cmap='viridis', marker='o', label='Hierarchical Cluster')
plt.title('2D PCA - Hierarchical Clustering')
plt.xlabel('Principal Component 1')
plt.ylabel('Principal Component 2')
plt.legend()
plt.show()
```

결과

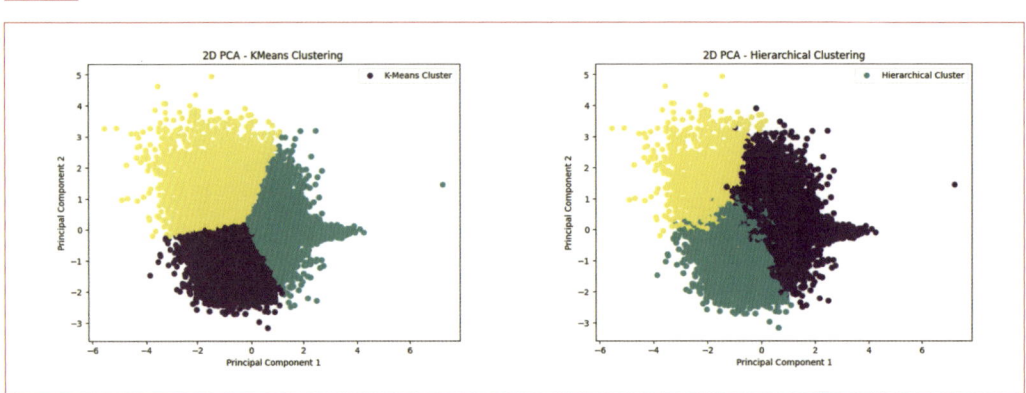

3) 연관 분석

연관분석은 데이터 집합 내에서 항목 간의 자주 발생하는 관계를 찾아내는 룰 기반의 분석 방법이다. 이 방식은 거래 데이터베이스, 구매 기록, 사용자 행동 로그 등에서 항목들의 연관 규칙을 식별하여, 한 항목의 출현이 다른 항목의 출현 확률에 어떤 영향을 미치는지를 밝혀낸다. 연관분석은 마켓 바스켓 분석이라고도 하며, '장바구니 분석'에서 유래된 이름으로, 소매점에서 고객이 함께 구매하는 상품 조합을 찾아내는 데 자주 사용된다. 이 분석을 통해 얻은 규칙은 상품 배치, 교차 판매 전략, 고객 맞춤형 마케팅 등에 활용될 수 있다. 다음은 연관분석의 가장 대표적인 Apriori 알고리즘을 정리한 내용이다.

Apriori 알고리즘

- k개의 품목이 있는 경우 2^k개의 가능한 품목 집합이 존재함
- k가 아주 큰 경우에 이 모든 집합 중에 지지도가 높은 집합을 찾는 것은 불가능
- 따라서, 최소지지도 보다 큰 집합(빈발품목집합) 만을 대상으로 높은 지지도를 갖는 품목 집합을 찾음
- 최소지지도를 넘는 모든 빈발품목집합 생성
- 빈발품목지합에서 최소 신뢰도 보다 큰 모든 규칙 생성

측도	내용
지지도 (support)	$support(X \Rightarrow Y) = P(X \cup Y) = \dfrac{X와\ Y가\ 동시에\ 포함된\ 수}{전체\ 수}$
신뢰도 (confidence)	$confidence(X \Rightarrow Y) = P(Y \mid X) = \dfrac{X와\ Y가\ 동시에\ 포함된\ 수}{X가\ 포함된\ 수}$
향상도 (lift)	$lift = \dfrac{P(Y \mid X)}{P(Y)} = \dfrac{support(X, Y)}{support(X) \times support(Y)}$

실습

연관분석에 사용할 데이터를 선택한다. 이번 실습에서는 수축기최고혈압, BMI, 왕복오래달리기, 측정연령수를 사용한다.

```
columns=['수축기최고혈압(mmHg)', 'BMI(kg/㎡)', '왕복오래달리기(회)', '측정연령수']
data=data[columns]
```

결과

	수축기최고혈압(mmHg)	BMI(kg/㎡)	왕복오래달리기(회)	측정연령수
0	111.0	23.0	35.0	19
1	127.0	21.0	35.0	25
2	128.0	21.6	34.0	19
3	140.0	20.1	35.0	45
4	122.0	24.9	22.0	19

실습

연관분석에 사용하기 위해 수치형 데이터를 모두 범주화한다. 수축기최고혈압, BMI, 왕복오래달리기 컬럼에 대해서는 Q1, Q2, Q3, Q4의 사분위수로 범주화하며, 측정연령수 컬럼에 대해서는 39세 이하는 '청년이하'로, 39세 초과는 '중년이상'으로 코딩한다.

```
# 데이터프레임에서 'float64' 타입의 숫자형 컬럼들을 선택해 'numeric_columns'에 저장한다.
numeric_columns = data.select_dtypes(include=['float64']).columns

# 'numeric_columns'에 있는 각 컬럼에 대해 반복 수행한다.
for col_name in numeric_columns:
    # 각 컬럼을 4개의 구간으로 나누고, 각 구간에 특정 레이블을 할당한다.
    # 할당된 레이블은 컬럼 이름과 분위(Q1, Q2, Q3, Q4)를 결합한 형태다.
    data['{}'.format(col_name)] = pd.cut(data['{}'.format(col_name)], bins=4,
                                          labels=['{}_Q1'.format(col_name),
                                                  '{}_Q2'.format(col_name),
                                                  '{}_Q3'.format(col_name),
                                                  '{}_Q4'.format(col_name)])
import numpy as np

# '측정연령수' 컬럼의 값이 39세 이하인 경우 '청년이하'로, 그 외의 경우는 '중년이상'으로 분류한다.
# 이 조건에 따라 '측정연령수' 컬럼의 값을 업데이트한다.
data['측정연령수'] = np.where(data['측정연령수'] <= 39, '청년이하', '중년이상')
```

결과

```
data.head()
        수축기최고혈압(mmHg)    BMI(kg/m²)      왕복오래달리기(회)      측정연령수
0    수축기최고혈압(mmHg)_Q1   BMI(kg/m²)_Q1   왕복오래달리기(회)_Q1   청년이하
1    수축기최고혈압(mmHg)_Q1   BMI(kg/m²)_Q1   왕복오래달리기(회)_Q1   청년이하
2    수축기최고혈압(mmHg)_Q1   BMI(kg/m²)_Q1   왕복오래달리기(회)_Q1   청년이하
3    수축기최고혈압(mmHg)_Q1   BMI(kg/m²)_Q1   왕복오래달리기(회)_Q1   중년이상
```

실습

연관분석의 Apriori 함수를 제공하는 apyori 라이브러리를 설치한다.

```
!pip install apyori
```

실습

Apriori 알고리즘에 적용하기에 적합한 형태로 데이터를 변환한다.

```
from apyori import apriori

records = []   # 빈 리스트 'records'를 초기화한다.

# 데이터프레임의 각 행에 대해 반복하며, 각 행의 모든 컬럼 값을 문자열로 변환하여
'records'에 추가한다.
for i in range(len(data)):
    records.append([str(data.values[i,j]) for j in range(0, len(data.columns))])
records
```

실습

Apriori 알고리즘에 적용한다.

```
# 최소 지지도를 0.005, 최소 신뢰도를 0.8로 설정한다.
association_rules = apriori(records, min_support=0.005, min_confidence=0.8)
# 연관 규칙의 결과를 리스트로 변환하여 저장한다.
association_results = list(association_rules)
# 연관 규칙 결과 리스트의 네 번째 원소를 출력한다.
association_results[3]
```

결과

```
RelationRecord(items=frozenset({' 왕복오래달리기(회)_Q1', ' BMI(kg/m²)_Q1'}), support=0.5226422057040434, ordered_statistics=[OrderedStatistic(items_base=frozenset({' 왕복오래달리기(회)_Q1'}), items_add=frozenset({' BMI(kg/m²)_Q1'}), confidence=0.8011313131313, lift=0.9421947968744421)])
```

실습

연관 규칙 분석 결과에서 특정 조건(결과 항목이 '청년이하' 또는 '중년이상')에 해당하는 규칙만을 선택하여 분석하는 과정을 수행한다. 각 규칙에 대해 전제 항목, 결과 항목, 지지도, 신뢰도, 향상도 등의 정보를 추출하여 'rules' 리스트에 저장한다.

```
rules = []  # 빈 리스트 'rules'를 초기화한다.

# 연관 규칙 결과 리스트 'association_results'의 각 결과에 대해 반복한다.
for results in association_results:
    supp = results.support  # 각 규칙의 지지도를 'supp' 변수에 저장한다.

    # 각 규칙의 통계 정보(ordered_statistics)에 대해 반복한다.
    for orders in results.ordered_statistics:
```

```
    # 결과 항목(orders.items_add)이 '청년이하' 또는 '중년이상'인 경우만 고려한다.
    if(orders.items_add in [{'청년이하'}, {'중년이상'}]):
        conf = orders.confidence  # 규칙의 신뢰도를 'conf' 변수에 저장한다.
        lift = orders.lift  # 규칙의 향상도를 'lift' 변수에 저장한다.
        hypo = orders.items_base  # 규칙의 전제 항목을 'hypo' 변수에 저장한다.
        conc = orders.items_add  # 규칙의 결과 항목을 'conc' 변수에 저장한다.

        # 전제 항목, 결과 항목, 지지도, 신뢰도, 향상도를 포함하는 리스트를 'rules' 리스트에
        추가한다.
        rules.append([hypo, conc, supp, conf, lift])
```

실습

리스트 형태로 출력된 연관분석 결과를 데이터프레임형태로 보기 좋게 정리한다.

```
# 연관 규칙 정보를 포함하는 컬럼 이름을 지정한다.
labels=["hypothesis", "conclusion", "support", "confidence", "lift"]

# 'rules' 리스트를 이용하여 새로운 데이터프레임 'rules_dataframe'을 생성한다.
# 이때 'labels' 리스트에 지정된 이름을 컬럼 이름으로 사용한다.
rules_dataframe = pd.DataFrame.from_records(rules, columns=labels)
```

결과

	hypothesis	conclusion	support	confidence	lift
0	0	(청년이하)	0.874110	0.874110	1.000000
1	(BMI(kg/m²)_Q1)	(청년이하)	0.746218	0.877612	1.004006
2	(BMI(kg/m²)_Q2)	(청년이하)	0.127629	0.853968	0.976957
3	(왕복오래달리기(회)_Q1)	(청년이하)	0.529759	0.812040	0.928991
4	(왕복오래달리기(회)_Q2)	(청년이하)	0.281090	0.988506	1.130871
5	(왕복오래달리기(회)_Q3)	(청년이하)	0.061469	1.000000	1.144020
6	(수축기최고혈압(mmHg)_Q1)	(청년이하)	0.874058	0.874104	0.999992

4.
XAI(eXplainable AI)

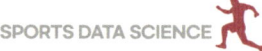

1) SHAP 기법 소개

SHAP(SHapley Additive exPlanations)는 기계 학습 모델의 예측을 해석하는 데 사용되는 방법론이다. 이 방법은 게임 이론의 샤플리 값(Shapley values)에 기반을 두고 있으며, 모델의 각 특성이 예측 결과에 미치는 영향을 정량화하는 데 사용된다. SHAP은 특성의 중요도와 그 특성이 예측에 긍정적인 영향을 미치는지 또는 부정적인 영향을 미치는지를 평가할 수 있게 해준다.

SHAP의 핵심 아이디어는 모든 가능한 특성 조합에 대해 모델의 예측을 평가하고, 각 특성이 예측에 기여하는 평균 마진 기여도를 계산하는 것이다. 이를 통해 모델의 예측을 개별 입력 특성의 기여도로 분해하여, 모델이 특정 결정을 내리게 된 이유를 설명할 수 있다.

SHAP 방법론의 장점은 다음과 같다.
① 일관성(Consistency): 만약 어떤 모델에서 특성 A의 기여가 특성 B의 기여보다 더 중요하다고 평가되었다면, SHAP는 다른 모든 조건이 동일할 때 이러한 순위를 유지한다.
② 로컬 해석 가능성(Local interpretability): SHAP는 개별 예측에 대한 설명을 제공함으로써, 특정 데이터셋에 대한 모델의 동작을 이해할 수 있게 해준다.
③ 모델에 대한 아그노스틱(Agnostic to model): SHAP는 어떠한 기계 학습 모델에도 적용할 수 있으며, 모델의 내부 작동 방식에 대한 지식이 없어도 사용할 수 있다.

2) 실습

(1) SHAP 설치 및 SHAP value 계산

실습

앞서 회귀문제에서 다룬 LightGBM 모델 생성 및 적합

```
import lightgbm as lgb

model=lgb.LGBMRegressor(n_estimators=100, random_state=42)
model.fit(X_train_scaled, y_train)
# 테스트 데이터에 대한 예측 수행
y_pred = model.predict(X_test_scaled)
```

실습

SHAP 라이브러리 설치

```
!pip install shap
```

실습

SHAP Explainer 객체 생성 및 SHAP value 산출

```
import shap

# Explainer 객체 생성
explainer = shap.Explainer(model, X_train_scaled)

# X_test_scaled의 첫 번째 데이터 포인트에 대한 SHAP 값을 계산하여 Explanation 객체를 얻음
shap_values = explainer(X_test_scaled)
shap_values.feature_names = X_train.columns.tolist()
```

(2) 전역적 해석가능성(Global Interpretability)

전역적 해석가능성은 모델 전체의 결정 과정이나 로직을 이해하고 설명할 수 있는 능력을 의미한다. 이는 모델이 전반적으로 어떻게 작동하는지, 모델의 모든 입력 특성이 예측 결과에 어떻게 영향을 미치는지를 설명할 수 있어야 한다는 것을 의미한다. 전역적 해석가능성이 높은 모델은 사용자가 모델의 동작 방식을 전체적으로 이해할 수 있게 해주며, 모델이 일관된 패턴이나 규칙을 따르는지 여부를 파악할 수 있게 해준다.

실습

전역적(Global) Summary Plot 그려보기

```
# SHAP Summary Plot(Global)
shap.summary_plot(shap_values, X_test_scaled)
```

결과

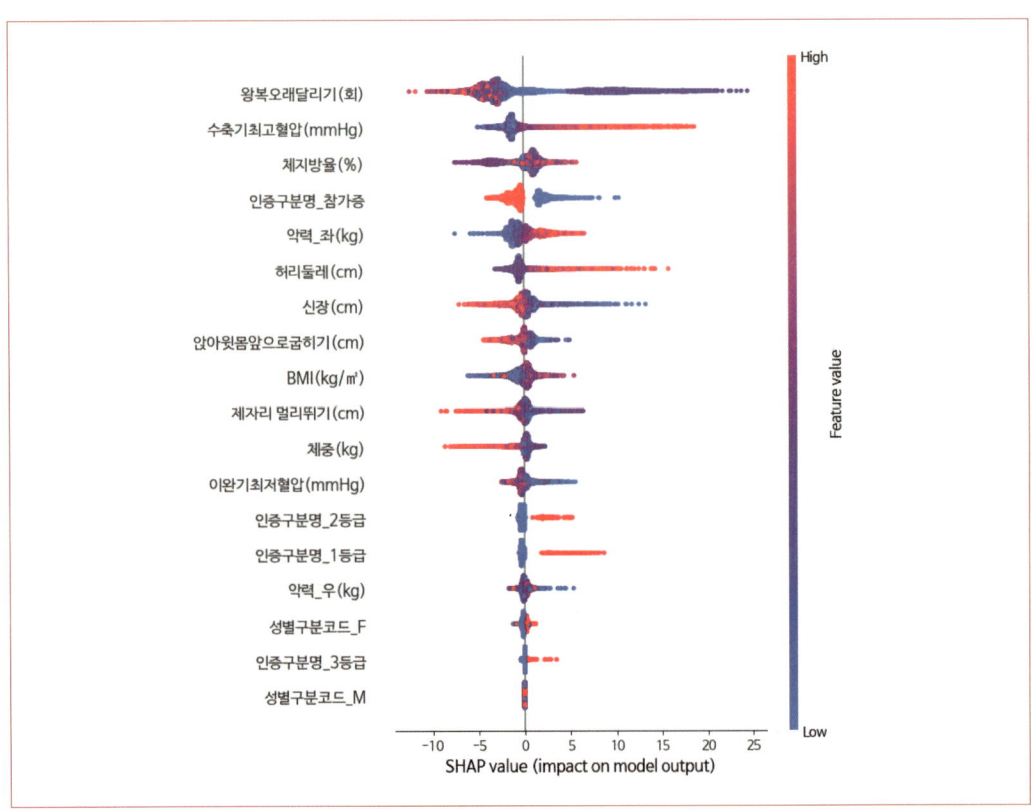

- **특성 중요도**: 플롯에서 세로축은 모델 예측에 가장 큰 영향을 미치는 특성부터 시작하여 중요도가 낮은 특성 순으로 나열됩니다. 이 순서는 각 특성의 SHAP 값의 절대값 평균으로 결정됩니다.
- **특성 값의 영향**: 가로축은 SHAP 값의 크기를 나타내며, 이는 특성 값이 모델 예측에 미치는 영향의 크기와 방향을 나타낸다. SHAP 값이 양수인 경우, 해당 특성 값은 모델 예측을 증가시키는 경향이 있으며, 음수인 경우 감소시키는 경향이 있다.
- **데이터 분포**: 각 특성에 대한 점들의 분포는 해당 특성이 다양한 데이터 포인트에서 어떻게 작용하는지를 보여준다. 점들이 많이 집중되어 있는 영역은 그 특성이 모델 예측에 일관되게 영향을 미치는 경향이 있는 값을 나타낸다.
- **특성 값**: 점들의 색상을 사용하여 각 데이터 셋의 실제 특성 값을 나타낸다. 색상이 붉은 색에 가까울수록 높은 특성값을 나타낸다.

실습

전역적(Global) Force Plot 그려보기

```
# Force Plot(Global)
shap.initjs()
shap.force_plot(explainer.expected_value,shap_values,feature_names=X_train.columns)
```

결과

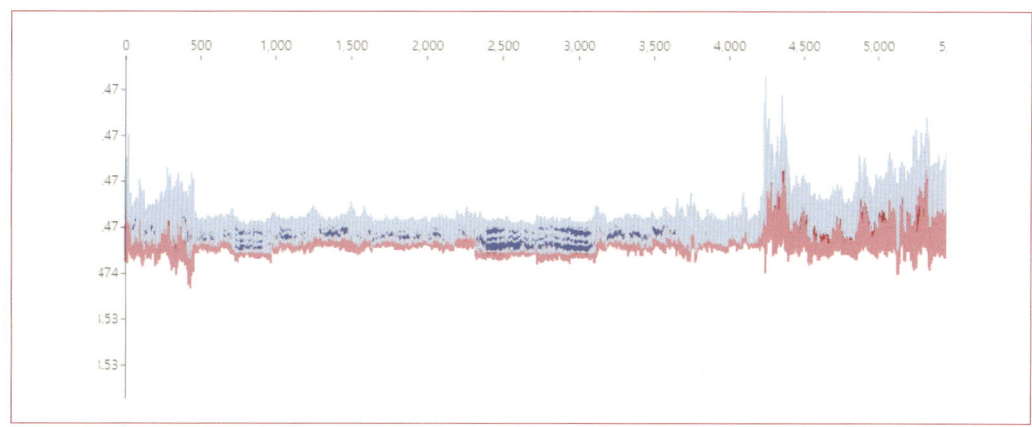

전체 데이터 세트에 대한 force plot을 분석함으로써, 특성 값의 변화가 모델 예측에 미치는 일반적인 패턴이나 트렌드를 식별할 수 있다. 예를 들어, 어떤 특성이 대부분의 데이터 포인트에서 예측 값을 증가시키는 경향이 있는지, 또는 특정 범위의 특성 값이 예측에 미치는 영향이 다른 범위와 어떻게 다른지 파악할 수 있다.

(3) 지역적 해석가능성(Local Interpretability)

지역적 해석가능성은 특정 혹은 개별 데이터 셋에 대한 모델의 예측을 설명할 수 있는 능력을 의미한다. 이는 모델의 결정 과정을 개별적인 예측 수준에서 이해하고 설명하는 것과 관련이 있다. 지역적 해석가능성이 높은 모델은 특정 데이터 포인트에 대한 모델의 예측이 왜 그런 결과를 나타냈는지, 특정 사례에서 어떤 특성이 예측에 가장 큰 영향을 미쳤는지를 설명할 수 있어야 한다.

실습

지역적(Local) Waterfall Plot 그려보기

```
# 첫 번째 데이터 포인트에 대한 워터폴 플롯 생성
shap.plots.waterfall(shap_values[0])
```

결과

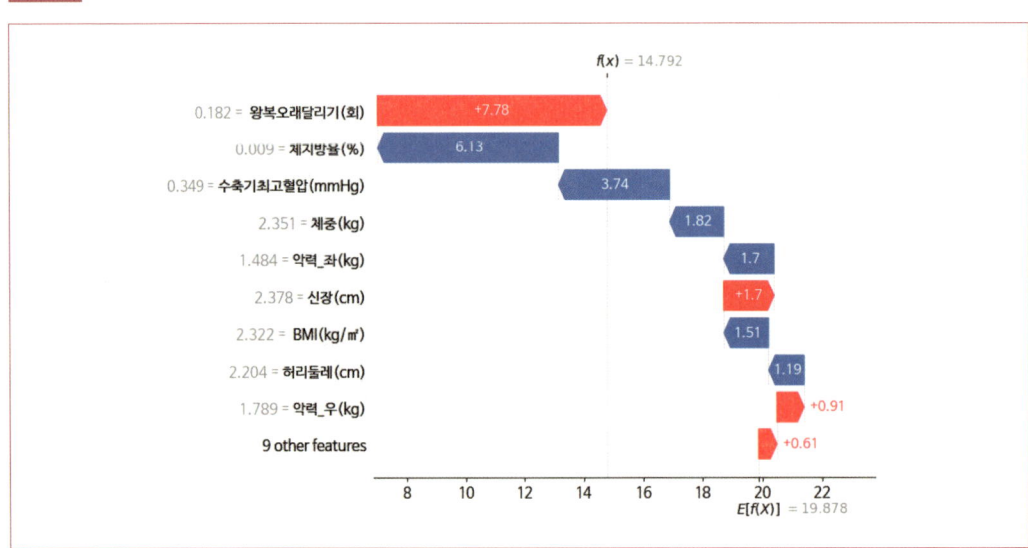

모델의 평균 출력값 또는 기준점으로 각 특성의 기여도가 양수인 경우 예측값을 증가시키고, 음수인 경우 감소시킨다. 플롯에서 특성 기여는 수직 막대로 표시되며, 막대의 길이와 방향이 기여도의 크기와 방향을 나타낸다. 최종 예측값(Final Prediction)은 모든 특성의 기여가 반영된 후의 값이라고 해석할 수 있다.

실습

지역적(Local) Force Plot 그려보기

```
# 특정 데이터 포인트에 대한 SHAP 값 시각화(Local)
shap.initjs()
# 첫 번째 데이터 포인트에 대한 힘 플롯 생성
shap.force_plot(shap_values.base_values[0],shap_values.values[0],X_test_scaled[0])
```

결과

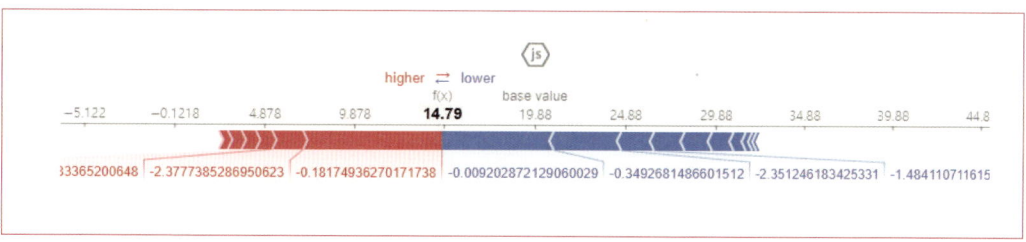

특정 사례에서 각 특성이 예측 결과에 어떻게 기여했는지 확인할 수 있다. 색상과 길이를 통해 각 특성이 어떻게 모델의 최종 예측에 영향을 미쳤는지 파악할 수 있으며 색상이 붉은 색을 띄면 특성의 영향력이 크고, 화살표의 길이가 길수록 기여도가 크다고 해석할 수 있다.

5. 강화학습의 적용

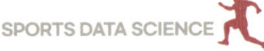

1) 강화학습 소개

Ⅳ. 스포츠데이터와 인공지능에서 설명한 강화학습에 대해서 실습과 함께 알아보자. 강화학습에서 에이전트는 환경과 상호작용하며, 어떤 상태에서 어떤 행동을 취했을 때 얻을 수 있는 최대 보상을 학습한다. 이 과정을 통해, 에이전트는 보상을 최대화하는 방향으로 자신의 행동을 결정하는 정책을 개선해 나간다. 강화학습에서 '보상'이라는 개념은 핵심적이며, 에이전트는 시행착오를 통해 어떤 상태에서 어떤 행동이 최적인지를 스스로 학습한다. 이러한 특성 때문에 강화학습은 지도학습이나 비지도학습과 구별되며, 특정한 목표(최대 보상)를 달성하기 위한 최적의 결정 전략을 찾는 과정이라고 할 수 있다.

Q-learning은 강화학습의 한 형태로서, 에이전트가 환경과의 상호작용을 통해 얻은 경험으로부터 행동의 가치를 나타내는 Q-값을 학습한다. 에이전트는 각 상태에서 가능한 모든 행동에 대해 Q-값을 추정하고, 이 값을 최대화하는 행동을 선택함으로써 최적의 정책을 찾아간다. Q-learning은 환경의 모델을 몰라도 적용 가능한 모델-프리 방법이며, 시행착오를 통해 최적의 행동 방식을 학습하는 강화학습 알고리즘이다.

2) 실습

(1) 축구 게임 시나리오

- 각 팀은 여러 라운드를 거쳐 점수를 얻음
- 각 라운드에서의 행동(공격, 수비, 패스 등)은 다음 라운드의 상태에 영향을 미침
- 각 라운드에서 에이전트(팀 A 또는 팀 B)는 현재 상태(공 소유권, 점수)를 기반으로 최적의 행동을 선택하고, 그 결과로 발생하는 보상(점수 증가)을 통해 학습을 진행하게 됨

(2) 데이터

- 라운드: 게임의 현재 라운드를 나타냄
- 공 소유권 : 공을 가지고 있는 팀을 나타냄 (0: 팀 A, 1: 팀 B)

- 행동: 해당 라운드에서 취한 행동을 나타냄 (0: 공격, 1: 수비, 2: 패스)
- 점수 A: 팀 A의 현재 점수
- 점수 B: 팀 B의 현재 점수
- 결과: 라운드 후 상태를 나타냄 (0: 점수 변동없음, 1: 팀 A 점수 증가, 2: 팀 B 점수 증가)

(3) 강화학습 방법

- 상태와 행동 선택

먼저, 각 순간의 "상태"를 계산한다. 상태란 게임의 현재 상황을 숫자로 나타낸 것이다. 이 실습에서 상태는 '점수 차이'와 '공 소유권'을 사용하여 계산된다.

다음으로 'ε-greedy 정책'을 사용하여 "행동"을 선택한다. 이 정책은 때때로 무작위로 행동을 선택하게 하여 새로운 가능성을 탐색하게 하고, 대부분의 경우에는 이미 알고 있는 가장 좋은 행동을 선택하게 한다. 이렇게 하면 에이전트는 항상 같은 행동만 반복하는 것을 피하고 더 많은 것을 학습할 수 있다.

예를 들어, ε=0.1인 경우, 에이전트는 10%의 확률로 무작위 행동을 선택하고 90%의 확률로 최고의 보상을 주는 행동을 선택한다. 이를 통해, 에이전트는 대부분의 시간 동안 최적의 행동을 수행하면서도, 일부 시간 동안은 새로운 행동을 탐색할 수 있다.

ε-greedy 정책은 간단하지만 학습에 효과적인 방법으로, 특히 초기 학습 단계에서 에이전트가 환경에 대해 충분한 정보를 수집할 수 있도록 한다. 장기적으로는 탐험을 통해 발견된 더 나은 행동 전략을 활용하여 전반적인 성능을 개선할 수 있다는 장점이 있다.

- 보상과 Q-값 업데이트

행동을 선택한 후, 에이전트는 그 결과로 "보상"을 받는다. 보상은 에이전트가 얼마나 잘 행동했는지를 숫자로 나타낸다. 이 실습에서는 승리하면 +1점, 패배하면 -1점, 무승부의 경우에는 0점의 보상을 받는다.

보상을 사용하여 에이전트는 "Q-값"을 업데이트한다. Q-값은 에이전트가 각 상태에서 각 행동을 할 때 기대할 수 있는 보상의 크기를 나타낸다. 업데이트는 '학습률'과 '할인 계수'를 사용하여 수행된다. 학습률은 새로운 정보를 얼마나 빨리 받아들일 것인지를 결정하고, 할인 계수는 미래의 보상을 현재의 가치로 얼마나 중요하게 생각할지를 나타낸다. 이 과정을 반복하면서, 에이전트는 최적의 행동 전략을 점진적으로 학습한다.

(4) 코드 작성

• 데이터 생성

```python
import pandas as pd
import numpy as np

# 데이터 프레임 생성
np.random.seed(42)  # 재현 가능한 결과를 위한 시드 설정
data = {
    '점수 A': np.random.randint(0, 5, size=40),  # 0부터 4 사이의 정수
    '점수 B': np.random.randint(0, 5, size=40),  # 0부터 4 사이의 정수
    '공 possession': np.round(np.random.rand(40), 2),  # 0과 1 사이의 실수, 소수점 두 자리까지
    '결과': np.random.choice([0, 1, 2], size=40, p=[0.1, 0.45, 0.45])  # 무승부는 10%, 각 팀의 승리는 45% 확률
}
df = pd.DataFrame(data)
```

• 파라미터 설정

```python
# 학습률, 할인율, 그리고 탐험률 설정
learning_rate = 0.1  # 새 정보를 얼마나 빨리 받아들일 지 결정
discount_factor = 0.95  # 미래의 보상을 현재 가치로 얼마나 할인할 지 결정
epsilon = 0.1  # 무작위로 행동 선택할 확률을 정함
```

• 상태 계산

```python
for i in range(len(df)):
    # 점수 차이 계산
    score_diff = int(df.loc[i, '점수 A'] - df.loc[i, '점수 B'])
    # 공 점유와 점수 차이를 이용해 현재 상태 정의
```

```
state = int(df.loc[i, '공 possession']) * (max(int(df['점수 A'].max()), int(df['점수 B']
.max())) + 1) + score_diff)
```

- 행동 선택

```
# ε-greedy 정책에 따라 행동을 선택
if np.random.rand() < epsilon:
    action = np.random.randint(n_actions)  # 탐험: 무작위로 행동을 선택
else:
    action = np.argmax(q_table[state])  # 활용: 현재 상태에서 가장 높은 Q-값을 가진
    행동을 선택
```

- 보상 설정

```
# 게임 결과에 따라 보상 설정
# 승리시 1, 패배시 -1, 그 외 0
reward = 1 if df.loc[i, '결과'] == 1 else -1 if df.loc[i, '결과'] == 2 else 0
```

- 다음 상태 계산

```
# 다음 행의 점수 차이를 계산하거나 마지막 행이면 현재 상태를 유지함
next_score_diff = int(df.loc[i, '점수 A'] - df.loc[i, '점수 B']) if i + 1 < len(df) else
score_diff
next_state = int(df.loc[i, '공 possession']) * (max(int(df['점수 A'].max()), int(df['점수
B'].max())) + 1) + next_score_diff) if i + 1 < len(df) else state
```

- Q-값 업데이트

```
# 벨만 방정식을 사용하여 Q-값을 업데이트
q_table[state, action] = q_table[state, action] + learning_rate * (reward + discount
_factor * np.max(q_table[next_state]) - q_table[state, action])
```

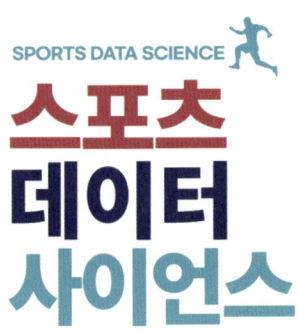

VI. 생성형 인공지능 (Generative AI)

최형준

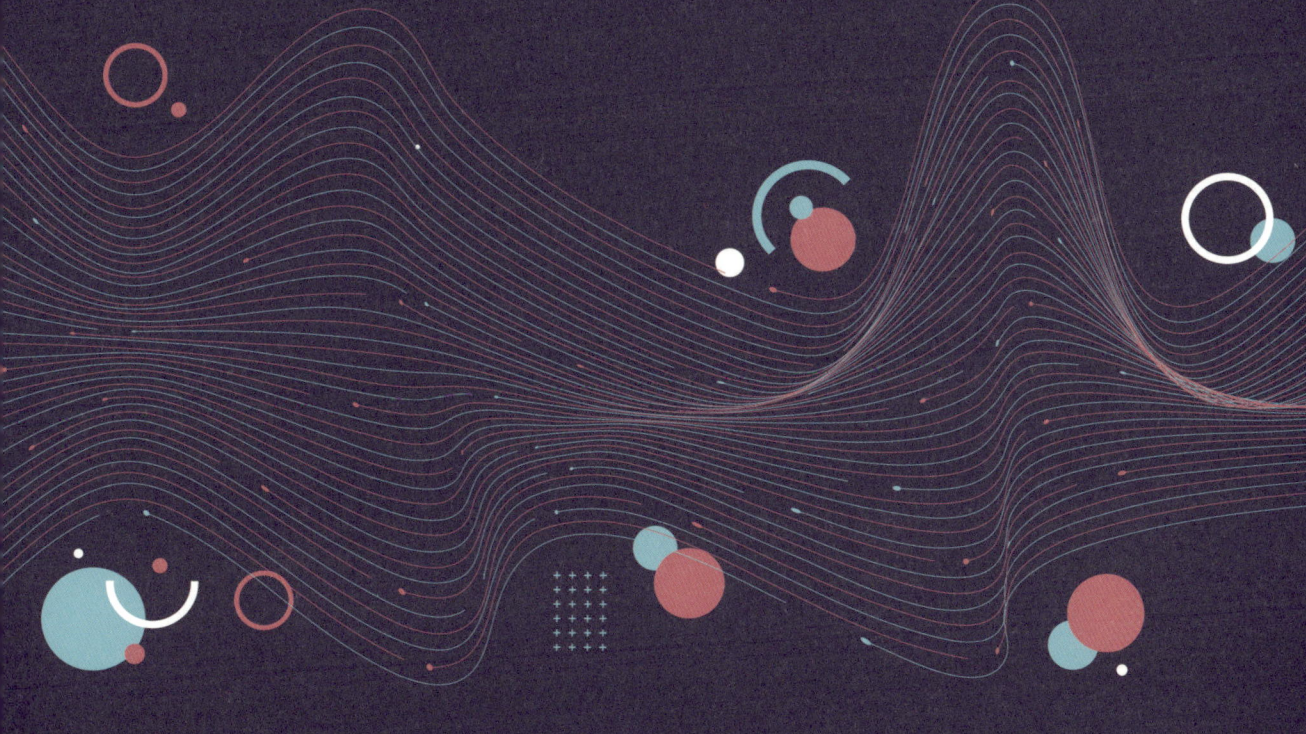

1. 생성형 인공지능(Generative AI)의 이해
2. 생성형 인공지능(Generative AI)의 전망

1.
생성형 인공지능(Generative AI)의 이해

생성형 인공지능(Generative Artificial Intelligence, Generative AI, 이하 생성형 AI)은 현대 인공지능 기술의 중요한 부분으로 자리잡고 있는 개념이다. 생성형 AI는 데이터로부터 학습하여 새로운 데이터를 생성할 수 있는 능력을 갖춘 인공지능 시스템이다. 다소 어색하게 들리겠지만, 생성형 AI는 데이터로부터 학습한 내용을 바탕으로 새로운 데이터를 생성하고, 생성된 데이터와 기존 데이터를 병합하여 또 다른 새로운 데이터를 생성할 수 있다. 이러한 측면에서 기존 인공지능이 할 수 없었던 일이나 기존 인공지능이 더디게 진행했던 일들을 해내기도 한다. 이 장에서는 생성형 인공지능이란 무엇인지, 앞서 Ⅳ. 스포츠데이터와 인공지능에서 설명한 다른 인공지능 기술과의 차이점에 대해 알아본다.

1) 생성형 인공지능의 정의와 주요 기술

생성형 인공지능은 기존 데이터를 기반으로 새로운 데이터를 생성하는 능력을 갖춘 인공지능을 의미한다. 이는 단순히 데이터를 분석하거나 분류하는 기존의 인공지능과는 달리, 창의적으로 새로운 것을 만들어낼 수 있다는 점에서 독특하다. 생성형 AI의 기본 개념은 주어진 데이터 셋을 학습하여 그 데이터 셋과 유사한 새로운 샘플을 생성하는 것이다.

생성형 인공지능의 주요 기술로는 생성적 적대 신경망(Generative Adversarial Networks, 이하 GANs), 변이형 오토인코더(Variational Autoencoders, 이하 VAEs), 그리고 최근 주목받고 있는 트랜스포머(Transformers) 모델이 있다. 각 기술은 데이터 생성 방식에서 차이를 보이며, 다양한 응용 분야에 활용되고 있다.

(1) 생성적 적대 신경망(Generative Adversarial Networks, GANs)

생성적 적대 신경망(Generative Adversarial Networks, GANs)은 2014년 Ian Goodfellow와 그의 동료들이 제안한 혁신적인 기계 학습 프레임워크이다[25]. GANs는 두 개의 신경망, 즉 생성자(Generator)와 판별자(Discriminator)가 상호작용하며 학습하는 구조를 통해 실제 데이터와 유사한 가짜 데이터를 생성하는 능력을 갖추고 있다. 다시 말해서, GANs는 생성자와 판별자로 구성된 두 신경망이 경쟁하면서 학습하는 구조를 갖춘다. 생성자는 실제 데이터를 모방한 가짜 데이터를 생성하는 역할을 하며, 판별자는 입력된 데이터가 실제 데이터인지 가짜 데이터인지를 구별하는 역할을 한다. 이 두 신경망은 서로 경쟁하면서 성능을 개선하게 된다.

GANs는 다음과 같은 두 주요 구성 요소로 이루어져 있다.

구성요소	내용
생성자(Generator)	생성자는 무작위 노이즈 벡터를 입력 받아 이를 변환하여 실제 데이터와 유사한 가짜 데이터를 생성한다. 생성자의 목표는 판별자가 이 데이터를 진짜로 오인하도록 속이는 것이다.
판별자(Discriminator)	생성자는 무작위 노이즈 벡터를 입력 받아 이를 변환하여 실제 데이터와 유사한 가짜 데이터를 생성한다. 생성자의 목표는 판별자가 이 데이터를 진짜로 오인하도록 속이는 것이다.

GANs의 작동 원리는 생성자와 판별자가 서로 경쟁하며 학습하는 적대적 과정(Adversarial Process)을 통해 이루어진다. 이 과정은 다음과 같은 단계로 진행된다.

- *1 단계 – 노이즈 입력 생성*: 생성자는 무작위 노이즈 벡터를 입력으로 받아 가짜 데이터를 생성한다.
- *2 단계 – 데이터 혼합*: 생성자가 만든 가짜 데이터와 실제 데이터가 판별자에게 혼합된 형태로 입력된다.
- *3 단계 – 판별자 학습*: 판별자는 이 데이터를 입력 받아, 각 데이터가 진짜인지 가짜인지를 예측하고, 그 결과를 바탕으로 자신의 매개변수를 업데이트한다.
- *4 단계 – 생성자 학습*: 판별자의 예측 결과를 바탕으로 생성자는 자신이 만든 가짜 데이터를 더 진짜처럼 만들기 위해 매개변수를 업데이트한다.

---

[25] Goodfellow, I., Pouget-Abadie, J., Mirza, M., Xu, B. Warde-Farley, D., Ozair, S., Courville, A., & Bengio, Y. (2014). Generative Adversarial Nets. Proceedings of the International Conference on Neural Information Processing Systems (NIPS 2014). pp. 2672-2680.

이 과정을 반복하면서 생성자는 점점 더 실제 데이터와 구별하기 어려운 가짜 데이터를 생성하게 되고, 판별자는 이를 구별하는 능력을 키우게 된다.

GANs의 학습 과정은 다음과 같은 순환적 과정으로 진행된다.

- *1 단계 – 판별자 업데이트: 실제 데이터와 생성자가 만든 가짜 데이터를 사용하여 판별자의 손실 함수를 최소화한다. 이 단계에서는 판별자가 가짜 데이터를 얼마나 잘 구별하는지가 중요하다.*
- *2 단계 – 생성자 업데이트: 생성자가 만든 가짜 데이터를 사용하여 판별자의 손실 함수를 최대화한다. 이 단계에서는 생성자가 만든 데이터가 판별자를 속일 수 있을 정도로 진짜처럼 보이는지가 중요하다.*

이 두 단계가 번갈아 가며 반복되면서 생성자와 판별자는 서로의 성능을 개선하게 된다.

GANs는 다양한 응용 분야에서 혁신적인 결과를 보여주고 있다.

GANs는 새로운 이미지 생성에 매우 효과적이다. 예를 들어, StyleGAN[26]은 얼굴 이미지를 생성하는 데 사용되며, 이 기술은 예술 작품, 광고, 엔터테인먼트 등에서 활용되고 있다. 이미지를 변환하는 데에도 사용된다. CycleGAN[27]과 같은 모델은 한 이미지 도메인에서 다른 도메인으로의 변환을 수행할 수 있다. 예를 들어, 여름 풍경을 겨울 풍경으로 변환하거나, 사진을 그림 스타일로 변환하는 데 사용된다. GANs는 비디오 생성 및 보간에도 사용된다. 이는 낮은 프레임 속도의 비디오를 고프레임 속도로 변환하거나, 기존 비디오에 새로운 프레임을 추가하는 데 사용된다. DALL-E와 같은 모델은 텍스트 설명을 바탕으로 이미지를 생성할 수 있다. 이는 광고, 디자인, 콘텐츠 생성 등에서 활용될 수 있다.

GANs는 강력한 생성 능력을 갖추고 있지만 몇 가지 한계를 가지고 있다. GANs는 훈련 과정에서 매우 불안정할 수 있다. 생성자와 판별자의 경쟁 관계가 적절히 균형을 이루지 못하면 모델이 수렴하지 않을 수 있다. GANs는 다양한 데이터를 생성하는 대신 몇 가지 특정한 패턴만 반복해서 생성하는 모드 붕괴 현상(Mode Collapse)이 발생할 수 있다. 이는 생성된 데이터의 다양성을 감소시킨다. GANs는 고품질의 데이터를 생성하기 위해 대규모의 훈련 데이터가 필요하기 때문에 데이터 수집 및 처리에 많은 자원을 요구한다. 마지막으로 GANs는 가짜 이미지를 매우 진짜처럼 생성할 수 있어, 페이크 뉴스, 딥페이크 등과 같은 윤리적 문제를 야기할 수 있다.

---

[26] Karras, T., Laine, S., & Aila, T. (2019). A Style-Based Generator Architecture for Generative Adversarial Networks. 2019 IEEE/CVF Conference on Computer Vision and Pattern Recognition (CVPR). IEEE. pp. 4396-4405. arXiv:1812.04948. doi:10.1109/CVPR.2019.00453.

[27] Jun-Yan Zhu, Taesung Park, Phillip Isola, Alexei A. Efros (2017). Unpaired Image-to-Image Translation using Cycle-Consistent Adversarial Networks. 2017 IEEE/CVF Conference on Computer Vision and Pattern Recognition (CVPR). IEEE. arXiv:1703.10593. doi:10.48550/arXiv.1703.10593

생성적 적대 신경망(Generative Adversarial Networks, GANs)은 두 개의 신경망이 상호작용하며 학습하는 구조를 통해 실제와 유사한 가짜 데이터를 생성하는 혁신적인 기술이다. GANs는 이미지, 비디오, 텍스트 등 다양한 데이터를 생성하는 데 강력한 능력을 보여주고 있으며, 예술, 엔터테인먼트, 광고 등 다양한 분야에서 활용되고 있다. 그러나 훈련의 불안정성, 모드 붕괴, 대규모 데이터 필요성, 윤리적 문제 등 몇 가지 한계를 가지고 있다. GANs는 앞으로도 다양한 응용 분야에서 큰 영향을 미칠 것이며, 이러한 한계를 극복하기 위한 지속적인 연구가 필요하다. GANs는 이미지 생성 분야에서 특히 큰 성과를 거두고 있으며, DeepArt, DALL-E와 같은 응용 프로그램의 개발로 이어지고 있다.

(2) 변이형 오토인코더(VAEs)

변이형 오토인코더(Variational Autoencoders, VAEs)는 Kingma와 Welling이 2013년에 제안한 확률적 생성 모델[28]이다. VAEs는 데이터의 잠재 공간(Latent Space)을 학습하여 새로운 데이터를 생성하는 능력을 갖추고 있으며, 이미지, 텍스트, 오디오 등 다양한 형태의 데이터를 생성하는 데 사용된다.

VAEs는 오토인코더(Autoencoder)의 변형된 형태로, 확률적 그래픽 모델과 신경망을 결합한 구조를 가지고 있다. 일반적인 오토인코더는 입력 데이터를 인코딩하여 낮은 차원의 잠재 공간으로 압축한 후, 이를 디코딩하여 원래 데이터로 복원하는 역할을 한다. 반면, VAEs는 입력 데이터를 확률 분포로 인코딩하여 잠재 공간의 분포를 학습하고, 이를 통해 새로운 데이터를 생성할 수 있다.

VAEs는 다음과 같은 두 주요 구성 요소로 이루어져 있다.

구성요소	내용
인코더(Encoder)	인코더는 입력 데이터를 잠재 변수(latent variable)의 확률 분포로 인코딩한다. 이는 입력 데이터의 복잡한 구조를 잠재 공간에 매핑하여, 잠재 변수가 특정 분포를 따르도록 학습한다. 인코더는 입력 데이터 x를 받아 잠재 변수 z의 평균(μ)과 분산(σ^2)을 출력한다.
디코더(Decoder)	디코더는 잠재 변수를 사용하여 원래 데이터를 재구성하거나 새로운 데이터를 생성한다. 이는 잠재 변수 z로부터 데이터를 샘플링하여 원래 입력 데이터와 유사한 출력을 생성하는 역할을 한다. 디코더는 잠재 변수 z를 입력 받아 원래 데이터 x'를 출력한다.

VAEs의 작동 원리는 입력 데이터를 확률 분포로 인코딩하고, 이를 통해 새로운 데이터를 생성하는 것이다. 이를 위해 VAEs는 변분 추론(Variational Inference)을 사용하여 잠재 변수의 분포를 추정한다.

---

[28] Kingma, D. P., & Welling, M. (2013). Auto-encoding variational Bayes. arXiv preprint arXiv:1312.6114.

- *1 단계 - 인코딩*: 입력 데이터 x를 인코더를 통해 잠재 변수 z의 평균 μ와 분산 $σ^2$로 인코딩한다. 이는 입력 데이터의 복잡한 구조를 잠재 공간의 확률 분포로 변환하는 과정이다.
- *2 단계 - 샘플링*: 잠재 변수 z를 평균 μ와 분산 $σ^2$로부터 샘플링한다. 이는 잠재 공간에서 새로운 데이터를 생성하기 위한 샘플을 추출하는 과정이다. 샘플링 과정에서의 역전파(Backpropagation)를 가능하게 하기 위해, 재매개변수화 트릭(Reparameterization Trick)이 사용된다.
- *3 단계 - 디코딩*: 샘플링된 잠재 변수 z를 디코더를 통해 원래 데이터 x'로 디코딩한다. 이는 잠재 공간의 샘플을 사용하여 원래 데이터와 유사한 출력을 생성하는 과정이다.

VAEs의 학습 과정은 변분 추론과 최대 가능도 추정을 결합하여 이루어진다. 이는 입력 데이터의 재구성 손실과 잠재 변수의 분포 차이를 최소화하는 과정을 포함한다.

- *1 단계 - 재구성 손실*: 입력 데이터 x와 디코더의 출력 x' 간의 차이를 최소화하는 손실 함수이다. 이는 주로 평균 제곱 오차(Mean Squared Error, MSE) 또는 교차 엔트로피(Cross-Entropy) 손실을 사용하여 계산된다.
- *2단계 - 쿨백-라이블러 발산(Kullback-Leibler Divergence, KL Divergence)*: 잠재 변수 z의 인코딩된 분포와 사전 분포(Prior Distribution) 간의 차이를 최소화하는 손실 함수이다. 이는 인코더가 출력하는 잠재 변수 분포가 정규 분포와 유사하도록 하는 역할을 한다. 최종 손실 함수는 재구성 손실과 KL 발산의 합으로 구성되며, 이를 최소화함으로써 VAEs를 학습시킨다.

VAEs는 다양한 응용 분야에서 사용되고 있다. VAEs는 입력 이미지의 잠재 공간을 학습하여 새로운 이미지를 생성할 수 있다. 예를 들어, 손글씨 숫자 이미지를 학습한 VAE는 새로운 손글씨 숫자를 생성할 수 있다. VAEs는 손상된 이미지를 보완하거나 노이즈가 있는 이미지를 깨끗하게 만드는 데 사용될 수 있다. 이는 입력 이미지의 잠재 공간을 학습하여 원래 깨끗한 이미지를 재구성하는 방식으로 이루어진다. VAEs는 텍스트, 오디오, 비디오 등의 데이터를 생성하고 변형하는 데 사용될 수 있다. 이는 입력 데이터를 잠재 공간에서 샘플링하고, 이를 통해 새로운 데이터를 생성하는 방식이다.

VAEs는 GANs와 같이 강력한 생성 능력을 가지고 있지만 몇 가지 한계를 가지고 있다. VAEs는 생성된 데이터의 품질이 GANs에 비해 낮을 수 있다. 이는 주로 재구성 손실과 KL 발산의 균형을 맞추는 과정에서 발생하는 문제이다. VAEs는 다양한 데이터를 생성하기 어려울 수 있다. 이와 같은 현상은 잠재 공간의 샘플링 과정에서 발생하는 모드 붕괴 현상(Mode Collapse) 때문이다. 또한, VAEs는 복잡한 데이터 구조를 처리하는 데 어려움을 겪을 수 있다. 주로 인코더와 디코더의 복잡성 및 학습

과정의 어려움에서 기인하며 이로 인해 예상한 결과와는 거리가 먼 결과를 보여주기도 한다.

변이형 오토인코더(Variational Autoencoders, VAEs)는 데이터의 잠재 공간을 학습하여 새로운 데이터를 생성하는 강력한 확률적 생성 모델이다. VAEs는 이미지, 텍스트, 오디오 등 다양한 형태의 데이터를 생성하고 변형하는 데 사용될 수 있으며, 이는 예술, 엔터테인먼트, 의료 등 다양한 분야에서 혁신적인 응용 가능성을 제공한다. 그러나 생성된 데이터의 품질, 모드 붕괴, 복잡한 데이터 처리의 어려움 등 몇 가지 한계를 가지고 있다. VAEs는 앞으로도 다양한 응용 분야에서 큰 영향을 미칠 것이다.

(3) 트랜스포머(Transformers)

트랜스포머(Transformers)는 2017년 Vaswani와 그의 동료들이 제안한 모델[29]로, 자연어 처리(Natural Language Process, NLP) 분야에서 혁신을 일으킨 인공지능 아키텍처이다. 트랜스포머 모델은 기존의 순환 신경망(Recurrent Neural Networks, RNNs)과 달리 순차적 데이터 처리가 필요 없으며, 병렬 처리가 가능하여 학습 속도와 효율성을 크게 향상시킨다. 트랜스포머는 주로 자연어 처리 작업에서 사용되며, 입력 데이터의 문맥 정보를 효율적으로 처리하여 번역, 요약, 문장 생성 등 다양한 언어 작업을 수행할 수 있다. 트랜스포머의 핵심 아이디어는 어텐션 메커니즘(Attention Mechanism)을 사용하여 입력 데이터의 중요한 부분을 강조하고, 더 나은 예측을 수행하는 것이다.

트랜스포머 모델은 인코더(Encoder)와 디코더(Decoder)로 구성된 구조를 가지고 있다. 이 두 구성 요소는 어텐션 메커니즘을 사용하여 입력과 출력을 처리한다.

---

29 Vaswani, A., Shazeer, N., Parmar, N., Uszkoreit, J., Jones, L., Gomez, A. N., Kaiser, Ł., & Polosukhin, I. (2017). Attention is all you need. In Advances in neural information processing systems (pp. 5998-6008). arXiv preprint arXiv:1706.03762.

구분	구성요소	내용
인코더 (Encoder)	멀티헤드 어텐션 (Multi-Head Attention)	입력 문장의 각 단어에 대해 어텐션을 계산하여 중요도를 평가한다.
	피드포워드 신경망 (Feedforward Neural Network)	어텐션을 통해 얻은 정보를 처리하여 더 복잡한 표현을 생성한다.
	레이어 정규화(Layer Normalization)	각 레이어의 출력을 정규화하여 안정성을 높인다.
	잔차 연결(Residual Connection)	입력과 출력을 더하여 학습 안정성을 향상시킨다.
디코더 (Decoder)	마스크드 멀티헤드 어텐션 (Masked Multi-Head Attention)	디코더의 이전 출력 단어들에 대해 어텐션을 계산하여 다음 단어를 예측한다.
	인코더-디코더 어텐션 (Encoder-Decoder Attention)	인코더에서 생성된 잠재 표현을 참고하여 출력을 생성한다.
	피드포워드 신경망 (Feedforward Neural Network)	어텐션을 통해 얻은 정보를 처리하여 더 복잡한 표현을 생성한다.
	레이어 정규화 (Layer Normalization)	각 레이어의 출력을 정규화하여 안정성을 높인다.
	잔차 연결(Residual Connection)	입력과 출력을 더하여 학습 안정성을 향상시킨다.

트랜스포머의 작동 원리는 어텐션 메커니즘을 통해 입력 문장의 각 단어 간의 관계를 학습하는 것이다. 입력 문장의 각 단어 간 관계를 학습하는 단계는 다음과 같다.

- 1 단계 - 입력 임베딩(Input Embedding): 입력 문장의 각 단어를 고차원 벡터로 변환하여 모델에 입력한다. 포지셔널 인코딩(Positional Encoding)을 추가하여 각 단어의 위치 정보를 포함시킨다.
- 2 단계 - 멀티헤드 어텐션: 입력 문장의 각 단어에 대해 여러 개의 어텐션 헤드를 사용하여 어텐션을 계산한다. 이는 다양한 표현 공간에서 단어 간의 관계를 학습할 수 있게 한다.
- 3 단계 - 피드포워드 신경망: 어텐션을 통해 얻은 정보를 처리하여 더 복잡한 표현을 생성한다.
- 4 단계 - 출력 생성(Output Generation): 디코더는 인코더에서 생성된 잠재 표현을 사용하여 출력 문장을 생성한다. 이는 반복적인 어텐션 계산과 피드포워드 신경망 처리를 통해 이루어진다.

트랜스포머의 학습 과정은 입력 문장과 해당 출력 문장 간의 관계를 학습하는 과정이며, 다음과 같은 절차에 의해 진행된다.

- 1 단계 - 손실 함수 계산: 출력 문장과 예측된 문장 간의 차이를 계산하여 손실 함수를 구한다. 주로 크로스 엔트로피(Cross-Entropy)[30] 손실이 사용된다.

- *2 단계 – 역전파(Backpropagation)*: 손실 함수를 최소화하기 위해 역전파 알고리즘을 사용하여 모델의 매개변수를 업데이트한다.
- *3 단계 – 그라디언트 클리핑(Gradient Clipping)*: 그라디언트 폭발 문제를 방지하기 위해 그라디언트를 일정 범위 내로 제한한다.

트랜스포머는 다양한 자연어 처리 작업에서 혁신적인 성과를 보여주고 있다. 기계 번역(Machine Translation)을 통해 입력되는 문장을 다른 언어로 번역하는 작업에서 높은 성능을 보여준다. 예를 들어, 구글 번역(Google Translate)은 트랜스포머 기반 모델을 사용하여 번역 품질을 크게 향상시킨 사례 중 하나이다. 트랜스포머는 텍스트 요약(Text Summarization)과 같이 긴 문서의 요약문을 생성하는 데 사용될 수 있다. 이 기술은 뉴스 기사, 논문 등의 요약을 자동으로 생성하여 정보 접근성을 높인다.

또한, 트랜스포머는 주어진 질문에 대해 문서 내에서 적절한 답변을 찾는 질문 응답(Question Answering) 작업에 사용된다. 예를 들어, BERT[31]와 같은 트랜스포머 기반 모델은 SQuAD 데이터셋[32]에서 뛰어난 성능을 보여주었다. 트랜스포머는 주어진 주제나 프롬프트에 따라 일관된 문장을 생성하는 데 사용된다. OpenAI의 GPT 시리즈는 자연어 생성 작업에서 높은 성능을 보여주고 있다.

트랜스포머도 강력한 성능을 가지고 있지만 몇 가지 한계를 가지고 있다. 트랜스포머는 어텐션 메커니즘의 특성상 입력 문장의 길이에 따라 계산 복잡도가 증가한다. 이로 인해 긴 문장을 처리하는 데 어려움을 야기할 수 있다. 또한, 트랜스포머는 대규모 매개변수를 가지고 있어, 학습과 추론 시 많은 메모리를 요구하며, 대규모 모델을 학습시키는 데 높은 자원 소모를 초래한다. 트랜스포머는 대규모 데이터셋에서 학습해야 최상의 성능을 발휘하기 때문에 데이터 수집 및 처리에 많은 노력을 필요로 한다. 트랜스포머(Transformers)는 어텐션 메커니즘을 통해 입력 데이터의 문맥 정보를 효율적으로 처리하여 자연어 처리 작업에서 혁신을 일으킨 인공지능 아키텍처이다. 트랜스포머는 인코더와 디코더 구조를 통해 입력 문장의 중요한 부분을 강조하고, 이를 바탕으로 번역, 요약, 질문 응답, 자연어 생성 등 다양한 작업을 수행할 수 있다. 트랜스포머는 계산 복잡도, 메모리 사용량, 대규모 데이터 필요성 등 몇 가지 한계를 가지고 있지만, 그 혁신적인 성능은 다양한 응용 분야에서 큰 영향을 미치고 있다.

---

30   크로스 엔트로피(Cross-Entropy): 정보 이론에서 유래한 개념으로, 두 확률 분포 간의 차이를 측정하는 데 사용되는 손실 함수
31   BERT(Bidirectional Encoder Representations from Transformers): Google에서 개발한 자연어 처리(NLP) 모델로, 트랜스포머(Transformers) 아키텍처를 기반으로 하고 있으며, 문맥을 양방향으로 이해하는 능력을 가지고 있다.
32   SQuAD(Stanford Question Answering Dataset): 스탠포드 대학에서 개발한 대규모 독해 기반 질의응답 데이터셋이다. SQuAD는 자연어 처리(NLP) 모델의 성능을 평가하는 데 널리 사용되며, 특히 기계 독해 및 질의응답 작업에서 중요한 역할을 한다.

2) 생성형 인공지능과 다른 인공지능 기술의 차이점

생성형 인공지능은 그 특성과 응용 방식에서 다른 인공지능 기술과 명확한 차이점을 보이는데, 주로 데이터 생성 능력과 학습 방식에서 이러한 차이점을 확인할 수 있다.

생성형 인공지능은 그 특성과 응용 방식에서 다른 인공지능 기술과 명확한 차이점을 보이는데, 주로 데이터 생성 능력과 학습 방식에서 이러한 차이점을 확인할 수 있다.

특성	일반적인 인공지능	생성형 인공지능
데이터 생성 능력	주어진 데이터를 분석하고, 예측하거나 분류하는데 중점을 둠	주어진 데이터를 바탕으로 새로운 데이터를 생성하는 데 중점을 둠
학습 방식	주로 지도 학습(Supervised learning)을 사용하여 라벨이 있는 데이터를 기반으로 학습	비지도 학습(Unsupervised Learning) 또는 준지도 학습(Semi-supervised Learning)을 통해 데이터를 학습
응용 분야	데이터 분석, 예측, 분류와 같은 작업에 사용	창의적인 작업에 활용
데이터 처리와 활용	주어진 데이터 셋을 이용해 특정 작업을 수행하는 데 필요한 모델을 학습	학습된 모델을 사용하여 무작위 노이즈나 특정 조건을 기반으로 새로운 데이터를 생성

생성형 인공지능은 데이터로부터 학습하여 새로운 데이터를 생성하는 독특한 능력을 가진 인공지능 기술이며, 기존의 분석적 AI와는 달리 창의적이고 혁신적인 응용 가능성을 제공하고, 다양한 산업 분야에서 혁신을 이끌어내고 있다. GANs, VAEs, 트랜스포머와 같은 주요 알고리즘을 통해 이미지, 텍스트, 오디오, 비디오 등을 생성할 수 있으며, 이는 예술, 미디어, 엔터테인먼트, 광고 등 다양한 분야에서 활용되고 있다. 생성형 인공지능과 다른 인공지능 기술의 차이점은 데이터 생성 능력, 학습 방식, 응용 분야, 데이터 처리와 활용 방식에서 명확하게 드러난다. 생성형 인공지능은 단순히 데이터를 분석하는 것을 넘어 새로운 데이터를 창조하는 능력을 가지고 있어, 앞으로도 다양한 혁신적 응용 사례를 통해 우리의 삶과 산업 전반에 큰 영향을 미칠 것이다.

2.
생성형 인공지능(Generative AI)의 전망

생성형 인공지능(Generative AI)은 최근 몇 년간 급격한 발전을 이루며 다양한 산업 분야에서 혁신적인 응용 사례를 만들어내고 있다. 이 기술은 데이터로부터 학습하여 새로운 데이터를 생성하는 능력을 가지고 있으며, 단순히 주어진 데이터를 분석하거나 예측하는 기존의 인공지능 기술과는 명확히 구별된다. 생성형 AI는 미디어, 엔터테인먼트, 광고, 디자인, 의료 등에서 창의적 콘텐츠 생성, 개인화된 경험 제공, 신약 개발 등 다양한 방식으로 활용되고 있으며, 트랜스포머와 같은 최신 연구 동향은 자연어 처리와 텍스트 생성에서 큰 성과를 거두고 있고, GANs와 VAEs는 이미지와 영상 생성에서 혁신을 이끌고 있다.

1) 현재의 연구 동향

생성형 인공지능의 연구는 빠르게 진화하고 있다. 최신 연구는 더 높은 해상도의 이미지 생성, 더 자연스러운 텍스트 생성, 그리고 더 복잡한 데이터 생성 모델을 개발하는 데 중점을 두고 있다. 트랜스포머 기반 모델의 발전은 자연어 처리와 텍스트 생성에서 큰 성과를 거두고 있으며, 특히 BERT(Bidirectional Encoder Representations from Transformers)와 GPT(Generative Pre-trained Transformer) 시리즈는 언어 모델링에서 혁신적인 성능을 보여주고 있다. GANs(Generative Adversarial Networks)와 VAEs(Variational Autoencoders)는 이미지와 영상 생성에서 큰 성과를 거두고 있으며, 특히 StyleGAN과 같은 모델은 고해상도의 정교한 이미지 생성에서 뛰어난 성능을 보이고 있다. 또한, 다중 모달 데이터(텍스트와 이미지 결합)를 처리하고 생성할 수 있는 모델의 연구도 활발히 진행되고 있다. 이러한 모델은 다양한 형태의 데이터를 통합하여 더 풍부하고 의미 있는 콘텐츠를 생성할 수 있게 한다. 예를 들어, DALL-E는 텍스트 설명을 바탕으로 이미지를 생성하는 모델로, 이를 통해 사용자에게 더 직관적이고 창의적인 방식으로 아이디어를 표현할 수 있는 가능성을 제공한다. 생성형 인공지능은 다양한 산업 분야에서 활용되고 있다.

생성형 AI는 영화, 게임, 음악 제작 등에서 창의적 콘텐츠를 생성하는 데 사용되고 있다. 예를 들어, 영화 제작에서는 딥페이크 기술을 사용하여 배우의 얼굴을 바꾸거나, 게임에서는 자동으로 생성된 배경과 캐릭터를 활용할 수 있다. 이러한 기술은 제작비 절감과 제작 시간 단축에 기여하며, 더욱 몰입감 있는 콘텐츠를 제공할 수 있게 한다. 음악 제작에서는 AI가 작곡을 도와주는 도구로 사용되며, 새로운 음악 스타일을 탐구하거나 특정 분위기의 음악을 자동으로 생성하는 데 활용된다.

광고와 마케팅 분야에서는 고객 맞춤형 콘텐츠를 생성하기 위해 생성형 AI를 사용한다. 예를 들어, 개인화된 광고 이미지나 동영상을 자동으로 생성하여 고객의 관심을 끌 수 있다. 이는 고객의 선호도와 행동을 분석하여 더 효과적인 마케팅 전략을 수립하는 데 도움을 준다. 또한, AI는 제품 설명을 자동으로 생성하거나, 소셜 미디어 콘텐츠를 자동으로 작성하여 마케팅 캠페인의 효율성을 높일 수 있다.

창의적인 기술이 요구되는 디자인과 예술 분야에서는 생성형 AI가 새로운 작품을 창작하는 데 도움을 준다. 생성형 AI는 아티스트에게 새로운 아이디어를 제공하거나, 반복적인 디자인 작업을 자동화하여 창작 과정을 효율화할 수 있다. 예를 들어, 그래픽 디자인에서는 다양한 레이아웃과 색상 조합을 자동으로 생성하여 디자이너의 선택을 도와줄 수 있다. 또한, AI는 예술 작품의 스타일을 모방하여 새로운 작품을 생성하거나, 기존 작품을 변형하여 새로운 표현 방식을 탐구할 수 있다.

생성형 AI는 의료 분야에서도 혁신을 일으키고 있다. 예를 들어, 의료 이미지를 생성하여 진단을 돕거나, 신약 개발 과정에서 새로운 화합물을 설계하는 데 사용될 수 있다. 의료 이미지를 분석하고 이상 징후를 발견하는 데 도움을 주는 AI 시스템은 진단의 정확성을 높이고, 환자에게 맞춤형 치료 계획을 제공하는 데 기여할 수 있다. 또한, AI는 유전자 데이터를 분석하여 질병의 원인을 밝히고, 새로운 치료법을 개발하는 데 중요한 역할을 할 수 있다.

2) 사회 전반에 미치는 영향

생성형 인공지능은 사회 전반에 걸쳐서 다양한 영향을 미칠 것으로 보인다.

생성형 AI는 창의적 작업의 효율성을 높이고, 새로운 형태의 예술과 미디어를 창출할 수 있다. 이는 예술가와 창작자에게 새로운 도구와 영감을 제공하며, 더 풍부하고 다양한 콘텐츠를 생성하는 데 기여할 수 있다. 또한, 개인화된 경험을 제공하여 사용자 만족도를 높일 수 있다. 예를 들어, 교육 분야에서는 학생의 학습 스타일에 맞춘 맞춤형 교육 콘텐츠를 생성하여 학습 효율성을 높일 수 있다. 엔터테인먼트 분야에서는 사용자 취향에 맞춘 맞춤형 콘텐츠를 제공하여 더 몰입감 있는 경험을 제공할 수 있다.

하지만 부정적인 영향도 존재한다. 생성형 AI는 딥페이크와 같은 기술을 통해 허위 정보를 생성하고 유포할 수 있는 위험이 있는데, 실제 피해가 보고되고 있다. 이러한 부정적 영향은 사회적 혼란을 초래할 수 있으며, 개인정보 보호와 관련된 문제도 제기된다. 딥페이크 기술은 사람의 얼굴이나 목소리를 조작하여 사실과 다른 정보를 만들 수 있으며, 이는 정치적, 사회적 문제를 일으킬 수 있다. 또한, AI가 생성한 콘텐츠가 저작권 침해 문제를 일으킬 가능성도 있다. 이러한 문제를 해결하기 위해서는 법적 규제와 기술적 대응책이 필요하다.

3) 윤리 및 법적 문제

생성형 인공지능의 발전과 함께 윤리적 및 법적 문제도 중요하게 다루어져야 한다. 생성형 AI는 대량의 데이터를 학습하기 때문에, 개인정보 보호와 관련된 문제가 발생할 수 있다. 데이터 수집과 사용에 대한 명확한 규제가 필요하며, 생성형 AI가 학습하는 데이터에는 개인의 민감한 정보가 포함될 수 있으므로 개인정보 침해 문제가 발생할 수 있다. 이를 방지하기 위해 데이터 수집과 처리 과정에서 개인정보 보호를 위한 강력한 보안 조치가 필요하다. 또한, 생성형 AI가 생성한 콘텐츠의 저작권 문제도 중요한 이슈이다. 생성형 AI가 생성한 작품의 소유권이 누구에게 있는지 명확히 규정해야 한다. 생성형 AI가 생성한 콘텐츠는 인간 창작자의 작품과는 달리 저작권법의 적용이 명확하지 않을 수 있기 때문에 저작권 소유자와 사용 권한에 대한 명확한 규정을 마련해야 한다.

딥페이크와 같은 기술이 악용되는 것을 방지하기 위한 법적 장치와 기술적 대응책이 필요하다. 이는 허위 정보의 확산을 막고, 사회적 신뢰를 유지하는 데 중요하다. 딥페이크 기술은 사람의 신원을 도용하거나 허위 정보를 퍼뜨리는 데 사용될 수 있으며, 심각한 사회적 문제를 일으킬 수 있다. 이를 방지하기 위해서는 딥페이크를 감지하는 기술을 개발하고, 허위 정보의 유포를 처벌하는 법적 규제를 마련해야 한다.

4) 미래 전망

생성형 인공지능의 미래는 매우 밝다고 사료된다. 생성형 AI는 더 정교하고 강력한 생성형 AI 모델이 개발될 것이다. 이는 더 높은 해상도의 이미지, 더 자연스러운 텍스트, 더 복잡한 데이터 구조를 생성할 수 있게 할 것이다. 예를 들어, 현재의 AI 모델보다 더 높은 해상도의 이미지를 생성할 수 있는 모델이 개발되면, 의료 이미지 분석, 고해상도 영상 제작 등 다양한 분야에서 혁신을 가져올 수 있다. 또한, 더 자연스러운 대화를 생성할 수 있는 언어 모델이 개발되면, 인공지능 비서, 고객 서비스 챗봇 등에서 더 높은 품질의 서비스를 제공할 수 있다.

생성형 AI는 인간과의 협업을 통해 보다 창의적이고 효율적인 작업을 가능하게 할 것이다. 생성형 AI는 인간의 창의력을 보완하고, 반복적이고 단순한 작업을 자동화하여 인간이 더 창의적인 작업에 집중할 수 있도록 도울 것이다. 예를 들어, 디자인 작업에서는 AI가 다양한 디자인 아이디어를 제안하여 디자이너의 작업을 도울 수 있다. 음악 제작에서는 AI가 다양한 음악 스타일을 제공하여 작곡가의 창작 과정을 돕는 역할을 할 수 있다. 또한, 생성형 AI는 기존의 응용 분야 외에도 새로운 분야에서 사용될 가능성이 크다. 예를 들어, 교육 분야에서는 학생의 학습 스타일에 맞춘 맞춤형 교육 콘텐츠를 생성하여 학습 효율성을 높일 수 있다. 가상 현실(VR)과 증강 현실(AR) 분야에서는 사용자 경험을 더욱 향상시키는 새로운 형태의 콘텐츠를 제공할 수 있다. 또한, AI가 생성한 시뮬레이션 데이터는 과학 연구와 엔지니어링 설계에서 중요한 역할을 할 수 있다.

이와 같은 생성형 AI의 발전에 있어 중요한 것은 우선 환경에 미치는 영향에 대해서 살펴보는 것이다. 생성형 AI의 발전이 환경에 미치는 영향을 최소화하기 위해 지속 가능한 AI 개발이 필요하다. 이는 에너지 효율적인 모델 개발과 데이터 센터의 친환경적 운영을 포함한다. 대규모 AI 모델을 학습하는 데는 많은 전력이 소모되기 때문에, 이를 효율적으로 관리하는 방법을 찾는 것이 중요하다. 또한, 재생 에너지를 활용한 데이터 센터 운영 등을 통해 환경 영향을 줄일 수 있는 방안을 모색해야 한다. 또한, 생성형 AI의 발전과 사용을 위한 글로벌 협력과 표준화가 필요하다. 이는 국제적인 규제와 협력 체계를 구축하여 생성형 AI의 책임 있는 사용을 촉진할 수 있다. 각국의 규제 차이로 인한 문제를 해결하기 위해 국제적인 협력과 표준화가 중요하며, 생성형 AI 기술의 윤리적 사용과 데이터 보호를 강화할 수 있다. 또한, 생성형 AI의 신뢰성과 투명성을 확보하기 위한 노력이 필요하다. 이는 생성형 AI 모델의 설명 가능성을 높이고, 데이터 사용의 투명성을 보장하는 데 중요하다. 생성형 AI 시스템이 어떻게 결정을 내리는지 이해하고 설명할 수 있는 방법을 개발하는 것이 필요하다. 또한, 데이터 사용의 투명성을 높여 사용자가 자신의 데이터가 어떻게 사용되고 있는지 알 수 있도록 해야 한다.

생성형 인공지능은 다양한 산업 분야에서 혁신을 일으키고 있으며, 앞으로도 큰 발전 가능성을 가지고 있다. 트랜스포머와 같은 최신 연구 동향은 자연어 처리와 텍스트 생성에서 큰 성과를 거두고 있으며, GANs와 VAEs는 이미지와 영상 생성에서 혁신을 이끌고 있다. 생성형 AI는 미디어, 엔터테인먼트, 광고, 디자인, 의료 등에서 창의적 콘텐츠 생성, 개인화된 경험 제공, 신약 개발 등 다양한 방식으로 활용되고 있다.

그러나 딥페이크 등 허위 정보 생성의 위험과 개인정보 보호, 저작권 문제 등의 윤리적, 법적 문제가 대두되고 있으며, 이를 해결하기 위한 명확한 규제와 기술적 대응책이 필요하다. 미래에는 더 정교하고 강력한 모델 개발, 인간과 AI의 협업, 새로운 응용 분야 개척 등이 예상되며, 지속 가능한 AI 개발과 글로벌 협력, 신뢰성 및 투명성 확보가 중요한 과제로 남아있다. 생성형 인공지능은 앞으로도 다양한 산업 분야에서 혁신을 일으키며, 더 나은 사회를 만드는 데 중요한 역할을 할 것이다.

대표저자

최형준　　단국대학교 사범대학 체육교육과 교수

공동저자

최창환	강원대학교 사범대학 체육교육과 교수
조선미	명지대학교 스포츠기록분석연구센터 팀장
박지훈	용인대학교 체육측정평가연구실 실장
강지연	명지대학교 스포츠기록분석연구센터 부팀장

스포츠 데이터 사이언스 SPORTS DATA SCIENCE

초판 1쇄 발행 2024년 09월 27일

지 은 이	최형준, 최창환, 조선미, 박지훈, 강지연
펴 낸 곳	위북스
출판등록	제406-2013-000011호
주　　소	경기도 고양시 일산서구 장자길 118번길 92
홈페이지	www.webooks.co.kr
전화번호	031-955-5130
이 메 일	we_books@naver.com

ⓒ webooks, 2016

I S B N ∥ 979-11-88150-69-4 93060

값 24,000원

※ 실습파일 다운로드 링크
　　https://lisis.kr/download/Sports_Data_Science.zip

※ 이 책은 저작권법에 따라 보호받는 저작물이므로 무단 전재와 무단 복제를 금지하며,
　이 책의 내용 전부 또는 일부를 이용하려면 반드시 위북스 담당자의 서면동의를 받아야 합니다.

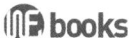